Volksthümliche

Arzneimittelnamen.

Eine Sammlung

der

im Volksmunde gebräuchlichen Benennungen
der Apothekerwaaren.

Zusammengestellt

von

Dr. J. Holfert.

Dritte, verbesserte und vermehrte Auflage

bearbeitet

von

G. Arends.

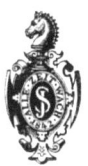

Springer-Verlag Berlin Heidelberg GmbH

1902.

ISBN 978-3-642-98550-8   ISBN 978-3-642-99365-7 (eBook)
DOI 10.1007/978-3-642-99365-7

Softcover reprint of the hardcover 1st edition 1902

Vorwort.

Die vorliegende Sammlung volksthümlicher Arzneimittelnamen ist hervorgegangen aus dem im Jahrbuch des Pharmaceutischen Kalenders vom Jahre 1886 enthaltenen Synonymenverzeichniss.

Der Verfasser der ersten beiden Auflagen dieses Werkchens, Dr. J. Holfert, ergänzte dasselbe zunächst aus seinen eigenen Erfahrungen und benutzte sodann die werthvollen Beiträge, welche auf Veranlassung des damaligen Herausgebers des Pharmaceutischen Kalenders, Dr. E. Geissler, als Berichtigungen u. s. w. zu jenem Verzeichnisse eingelaufen waren. Auch eine grössere handschriftliche Sammlung des Herrn Apotheker Seybold wurde in Benutzung gezogen. Endlich wurde auch die gedruckte Litteratur, soweit diese zuverlässig erschien, berücksichtigt.

Die solcherweise von etwas mehr als 4000 Namen auf rund 6000 angewachsene Sammlung wurde nunmehr in vervielfältigter Form einer Anzahl namhafter praktischer Apotheker, deren Wohnsitze gleichmässig über alle Provinzen, Regierungsbezirke und Kreise der deutschen Bundesstaaten vertheilt sind, zur Prüfung, Berichtigung und Ergänzung übermittelt. Auf diese Weise ist für die erste Auflage des Werkchens bereits eine Sammlung von nahezu 7000 Arzneimittelbenennungen zu Stande gekommen.

Nachdem die erste Auflage vergriffen war, ist der Umfang dieses Buches durch Umfrage bei 1000 Apothekern Deutschlands, Luxemburgs und der Schweiz, sowie durch weitgehende Benutzung des Synonymenlexikons von G. Arends auf mehr als 13000 interpretirte Arzneimittelnamen angewachsen. In der nunmehr vorliegenden dritten Auflage hat diese Zahl eine weitere Erhöhung erfahren, was wiederum nur durch die liebenswürdige Beihilfe einer grösseren Anzahl über das ganze Reich zerstreuter in der Praxis stehender Apotheker zu ermöglichen war.

Das Material für diese dritte Auflage hat noch Herr Dr. Holfert gesammelt. **Da ihn** jedoch eine schwere Nervenerkrankung an der Bearbeitung desselben hinderte, hat er den Unterzeichneten gebeten, die Fertigstellung und Revision des Buches zu übernehmen.

Unterdessen ist Herr Dr. Holfert leider gestorben. Ich übergebe deshalb nunmehr das Buch, welches ganz in dem bisher gepflogenen Sinne durchgesehen, vermehrt und verbessert worden ist, der Oeffentlichkeit, und bitte alle Fachgenossen, zu dessen weiterer Vervollkommnung durch freundliche Einsendung von Korrekturen oder Zusätzen auch fernerhin beitragen zu wollen.

Allen denen, welche bisher dem Werke ihre Unterstützung geliehen haben, sei auch an dieser Stelle der beste Dank gesagt

Karlshorst bei Berlin, August 1902.

G. Arends.

A.

(*Aegesterauge = Huhneraugen, Angst = Schmerz.*)

Aak: Herb. Eupatorii.
Aalbeeren: Fruct. Ribis nigr.
Aalbeesinge: Fruct. Myrtilii.
Aalessenz: Tinct. Aloës.
Aalfett: Ol. Jecor. Aselli.
Aalkraut: 1. Herb. Mariveri.
   2. Herb. Saturejae.
Aalöl: Ol. Olivarum album.
Aalquappenöl: Ol. Jecor. Asell.
Aalquappenpflaster: Empl. Cerussae.
Aalraupenfett: Ol. Jecor Asell.
Aalraupengrätenpulver: Conchae praep.
Aalraupenöl: Ol. Jecoris Aselli.
Aalraupenpflaster: Empl. Cer.
Aalraupenwasser: Aq. Petrosel.
Aalrautenöl: Ol. Rutae.
Aastropfen: 1. Tinct. Asae foet.
   2. Tinct. Chinoidini.
Abandöl: Ol. Chamomill. infus.
Abandsalbe: Ungt. flavum.
Abbisswurzel: Rad. Succisae.
Abbitt: Rad. Succisae.
A-b-c-Anispulver: Pulv. contra Pediculos.
A-b-c-Balsam: Ungt. Elemi.
A-b-c-Kraut: Herb. Acmellae.

A-b-c-Salbe: Ungt. flavum.
Abedillendock: Linim. sapon. camph.
Abelatsalbe: Ungt. flavum.
Abelatspiritus: Lic. Am. caust.
Abele: Herb. Anagallidis.
Abelenknospen: Gemm. Popul.
Abelkensalbe: Ungt. Populi.
Abelmoschkörner: Sem. Abelmoschi.
Abendblatt: Charta amylacea.
Abendsalbe: Ungt. flavum.
Abereschen: Fruct. Sorbi.
Aberraute: Herb. Abrotani.
Aberwurzel: Rad. Carlinae.
Abführbeeren: Fruct. Rhamni.
Abführlatwerge: Elect. e Senna.
Abführlimonade: Potio citrat.
Abführmus: Electuar e Senna.
Abführpillen: Pilulae laxantes.
—, **schwarze**: Pilul. aloët. ferrat.
Abführpulver: 1. Pulv. laxans.
   2. Pulv. Liquir. comp. 3. Tub. Jalap. pulv.
Abführquetschen: Cons. Tamar.
Abführsaft: 1. Sir. Rhei. 2. Sir. Sennae c. Manna.
Abführsalz: Magnes. sulfurica.

Abführthee: 1. Cort. Frangulae. 2. Spec. laxant. 3. Spec. Lignor.
Abführwurzel, gelbe: Rad. Rhei.
Abgestorben: Tinct. odontalgic.
Abgezogener Balsam: 1. Bals. Peruvian. 2. Mixt. oleos. balsam. 3. Ol. Terebinthinae.
Abgezogenes Wasser: Aq. dest.
Abgunst: Rad. Succiae.
Abidantia: Linim. sap. camph.
A bis Z: Species amarae.
Abit: Rad. Succisae.
Abkraut: Herb. Eupatoriae.
Abkrautwurzel: Rhiz. Imperat.
Abnehmkraut: 1. Herb. Siderit. 2. Herb Galeopsid. 3. Herb. Marrubii. 4 Herb. Viol. tricol.
Abnehmtropfen: Acid. mur. dil.
Aboquint: Fruct. Colocynthid.
Abrahamsalbe: Ugt. exsiccans.
Abrahamsbaumsamen: Sem. Ricini.
Abrandkraut: Herb. Abrotani.
Abraute: Herb. Abrotani.
Abreschen: Fruct. Sorbi.
Abrusbohnen: Sem. Jequirity.
Abschblüthen: Flor. Acaciae.
Abscheusaft: Succ. Sorborum.
Abschlag: Herb. Abrotani.
Absynthelixir: Tct. Absinth. cps.
Abzehrungskräuter: Herb. Galeopsidis.
Acajugummi: Gummi Acaju.
Acajuharz: Myrrha.
Acajusamen: Anacardia.
Accasiapflaster: Empl. oxycroc.
Accidenzienpflaster: Emplast. oxycroceum.
Accisthorschreiber - Pflaster: Empl. oxycroceum.
Accith: Acid. criticum.
Achatstein: Succin. raspatum.
Achelblätter: Fol. Uvae Ursi.
Achelkraut: Fol. Uvae Ursi.
Achelkummup: Empl. Lith. cps.
Acheln: Hirudines.
Achillesblüthen: Flor Millefolii.
Achilleskraut: Herb. Millefolii.
Achiolt: Orleana.
Achionpflaster: Empl. Lith. cps.
Achionsalbe: Empl. Lith. cps.
Achiumpflaster: Empl. Litharg.
Achlagummi: Empl. Lith. cps.
Achtenstauden: Flor. Sambuci.
Achtenstaudenbeeren: Fruct. Sambuci.
Achterkorn: Secale cornutum.
Achterkummup: Empl. Lith. cps.
Achtermikumkum: Empl. Lith. compos.
Achtstein: Succin. raspatum.
Achtsteinessenz: Tinct. Succin.
Achtsteinöl: Ol. Succini.
Ackerbohnen: Sem. Fabae.
Ackerbrand: Sem. Melampyri.
Ackercichorie: Herb. Taraxaci.
Ackerdoppen: Gallae Germanic.
Ackerfliederbeeren: Frct. Ebul.
Ackergauchheil: Herb. Anagall.
Ackergras: Rhiz. Graminis.
Ackergrasblüthen: Flor. Cerast.
Ackergünsel: Herb. Chamaepit.
Ackerhirse: Sem. Milii solis.
Ackerholderbeeren: Frct. Ebul.
Ackerhornkrautblüthen: Flor. Cerastii.
Ackerkanne: Herb. Equiset. arv.
Ackerklee: Herb. Trifol. arvens.
Ackerkraut: Herb. Agrimoniae.
Ackerlattigblätter: Fol. Farfar.

Ackerleinblüthen: Flor. Cerast.
Ackerleinkraut: Herb. Linariae.
Ackermagenwurzel: Rhiz. Cal.
Ackermannskraut: Hrb. Anch.
Ackermannssaft: Sir. Rhamni.
Ackermannstropfen: Tinct. Calami.
Ackermannswurzel: 1. Radix Alkannae. 2. Rhiz. Graminis.
Ackermelisse: Herb. Calaminth.
Ackermennig: Herb. Agrimon.
Ackerminze: Herb. Polygoni.
Ackern: Gland. Quercus.
Ackerpflaumen: Fruct. Acaciae.
Ackerraute: Herb. Fumariae.
Ackerrittersporn: Flor. Calcatrippae.
Ackerröschen: Herb. Adonidis.
Ackersalat: Herb. Lactucae.
Ackerschachtelhalm: Herb. Equiseti.
Ackerschellenkraut: Herb. Pulsatillae.
Ackerschnallen: Flor. Rhoead.
Ackerschwertsiegwurz: Bulb. Victorialis.
Ackersteinsamen: Sem. Mil. sol.
Ackerveilchen: Herb. Viol. tric.
Ackerwau: Herb. Resedae.
Ackerwurzel: 1. Rad. Angelicae. 2. Rhiz. Calam. 3. Rhiz. Gramin.
Ackstolenpflaster: Empl. Lith.
Actelnbeeren: Fruct. Ebuli.
Adachbeeren: Fruct. Ebuli.
Adam und Eva: Bulb. Victorial. long. et. rot.
Addensalbe: Ungt. flavum.
Adebarfett: Adeps.
Adebarsaft: Sir. Liquiritiae.
Adebarstoff: Plv. contr. Pedicul.

Adelmannstropfen: Tinct. gingivalis balsam.
Adelöl: Ol. Hyoscyami.
Adelpflaster: 1. Empl. stictic. Croll. 2. Empl. Litharg. comp.
Adenbeeren: Fruct. Ebuli.
Adenziamoras: Tinct. amara.
Aderkraut: Herb. Plantaginis.
Adermennig: Herb. Agrimoniae.
Aderminkraut: Herb. Agrimon.
Aderminze: Fol. Menthae crisp.
Adermuffer: Spir. Coloniensis.
Adernsalbe: 1. Ungt. flavum. 2. Ungt. Rosmarini comp.
Adernthee: Herb. Centaurii.
Aderöl: Ol. Hyoscyami.
Aderpulver: Pulv. pro Equis rbr.
Adersalbe: 1. Linim. ammon. 2. Ol. Lauri. 3. Ungt. populi. 4. Ol. hyoscyami.
Adersalbe, durchdringende: Ungt. Rosmarini comp.
Adersalbe, goldne: Ungt. flav.
Aderschmiere: Linim. ammon.
Aderthee: Rad. Althaeae.
Adesalbe: Ungt. flavum.
Adewurzel: Rad. Althaeae.
Adigsalbe: 1. Ungt. leniens. 2. Ungt. flavum.
Adipastmoschuspulver: 1. Plv. antispasmod. 2. Plv. temper. rbr.
Adlerblumen: Flor. Calcatripp.
Adlereier, gestossene: Conch. praep.
Adlerholz: Lignum Aloës.
Adlermennig: Herb. Agrimoniae.
Adlerpflaster: Empl. stict. Croll.
Adlervitriol: Ferrum sulfuricum.
Admiralidustropfen: Tinct. Valerian. compos.

1*

Admiraliumtropfen: Tinct. Valerian. compos.
Admiralsalbe: Ungt. Hydrarg. pedicul.
Adomeren: Herb. Agrimoniae.
Adonisblüthen: Flor. Adonidis.
Adoniskraut: Herb. Adonidis.
Adoposanzenwasser: Aq. vulnerar. spirituos.
Adragant: Tragacantha.
Advokatenpisse: Mixt. vuln. ac.
Aebschbeerensaft: Succ. Sorb.
Aegesteraugenbalsam: Bals. ad clavos pedum.
Aegidienwurzel: Rad. Angelic.
Aegyptenkraut: Herb. Meliloti.
Aegyptensalbe: Oxym. Aerugin.
Aegyptia: Oxymel Aeruginis.
Aegyptisch. Balsam: Oxymel Aeruginis.
— **Erde**: Bolus rubra.
— **Heusamen**: Sem. Faenugraec.
— **Jacobus**: Oxym. Aeruginis.
— **Salbe**: Oxym. Aeruginis.
— **Schafskopf**: Oxymel Aerug.
Aelerwurzel: Rad. Helenii.
Aelsch: Herb. Absinthii.
Aenetsamen: Fruct. Anethi.
Aepfelblüthe, rothe: Flor. Granati.
—, **weisse**: Flor. Acaciae.
Aepfelkraut: Herb. Marrubii.
Aepfelquitten: Fruct. Cydoniae.
Aepfelsalbe, Borsdorfer oder weisse: 1. Ungt. leniens. 2. Ungt. rosat.
—, **gelbe**: Ungt. flavum.
— **mit rothem Zippelmores**: Ungt. Hydrarg. oxyd. rubr.
Aeschenfett: Adeps.

Aeschenöl: Ol. Jecor. Asell.
Aeschenwurzel: Rad. Dictamni.
Aeschfischöl: Ol. Jecor. Aselli.
Aether, vegetabilisch.: Aether aceticus.
Aethernaphta: Aether aceticus.
Aetherweingeist: Spir. aether.
Aetzammoniak: Liq. Am. caust.
Aetzendes Laugensalz: Kali causticum.
Aetzflüssigkeit: Liq. corrosivus.
Aetzkali: Kali causticum.
Aetznatron: Natr. causticum.
Aetzsalz: Kali causticum.
Aetzsilber: Argent. nitric. fus.
Aetzsoda: Natr. causticum.
Aetzstein, blauer: Cupr. sulf.
—, **göttlicher**: Zinc. sulfuricum.
—, **weisser**: Kali causticum.
Aetzwasser: Acid. nitric. crud.
Aeusserlich: Liq. Amm. caust.
Aeusserlichdreikreuz: Zinc. sulfuric.
Aeusserlicher Lebensbalsam: Sapo terebinthinatus.
Afeeholz: Rad. Gentianae.
Affelkraut: Herb. Chelidonii.
Affelkugeln: Globuli ad Erysip.
Affenbeere: Fruct. Oxycoccos.
Affenbohnen: Anacardia.
Affenhaar: Paleae Cibotii.
Affenholz: Rad. Gentianae.
Affennüsse: Anacardia.
Affenroth: Tinct. aromatica.
Affenweiss: Spirit. aethereus.
Affodillmännlein: Bulb. Asphod.
Affolderzwiebeln: Bulb. Asphod.
Affolter: Viscum album.
Aftekersalbe: Ungt. Veratr. alb.
Afterkorn: Secale cornutum.

Aftermistel: Viscum album.
Aftersalbe: 1. Ungt. flavum.
2. Ungt. Linariae. 3. Ungt. Plumbi. 4. Ungt. Populi.
Agallochumholz: Lign. Aloës.
Agalugen: Lign. Aloës.
Aganzwurzel: Rhiz. Galangae.
Agapfelwurzel: Rad. Angelicae.
Agarik: Agaricus albus.
Agartang: Agaragar.
Agatstein: Succinum raspatum.
Ageeholz: Rad. Gentianae.
Agentowurzel: Rad. Aristoloch. rotund.
Ageratkraut: Herb. Agerati.
Agello: Empl. litharg. comp.
Agiswasser: Spirit. theriacalis.
Aglarwurzel: Rad. Ononidis.
Agley: Herb. Aquilegiae.
Agnuscastuskörner: Sem. Ricin.
Agrichenpflaster: Empl. oxycr.
Agrimoniasalz: Kali carb. dep.
Agtstein: Succinum raspatum.
Agtsteinessenz: Tinct. Succini.
Agtsteinöl: Ol. Succini.
— **gegen Zahnweh:** Kreosot. dil.
Agtsteinsalbe, harte: 1. Cerat. Cetac. flav. 2. Cerat Res Pini.
Agtsteinsalbe, weiche: Ungt. flavum.
Agtsteintropfen: 1. Ol. Succini. 2. Tinct. Succini. 3. Tinct. Valer. aeth.
Agtstifte: Kali causticum fusum.
Agulkenwurzel: Rad. Angelicae.
Ahlbeerblätter: Fol. Ribis nigr.
Ahlbeeren: Fruct. Ribis nigr.
Ahlfranken: Stipit. Dulcamare.
Ahlfrankenschalen: Cort. Aurant. fruct.

Ahlhornsbeeren: Fruct. Ebuli.
Ahlkirschrinde: Cort. Prun. Pad.
Ahlran: Aloë.
Ahlwe: Aloë.
Ahnblatt: Herb. Sedi.
Ahornblätter: Fol. Aceris.
Ahornwurzel: Rad. Taraxaci.
Ahrand, schwarzer: Styrax.
—, **weisser:** Olibanum.
Ajaxpolka: Tinct. Arnicae dil.
Ajaxpolkatropfen: Tinct. Valerian comps.
Aigelbeeren: Fruct. Myrtilli.
Aisensalbe: Empl. Litharg. comp.
Akaziengummi: Gummi arabic.
Akazienöl: Oleum viride.
Akazienpech: Gummi arabicum.
Akebosade, braune: Mixt. vulnerar. acid.
—, **weisse:** Aq. vulnerar. spirit.
Akeikus: Agaricus albus.
Akelei: Herb. Aquilegiae.
Akereistein: Zincum sulfuricum.
Aklei: Herb. Aquilegiae.
Aklensampulver: Sem. Nig. plv.
Akmellenkraut: Herb. Acmellae.
Akoposalöl: 1. Aq. vuln. spirit. 2. Mixt. vulner. acid.
Akranikawurzel: Rad. Arnicae.
Akstein: Succinum.
Alabaderstein: Calc. sulfuricum.
Alabipulver: Tub. Jalapae pulv.
Alantwurzel: Rad. Helenii.
Alantasterblüthen: Flor. Helen.
Alantrinde: Cort. Mezerei.
Alantsalbe: Ungt. flavum.
Alappen: Tub. Jalapae.
Alauge: Alumen.
Alaunbeize: Alumin. aceticum.
Alaungeist: Acid. sulfuric. dil.

Alaunspiritus: Acid. sulfur. dil.
Alaunzucker: Sacchar. alumin.
Albedaksalbe: Lin. sap. camph.
Alberbaumknospen: Gemmae Populi.
Alberknöpfe: Ungt. Populi.
Alberpotzenpomade: Ugt. Pop.
Alberschalkpulver: Lac.Lunae.
Albersprossensalbe: Ungt. Pop.
Albraunöl: Ol. Sesami.
Album graecum: 1. Calc. phosphoric. 2. Bolus alba. 3. Conchae praep.
Alchemistenkraut: Herb. Alchemillae.
Alchemistisches Salz: Ac.boric.
Aldemint: Herb. Agrimoniae.
Aldeyan: Orleana.
Alempotzensalbe: Ungt.Populi.
Aletwurzel: Rad. Helenii.
Alexanderblätter: Fol. Sennae.
Alexanderfusswurzel: Rad. Pyrethri.
Alexanderpetersiliensamen: Fruct. Phellandrii.
Alexiswurzel: Rad. Gentianae.
Alfranken: Stipites Dulcamarae.
Alfrankenblüthen: Fl. Caprifol.
Alfrankenschalen: Cort.Aurant. fruct.
Alfrankenstengel: Stipit. Dulc.
Algarothpulver: Stib. chlor. bas.
Algophon: Spir. Sinap. c. Chlorof.
Algt: Lichen Islandicus.
Alhenna: Rad. Alkannae.
Alhornbeeren: Fruct. Sambuci.
Alhornbirnkraut: Succ. Sambuci insp.
Alhornblumen: Flor. Sambuci.
Alibus-Salibus: Mixt. vuln. acid.

Alikantische Seife: Sapo venet.
Alinseife: Sapo venetus.
Aliquantum Politantum: Ungt. contra Pediculos.
Alizari: Rad. Rubiae tinct.
Alkali zum Backen: Ammon. carbonicum.
Alkali volatile: Liq. Am. caust.
Alkanel: Ammon. carbonicum.
Alkengsbeeren: Frct. Alkekeng.
Alkermes: Fruct. Phytolaccae.
Alkermeskörner: Coccionella.
Alkermessaft: 1. Sir. Coccionell. 2. Sir. Althaeae. 3. Sir. Rhoead.
Alkermessaft zum Färben: 1. Solut. Coccionellae. 2. Succ. ruber.
Alkermeswurzel: Rad. Alcann.
Alldurchdringendöl: Ol.Petrae.
Alleberpulver: Rhiz.Veratr. plv.
Allegirwurz: Rhiz. Bistortae.
Allegro: Ungt. Hydrarg. cin. ven.
Alleluja: Herb. Acetosellae.
Allemannshorn: Bulb. Victor.
Allerhandgewürz: Frct.Amomi.
Allerheiligendreikräuter: Spec. Hierae picr.
Allerheiligenholz: Lign. Guaj.
Allerheilblümchentropfen: Mixt. oleos. balsamic.
Allerlehr: Elect. infantium.
Allerlei: 1. Pulv. Magnes. c. Rheo. 2. Sir. Rhei.
Allerleiblüthen: Pulvis fumal.
Allerleigeblüthspulver: Pulv. Herbarum.
Allerleigewürz: 1. Fruct. Amomi. 2. Pulv. aromaticus.
Allerleilust: 1. Electuar. e Senna. 2. Sir. Rhoeados. 3. Sir. Rhei.

Allerleilust für's Vieh: Elect. Theriac·
Allerleilustblumen: Fl. Rhoead.
Allerleilustwurzel: Rad. Liquir.
Allerleipulver: 1. Pulv. pro Equis. 2. Pulv. magnes. e. rheo.
Allermännchen: Bulb. Victorial.
Allermannhatnichts: Blb. Vict.
Allermannsgewürz: Frct. Am.
Allermannsharnisch, langer od. männlicher: Blb. Vict. lg.
—, runder oder weiblicher: Bulb. Victorialis rotund.
Allermeisterpulver: 1. Rhiz. Imperat. plv. 2. Plv. pro Equis.
Allermenschenärgerniss: Bulb. Victorialis long.
Allermenschenmeister: Bulb. Victorialis long.
Allertstein: Zincum sulfuricum.
Allerweltheilkraut: Hrb. Veronicae.
Allerweltsthee: Spec. pectoral.
Alles: Aloë.
Allesfürsdaumenlutschen: Extr. Absinthii.
Allesmarthpflaster: Empl. fusc.
Alleweh: Aloë.
Allgemeinflusstropfen: 1. Tct. Aloës comp. 2. Tinct. carmin. 3. Tinct. Succini.
Allgemeinheilpflaster: 1. Empl. adhaesivum. 2. Empl. fuscum.
Allguskraut: Herb. Chenopodii.
Allirantenwurzel: Rad. Alcann.
Allmerpotzensalbe: Ugt. Popul.
Allmodengewürz: Frct. Amom.
Allraunwurzel: 1. Rad. Mandragorae. 2. Rad. Bryon. 3. Rad. Gentianae. 4. Rhiz. Galangae.

Alluhsalbe: Ungt. Zinci.
Allwisekathrine: Aloë.
Almai: Lapis calaminaris.
Almensprossen: Gemm. Populi.
Almerrinde: Cort. Frangulae.
Almgraupen: Lichen Islandic.
Almidon: Amylum.
Almodi: Fruct. Pimentae.
Alo: Alumen.
Aloëgummi: Aloë.
Aloëholz: Lignum Aloës.
Aloëpillen: Pilul. aloët. ferrat.
Aloësalbe: Ungt. digestivum.
Aloëstein: Aloë.
Alpenbaldrian: Rad. Valerian.
Alpenbalsam: Fol. Rhododendr.
Alpenknoblauch: Bulb. Victorial. long.
Alpenkräuterthee: 1. Herb. Galeopsid. 2. Spec. pectorales.
Alpenmehl: Lycopodium.
Alpenranken: Stipit. Dulcamar.
Alpenrose: Fol. Rhododendri.
Alpenrusssalbe: Ungt. Populi.
Alpensprossensalbe: Unguent. Populi.
Alpenthee: Herb. Galeopsidis.
Alpenveilchen: Tub. Cyclamin.
Alperschollstein: Lap. fulmin.
Alpkraut: Herb. Eupatorii.
Alpkrautstengel: Stip. Dulcam.
Alpranken: Stipit. Dulcamarae.
Alprauchkraut: Herb. Fumar.
Alpraute: Herb. Abrotani.
Alpschoss: Lap. belemnites.
Alraunwurzel: 1. Rad. Mandragorae. 2. Rad. Bryoniae. 3. Rad. Gentianae. 4. Rhiz. Galangae.
Alraupenöl: Ol. Jecoris Aselli.
Alrautenöl: Ol. Rutae.

Alröschenwurzel: Rad. Hellebor. nigr.
Alrunke: 1. Rad. Mandragorae. 2. Rad. Bryoniae. 3. Rad. Gentianae. 4. Rhiz. Galangae.
Alsam, Alsani, Alsch, Alsei, Alsen: Herb. Absinthii.
Alsois: Herb. Veronicae.
Alte Eh: Ungt. flavum.
Altefrauhaltwort: Rad. Aristoloch. pulv.
Altekanalwurzel: Rad. Alcan.
Altekermes: 1. Sir. Coccionellae. 2. Sir. Rhoeados.
Altekolonder: Spirit. odoratus.
Altekosaken: Mixt. vulner. acid.
Altelorie, feste: Ungt. flav. Ol. Lauri ãã.
—, **flüssige**: Ol. viride.
Altemoni: Stib. sulfurat. nigrum.
Altepussade, braune: Mixt. vuln. acid.
—, **weisse**: Aq. vulnerar. spir.
Alterschwede: 1. Spec. amarae. 2. Tinct. Aloës comp.
Alterweiberstrauss: Herb. Hepaticae.
Alteschadensalbe: 1. Empl. Litharg. molle. 2. Ungt. Cerussae. 3. Ungt. exsiccans. 4. Ungt. flavum. 5. Ungt. Plumbi.
Alteschewell: Liq. Natri hypochloros.
Alteschmiere: Ungt. flavum.
Altesweib: Herb. Ballotae.
Alteumprobulgum: Ugt. nervin.
Alteundneuemuttertropfen: 1. Aq. aromat. rubra. 2. Tinct. carminativa. 3. Tinct. Cinnam. 4. Tinct. Rhei aquosa.

Altgesichtmitrand: Herb. Antirrhini.
Althee, flüssige: Oleum viride.
Altheeblätter: Fol. Althaeae.
Altheebutter oder **-fett**: Ungt. flavum.
Altheeklappensaft: Sir. Rhoead.
Altheekuchen: Pasta gummosa.
Altheeloröl, festes: Ol. Lauri c. Ungt. flav.
—, **flüssiges**: Ol. virid.
Altheemoos: Carraghen.
Altheeöl: Ol. mixtum.
Altheepasta: Pasta gummosa.
Altheepopuleum: Ungt. flav. Ungt. Populi ãã.
Altheesalbe: Ungt. flavum.
—, **ungefärbte**: Ungt. Rosmar. comp.
Altheewurzel: Rad. Althaeae.
Altheilsalbe: Ungt. flavum.
Altorselsalbe: Ol. Tereb. sulfur.
Alt-Pirmess: Tinct. carminativ.
Altschadenpflaster: 1. Empl. Cerussae. 2. Empl. fuscum. 3. Empl. Litharg. molle. 4. Empl. Resinae Pini.
Altschadensalbe: 1. Empl. Litharg. molle. 2. Ungt. Cerussae. 3. Ungt. exsiccans. 4. Ungt. flavum. 5. Ungt. Plumbi.
Altschadenspiritus: Aq. vulnerar. spir.
—, **schwarzer**: Aq. phagadaen. nigr.
Altschadenwasser, braunes: Mixt. vulnerar. acid.
—, **gelbes**: Aq. phagadaen. flav.
—, **weisses**: Aq. Plumbi.
Altstein: Zinc. sulfur. pur.

Altwurzblüthen: Flor. Helenii.
Altwurzel: Rad. Helenii.
Aluminat: Alumin. sulfuricum.
Alwendrinischer Petersiliensamen: Sem. Phellandr.
Alwinekathrine: Aloë.
Alwisekathrine: Aloë.
Alzkirschenrinde: Cort. Pruni Padi.
Amachtsblumen: Flor. Paeon.
Amangenstein: Lap. calaminar.
Amarillstein: Lap. Smiridis.
Amazonenstein: Lap. ischiatic.
Amber, gelber: Succin. raspat.
—, **grauer**: Ambra grisea.
—, **weisser**: Cetaceum.
Ambergänsefuss: Herb. Chenop.
Ambergries: Ambra.
Amberholz: Lign. Santali alb.
Amberkraut: Herb. Mariveri.
Amberwurz: 1. Radix Carlinae. 2. Rhiz. Zingiberis.
Ambra, gelbe: Succinum rasp.
—, **weisse**: Cetaceum.
Ambrosiakraut: Herb. Chenopodii ambr.
Ameiseneieröl: Ol Jecor. Asell.
Ameisengeist: Spir. Formicar.
Ameisenkraut: Herb. Serpylli.
Ameisenöl: 1. Ol. Amygdalar. 2. Ol. Lumbricor. 3. Ol. Lini. 4. Spir. Formicar.
Ameisenpulver: 1. Pulv. contra Insect. 2. Sem. Nigellae plv.
Amelemehl: Amylum pulv.
Amelung: Amylum pulv.
Amerikan. Balsam: 1. Balsam. Peruvian. 2. Ol. Tereb. sulfur.
— **Eiermoos**: Carrageen.
— **Oel**: Ol. Ricini.

Amerikan. Pflanzenpapier: Emplastrum anglicum.
— **Salep**: Amylum Marantae.
— **Verfangpulver**: Pulv. Liquirit. comp.
Amiant: Alumen plumosum.
Amidam: Amylum pulv.
Amidon: Amylum pulv.
Amidongummi: Dextrin.
Amilon: Amylum pulv.
Ammelmehl: Amylum pulv.
Ammeltenspiritus: Spir. Formicar.
Ammenpulver: 1. Pulv. galactop. 2. Plv. Magnes. c. Rheo.
Ammerad: Ammoniacum.
Ammerey: Fruct. Amomi.
Ammoniak: Liq. Ammon. caust.
Ammoniakalessig: Liq. Ammoniacum acetic.
Ammoniaklakritzen: Troch. Ammon. chlor.
Ammoniaklaugensalz: Amm. carbonic.
Ammoniakliniment: Linim. ammoniat.
Ammoniaksalpeter: Ammon. nitric.
Ammoniaksalz: Ammon. carb.
Ammoniakvitriol: Am. sulfuric.
Ammonium: Ammon. carbonic.
Ammonsöl: Ol. Amygdalarum.
Amomen: Fruct. Amomi.
Ampfer: Herb. Acetosae.
Ampferklee: Herb. Acetosellae.
Ampferwurz: Rad. Lapathi acut.
Amradersalbe: Ungt. Hydrarg. ciner. dil.
Amselbaumrinde: Cort. Frang.
Amselbeeren: Frct. Rhamn. cath.

Amselkirschrinde: Cort. Rhamn.
Amselkraut: Herb. Polygalae.
Amselspiritus: Spir. Formicar.
Amsterdamwurzel: Rad. Gentianae.
Amtmannpaschketropfen: Tinct. Chinoïdin.
Amtmannsöl: Ol. Tereb., Ol. Lini, Spir. camph. aã.
Amulettenpflaster: Empl. Galbani crocat.
Amyant: Alumen plumosum.
Anackersaft: Tinct. Arnicae.
Anais: Fruct. Anisi.
Anaktonienwasser: Aq. vulnerar. spirituos.
Ananastinktur: Tinct. odontalg.
Anatron: Fel Vitri.
Anatto: Orleana.
Anbertropfen: Ol. Junip. lign.
Anbeth: Succinum.
Anbissblüthen: Flor. Scabiosae.
Anbisswurzel: Rad. Mors. diabol.
Anblickskörner: Sem. Milii.
Andernwurzel: Rhiz. Filicis.
Andlauerpulver: Pulv. laxans.
Andorn, grosser: Herb. Stachyd.
—, **schwarzer:** Herb. Ballotae.
—, **weisser:** Herb. Marrubii.
Andornwurzel: Rad. Ononidis.
Andromachi: Elect. Theriacale.
Anegulkenwurzel: Rad. Angel.
Aneis: Fruct. Anisi.
AngebranntesMennigpflaster Empl. fusc. camphor.
Angelwassalbe: Ungt. cereum.
Angelikawurzel: Rad. Angelic.
Angerblumen: 1. Flor. Bellidis. 2. Flor. Millefolii.
Angerkraut: Herb. Polygoni.

Angesichtskörner: Sem. Milii.
Angewandten Plumbicum: Ungt. Plumbi.
Angilkenwurzel: Rad. Angelic.
Anginasalbe: Ungt. Rosmar. cps.
Angrünsalbe: Ugt. Rosmar. cps.
Angulkenwurzel: Rad. Angelic.
Angurienkörner: Sem. Citrulli.
Angusturienrinde: Cort. Angosturae.
Anhaltertropfen: 1.Tct.Cinnam. 2. Tinct. aromat. acid.
Anhaltischpulver: Bol. rubr. et Lign. Santal. Rubr. aã.
Anhaltsgeist: 1. Spir. Anhaltin. Pharm. Württ. 1847. 2. Mixt. oleos. balsam. 3. Spirit. Coloniens. 4. Spir. Angel. cp.
Anhaltspulver, rothes: 1. Cort. Cinnam. plv. 2. Plv. temper. rubr.
—, **weisses:** Pulv. temperans.
Anhaltstropfen: 1. Tct. aromatic. acid. 2. Tinct. Cinnamomi.
Anhalts- od. Anhangswasser: 1. Aq. Anhaltin. 2. Aq. aromat. 3. Aq. vuln. spir. 4. Spir. theriac.
Animarhei: Tct. Rhei aquosa.
Anis, langer: Fruct. Foeniculi.
Anisade: Liq. Ammon. anisatus.
Anisammoniak: Liq. Am. anis.
Anisbutter: 1.Ungt.Rosmar.cps. 2. Ungt. Anisi.
Anisdrop: Succ. Liquirit. anisat.
Anisholzrinde: Cort. Evonymi.
Aniskerbel: Herb. Cerefolii.
Aniskern: Fruct. Anisi.
Anislaxir: Pulv. Jalapae dil.
Anisliquor: Liq. ammon. anis.
Anispilz: Fung. suaveolens.
Anissaft: Sir. Anisi stellat.

Anissalmiak: Liq. Ammon. anis.
Anisschwamm: Bolet. suaveol.
Anistropfen: 1. Liq. Am. anis. 2. Ol. Anisi. 3. Spir. Anisi.
Aniswurzel: 1. Rad. Consolid. 2. Rhiz.Veratri. 3. Plv. ctr. Pedic.
Aniswurzelpulver: Rad. Helenii pulv.
Aniswurzelsalbe: Ungt. contra Pediculos.
Ankern: Gland. Quercus.
Ankerwurzel: Rhiz. Pseudacori.
Annatto: Orleana.
Annepotanne: Ungt. Hydrarg. cin. dil.
Anodyne: Spir. aethereus.
Anotha: Orleana.
Ansatz, bitterer: Spec. amarae.
Anschlika: Rad. Angelicae.
Anschusspflaster: Empl. fusc.
Anschusspulver: Plv. ad Erysip.
Anschusswasser: Aq. vuln. spir.
Anserine: Herb. Millefolii.
Ansprungsalbe: 1.Ungt. leniens. 2. Ungt. Zinci.
Antewer: Rhiz. Veratri.
Anthosblüthen: Flor. Rosmarin.
Antichlor: Natr. subsulfurosum.
Antihysterisches Wasser: Aq. foetid.
Antimodium: Stib. sulfur. nigr.
Antimonbutter: Liq. Stib. chlor.
Antimonglas: Stib. sulfur. nigr.
Antimonialtropfen: Vinum stib.
Antimonium: Stib. sulfur. nigr.
Antimonöl: Liq. Stibii chlorat.
Antimonpulver: Plv. antimon.
Antispasmorius: Plv.antispasm.
Anton, schwarzer: Herb. Ballot.
—, **weisser:** Herb. Marrub.

Antonibalsam: Aq. aromatica.
—, **brauner:** Tinct. anticholerica.
Antoniblüthen: Flor. Jasmini.
Antonikraut: Herb. Prunellae.
Antonisalbe: Ungt. Veratri alb.
Antonithee: Herb. Marrubii.
Antoniuskörner: Sem. Paeoniae.
Antoniuspulver: Flor. Cinae plv.
Antoniusthee: Herb. Betonicae.
Anwachsbutter: 1. Ungt. Linar. 2. Ungt. potab. rubr. 3. Ungt. Rosmarini comp.
Anwachskuchen: Terra sigill. rubr.
Anwachsöl: 1. Ol. Hyosc. coct. 2. Ol. Juniperi. 3. Ol. Terebinth. 4. Ol. Chamom. 5. Ol. viride.
Anwachspflaster: Empl. Oxycr.
Anwachspulver: Pulv. temper.
Anwachssalbe: 1. Ungt. flav. 2. Ungt. Rosmarini comp.
Anwachstropfen: 1. Tinct. carmin. 2. Tinct. Chin. cp.
Anznodron: Kal. permanganic.
Apfelblüthe, rothe: Flor. Gran.
—, **weisse:** Flor. Acaciae.
Apfelessig: Acetum c. Spir. Rubi Id. 15:1.
Apfelkraut: 1. Herb. Hepaticae. 2. Herb. Marrubii.
Apfelöl: Ol. Papaveris.
Apfelsalbe, rothe: Ugt. Hydr. rubr.
—, **weisse:** 1. Ungt. leniens. 2. Ungt. rosatum. 3. Ungt. Zinci.
Apfelsinenöl: Ol. Bergamottae.
Apfelsinenpflaster: Empl. Lith. comps.
Apfelsinenpulver: Pulv. refrigerans Dan.

Apfelsinensaft: Sir. Aurant. cort.
Apfelsinenschalen: Cort. Aurantii dulc.
Aphrodisiacum: Tct. Cannabis. homoeopath.
Apiswurzel gegen Bienen (Läuse): Pulv. pediculor.
Apokolik, gelber: Empl. Lith. comps.
—, **weisser:** Empl. Lith. simpl.
Apollonienkörner: Sem. Paeon.
Apollowurzel: Rad. Paeniae.
Apoplektikus: Spirit. aromatic.
Apostelkraut: Herb. Adiant. aur.
Apostelöl: Oxymel Aeruginis.
Apostelpflaster: 1. Cerat. Aeruginis. 2. Empl. fusc. camph.
Apostelsalbe: 1. Ungt. Aerugin. 2. Ungt. basilic. 3. Ungt. Populi.
Apostemkraut: 1. Fol. Taraxaci. 2. Herb. Scabiosae.
Apostole: 1. Empl. Cerussae. 2. Empl. Litharg. comp.
Apostolk, weisser: Empl. Lith.
Apotheke: Spirit. sapon. camph.
Apothekenbock: Spirit. sapon. camph.
Apothekentod: Spir. sap. camph.
Apothekenwurzel: Rhiz. Gram.
Apothekergras: Rhiz. Gramin.
Apothekerrosen: Flor. Rosae.
Apothekersalbe, rothe: Ungt. Hydrarg. oxyd. rbr.
Apothekerseife: Sapo medicat.
Appelquint: Fruct. Colocynthid.
Apperanten (Iltiswitterung) Castoreum.
Appetitstropfen: Elix. Aurant. comp.
Appichsamen: Fruct. Apii.

Aprikosenthee: Flor. Acaciae.
Aprilglöckchen: Flor. Convall.
Aprilwurzel: Rad. Sarsaparillae.
Aquariumrinde: Cort. Quillayae.
Arabisch. Borke: Cort. Chinae.
— **Gummi:** Gummi arabicum.
— **Rinde:** Cort. Chinae.
— **Rüben:** Rad. Bryoniae.
Aragunische Erde: Catechu.
Arand, schwarzer: Styrax.
—, **weisser:** Olibanum.
Aranserschalen: Cort. Aur. fruct.
Aranswurzel: Tubera Ari.
Arapesara: Mixt. vulner. acid.
Ararut: Amylum Marantae.
Araunbussade: Aq. vulner. spir.
Arbeitspulver: Pulv. Magnes. c. Rheo.
Arbelkraut: Herb. Fragariae.
Arbennüsse: Sem. Cembrae.
Arbusensamen: Sem. Cucurbit.
Arcaebalsam: Ungt. Elemi.
Arcaesalbe: Ungt. Elemi.
Arcanbalsam: Ol. Tereb. sulf.
Arcanumduplicatum: Kali sulfuric.
Arcetspastillen: Troch. Natr. bicarbon.
Archel: Orseille.
Archenbeeren: Fruct. Ebuli.
Archidiaconuspflaster: Empl. Litharg. comp.
Archiolt: Orleana.
Arecanüsse: Sem. Arecae.
Arerpussarer: Mixt. vuln. acid.
Argelblüthen: Fol. Arghel.
Argelkleinwurzel: Rad. Angel.
Arimenblumen: Herb. Centaur.
Arinkenblumen: Herb. Centaur.
Arkebusade, braune: Mixt. vuln. acida.

Arkebusade, weisse: Aq.vulner. spirituos.
Arkebusadepflaster: Empl. Litharg. simpl.
Armagnac: Spir. Vini Cognac.
Armdarmjammerpulver: Plv. epilept. nigr.
Armenici: Liq. ammon. caust.
Armendill: Rhiz. Tormentillae.
Armenischgummi: Ammoniac.
Armenreinholzwurzel: Rad. Ononidis.
Armerheinrich: Herb. Chenop.
Armermann: Herb. Gratiolae.
Armesündertropfen: 1. Essent. dulcis. 2. Tinct. Chinoidin.
Armholzöl: Ol. Juniper. Lign.
Armholzwasser: Spir.Angel.cps.
Armspiritus: Tinct. Arnicae dil.
Armsünderblock: Empl. Lith.
Armsünderfett: 1. Adeps suillus. 2. Ungt. flavum.
Armsünderfleisch: Mumia.
Armsünderkraut: Hrb. Antirrh.
Armsünderpulver: Plv. contra Pediculos.
— **für's Vieh:** Pulv. pro Equis niger.
Armsünderschmalz: 1. Adeps suillus. 2. Ungt flavum.
Armsündertropfen: 1. Essent. dulcis. 2. Tinct. Chinoïdini.
Armuthsplage: Sang.Hirci pulv.
Arnenwurzel: Tubera Ari.
Arnikasalbe: Ungt. Linariae.
Arnikaspiritus: Tinct. Arnicae.
Arnikatropfen: Tinct. Arnicae.
Arnis: Fruct. Anisi vulg.
Arnotta: Orleana.
Aromat. Kräuter: Spec. aromat.

Aromat.Salbe: Ungt.Rosmar.cp.
— **Spiritus:** Spiritus odoratus.
Aronholzwurzel: Rad. Aristol.
Aronstab: Tubera Ari.
Aronwurzel: Tubera Ari.
Arquebusade, braune: Mixt. vulner acid.
—, **weisse:** Aq. vulner. spirituos.
Arrestatsalbe: Ungt. flavum.
Arrowroot: Amylum Marantae.
Arschkritzeln: Fruct.Cynosbati.
Arsenalwurzel: Rhiz. Imperat.
Arsenikgelb: Auripigment.
Artelkleewurzel: Rad. Angelic.
Arten: Herb. Marrubii.
Artischokenwurzel: Rad. Carlinae.
Aruten: Herb. Abrotani.
Arvennüsse: Sem. Cembrae.
Arzeesalbe: Ungt. Elemi.
Arzneiwurzel: 1. Rad.Alkannae. 2. Rad. Gentianae.
Asafoetidaöl: Tinct. Asae foet. c. Ol. Papaver 1:30.
Asam: Asa foetida.
Asangöl: Tinct. Asae foetidae.
Asangwasser: Aq. foetida.
Asant, stinkender: Asa foetida.
—, **süsser:** Benzoë.
—, **wohlriechender:** Benzoë.
Asbest: Alumen plumosum.
Aschafischfett: Ol.Jecor.Aselli.
Aschblatt: Herb. Absinthii.
Aschblei: Graphites.
Aschenfett: Ol. Jecor. Aselli.
Aschenkali: Kal. carb. crud.
Aschenöl: Ol. Jecoris Aselli.
Aschenrinde: Cortex Fraxini.
Aschensalz: Kali carbonicum.
Aschenweibel: Herb.Burs.Past.

Ascherwurzel: 1. Rad. Carlinae.
  2. Rad. Dictamni.
Aschfett: Ol. Jecoris Aselli.
Aschiotte: Orleana.
Aschmannssalbe: Ungt. Zinci c.
  Bals. Peruvian. 10:1.
Aschnitz: Herb. Alchemillae.
Aschwurzel: Rad. Dictamni.
Aseptin: Acidum boricum.
Asiatischer Balsam, äusserlicher: Bals. Peruvian.
—, **innerlicher**: Elix. Proprietat.
  sine acido.
— **Lebensbalsam**: Mixt. ol. bals.
— **Tabak**: Fol. Nicotian. rustic.
Asienawurzel: Rad. Gentianae.
Asphaltöl: Benzin.
Asphodill: Bulb. Asphodel.
Aspis: 1. Argent. nitric. 2. Alumen. plumos.
Assach: Ammoniacum.
Asseln: Millepedes.
Assolter: Viscum album.
Asthmapapier: Charta nitrata.
Asthmatropfen: Liq. Am. anis.
Astraksikus: Mel. boraxatum.
Astrenzwurzel: Rhiz. Imperat.
Astridiwurzel: Rhiz. Imperator.
Athemkraut: Herb. Pulmonar.
Atipaschmoschuspulver: Plv.
  temperans ruber.
Atol: Aloë.
Atrocksaft: Sir. Papaveris.
Attichbeeren: Fruct. Ebuli.
Attichblumen: Flor. Sambuci.
Attichkraut: Herb. Athaeae.
Attichlatwerge: Elect. theriac.
Attichmus: Succus Sambuci.
Attichsaft: Succus Sambuci.

Attichsamen: Fruct. Foeniculi.
Attichsulz: 1. Succ. Ebuli.
  2. Succ. Sambuci.
Attichwurzel: 1. Rad. Carlinae.
  2. Rad. Ebuli. 3. Rad. Taraxaci.
  4. Rad. Pimpinell.
Audernwurzel: Rhiz. Filicis.
Aueröl: Ol. Olivarum.
Auferhaltungstropfen: Tinct.
  aromat.
Auferstehungstropfen: Tinct.
  aromatic.
Auffenblatt: Herb. Uvulariae.
Aufgelöstes Nix: Aq. ophthalm.
Aufhaltschmiere: Ungt. Cantharid.
Auflattig: Flor. Farfarae.
Auflattigsaft: Sir. Althaeae.
Auflattigsalbe: Ungt. flavum.
Aufmunterungstropfen: 1. Tct.
  aromat. 2. Tinct. Valer. aeth.
Aufziehöl: Ol. Chamomillae.
Aufziehpulver: Plv. pro vaccis.
Augelbeeren: Fruct. Myrtilli.
Augenbalsam, rother: Ungt.
  Hydrarg. rubr. dilut.
— **St. Yves**: Ungt. ophthalm. rubr.
—, **weisser**: Ungt. Zinci.
Augenblümchen: Flor. Bellid.
Augenblüthe: Herb. Anagallid.
Augendistel: Herb. Euphrasiae.
Augenessenz: 1. Aq. Foeniculi.
  2. Tinct. Foeniculi comp.
Augengrau: Tutia praeparata.
Augenkirschen: Ungt. ophthalm.
  in saec.
Augenkraut: Herb. Chelidonii.
Augenkräuter: Spec. resolvent.
Augenkurirstein: Zinc. sulfur.

Augenkügelchen: 1. Troch. contra vermes. 2. Troch. laxant. 3. Pil. laxant.
Augenlicht, gelbes: Ugt. ophth.
—, **graues:** Ungt. ophthalm. gris.
—, **rothes:** Ungt. Hydrarg. rubr.
—, **weisses:** Ungt. Hydrarg. alb.
Augenlidsalbe: Ungt. Zinci.
Augenmehl: Zinc. oxydat.
Augenmilch: Aq. ophthalmica.
Augenmilchwurz: Rad. Tarax.
Augennichts: 1. Nihilum album. 2. Ungt. Zinci. 3. Zinc. sulfur.
Augennichtspflaster: Empl. fuscum.
Augenöl: Ol. Jecoris Aselli.
Augenpappeln: Flor. Malv. arb.
Augenpillen: Pilulae laxantes.
Augensalbe, Heuschkel's: Ugt. Zinci.
—, **Hufeland's:** Ugt. ophth. rubr.
—, **Rosenstein's:** Ungt. Zinci.
—, **rothe:** Ungt. Hydrarg. rubr.
—, **St. Yves:** Ugt. ophthalm. rubr.
—, **Unger's:** Ungt. Hydrarg. rubr.
—, **weisse:** Ungt. Zinci.
Augensamen: Sem. Cydoniae.
Augenschwamm: Fung. Samb.
Augenspiritus, himmlischer: Aq. ophthalmica Rommersh.
Augenstein, blauer: Cupr. aluminat.
—, **runder:** Lapid. Cancrorum.
—, **weisser:** Zincum sulfuricum.
Augentabak: Pulv. sternutator.
Augenthee: 1. Fol. Farfarae. 2. Herb. Viol. tricol. 3. Spec. Lignor.
Augentropfen: Tct. Foenic. cps.
Augentrost: Herb. Euphrasiae.
Augentrostwasser: Aq. Tiliae.
Augenwasser: Aq. Foeniculi.
—, **Horst'sches:** Collyrium adstringens.
Augenwurzel: Rad. Valerianae.
Augenwurzkraut: Herb. Oreos.
Augenzier: Rad. Anchusae.
Augenzug: Empl. Drouoti.
Augsburger Augenbalsam: Ungt. ophthalm. rubr.
— **Balsam:** 1. Mixt. oleos. bals. 2. Tinct. Chinae comp.
— **Lebensessenz:** Tinct. Aloës. comp.
— **Pillen:** Pilulae laxantes.
— **Tropfen:** Elixir. Proprietatis.
— **Thee:** Species pectorales.
Augstablust: Herb. Euphrasiae.
Augurienkörner: Sem. Cucurb.
Augustblumen: Flor. Stoechad.
Augustinerpillen: Pil. laxantes.
Augustinuskraut: Hb. Euphras.
Aurian: Herb. Centaurii.
Aurikeln: Flor. Primulae.
Aurin, rother: Herb. Centaurii.
—, **weisser** od. **wilder:** 1. Herb. Gratiolae. 2. Rad. Angelicae.
Aurinken: Herb. Centaurii.
Aus der hintersten und vordersten Büchse: Ol. Terebinth. c. Ol. Petrae rubr.
Aus der schwarzen Büchse: Pulv. pro Equis.
Ausgang und Eingang: Ungt. Plumbi.
Ausländischmoos: Lich. Island.
Ausschlagsalbe, graue: Ungt. sulfurat. gris.
—, **rothe:** Ungt. Hydrarg. rubr.
—, **schwarze:** Ungt. Picis.

Ausschusspflaster: Empl. fusc.
Austerdreck: Conchae. praep.
Austermuschel: Conchae praep.
Austerschale: Conchae praep.
Australien: Conchae praep.
Auszehrungskräuter: Herb. Galeopsid.
Auszugöl: Ol. viride.
Auszugsalbe: Empl.oxycroccum.
Auszugspiritus: Spiritus.
AutenriethsUmschlag: 1.Ungt. Plumbi tannic. 2. Ungt. Tartari stibiat.
Auundwehpflaster: Empl. Cantharid. ord.
Avanzenpulver: Sem.Sabad.plv.
Avanzenschalen: Cort. Aurant. fruct.
Avignonkörner: Fruct. Rhamni.
Avinersalbe: Ungt. Rosmar. cps.
Axtrax: Liq. Plumbi subacet.
Azurstein: Lapis Lazuli.

B.

(Bleek = bleich. Blöth = Blüthe. Blohmen = Blumen. Blag, bluh = blau. Bluhscht = Blüthe. Bollchen = Plätzchen. Bork = Rinde. Brun = braun.)

Babenkerne: Sem. Cucurbitae.
Babylonsafran: Rhiz.Curcumae.
Bachbungen: Herb. Beccabung.
Bachgläsli: Fol. Trifol. fibrin.
Bachholder: Flor. Sambuci.
Bachkohl: Herb. Beccabung.
Bachkresse: Herb. Nasturtii.
Bachmannpflaster: Empl. Drouoti.
Backäpfel: Boletus cervinus.
Backfischbein: Ossa Sepiae.
Backkraut: Herb. Pulmonariae.
Backöl: Ol. Citri dilutum.
Backpulver: Natr. bicarbonic. c. Tartar. dep.
Backsalz: Ammon. corbonicum.
Backspähne: Lign.Fernambuci.
Badekugeln: Tart. ferr. in glob.
Badenken: Flor. Primulae.
Badeschwamm: Spong. marin.
Badeschwefel: Kal. sulfuratum.
Badestahl: Ferr. sulfuricum.
Badewurzel: Rad. Levistici.
Badian: Fruct. Anisi stellati.
Badkraut: 1. Herb. Origani. 2. Herb. Serpylli.
Badkrautwurzel: Rad. Levist.
Bärenbalsam: Bals. Peruvian.
Bärenbeerenblätter: Fol. Uvae Ursi.
Bärendill: Rad. Mëu. [Ursi.
Bärendreck: Succ. Liquiritiae.
Bärenfenchel: Rad. Mëu.
Bärenfett: Adeps.
Bärenfusswurzel: Rad. Hellebor. vir.
Bärengalle: Aloë.
Bärenklau: 1. Fol. Heracli. 2. Herb. Agrimoniae.
Bärenklee: Herb. Meliloti.
Bärenkraut: Fol. Uvae Ursi.
Bärenkrautblumen: Flor. Verbasci.

Bärenkümmel: Fruct. Anethi.
Bärenleber: Spongiae tostae.
Bärenmoos: Herb. Adianti aur.
Bärenmundwurzel: Rad. Pyrethri.
Bärenöhrchen: Flor. Primulae.
Bärenpflaster: Empl.Canth.perp.
Bärenpulver: Lycopodium.
Bärensaft: Succus Liquiritiae.
Bärensalbe: Ungt. flavum.
Bärensamen: Lycopodium.
Bärenstein: Succinum raspat.
Bärentappsamen: Lycopodium.
Bärentatze: Succus Liquiritiae.
Bärenthee: Fol. Uvae Ursi.
Bärentraube: Fol. Uvae Ursi.
Bärenwickel: Herb. Vincae.
Bärenwurzel: 1. Rad. Carlinae. 2. Rad. Mëu.
Bärenzahn: Fol. Taraxaci.
Bärenzucker: Succ. Liquiritiae.
Bärfenchel: Rad. Mëu.
Bärfink: Fol. Uvae Ursi.
Bärhainige Schweinepulver: Calc. phosphor. crud.
Bärklee: Herb. Meliloti.
Bärlappsamen: Lycopodium.
Bärmede: Herb. Absinthii.
Bärmutterfett: Adeps.
Bärmutterwurzel: 1. Rad.Mëu. 2. Rad. Carlinae.
Bärsfett: Ol. Jecor. Aselli.
Bärwinde: Fol. Malvae.
Bärwurzel: 1. Rad.Mëu. 2.Rad. Carlinae.
Bärwurzgleiss: Rad. Mëu.
Bäsinge: Fruct. Myrtilli.
Bäukbeeren: Fruct. Myrtilli.
Bäumchenhohlwurz: Rad. Aristolochiae cavae.

Bagenz: Herb. Ledi palustr.
Baggerwurzel: Rhiz. Graminis.
Bagonerkörner: Sem. Paeoniae.
Bahamaholz: Lign. Fernambuci.
Bahiapulver: Chrysarobin.
Bajonettstangen: Rhiz. Calami.
Baisselbeeren: Fruct. Berberid.
Bakatenwurzel: Lign. Quassiae.
Balderjahn: Rad. Valerianae.
Baldgreis: Herb. Erigeron.
Baldrath: Cetaceum.
Baldrian: Rad. Valerianae.
—, virginischer: Rad. Serpentar.
Baldrianäther: Tinct. Valerian. aeth.
Baldrianliquor: Tct.Valer. aeth.
Baldriantropfen: Tinct. Valer.
—, ätherische: Tinct. Valer.aeth.
Balherundetropfen: Elix. Aurant. comp.
Ballablätter: Herb. Plantaginis.
Ballenkraut: Herb. Plantaginis.
Balleranpulver: Cetac. sacchar.
Ballhausens Magentropfen: 1. Tinct. Aloës comp. 2. Tinct. amara.
Ballo: Elixir pectorale.
Ballotenkraut: Herb. Ballotae.
Ballrath: Cetaceum.
Balsam: Tinct. Benzoës. comp.
—, abgezogener (innerlich): Tinct. Aloës comp.
—, — (äusserlich): 1. Bals. Peruvian. 2. Mixt. oleos. balsam. 3. Ol. Terebinthinae.
—, Amerikanisch., mitSilbertropfen: 1. Ol. Terebinth. sulf. 2. Tinct. Chinoïdin.
—, Asiatischer: Elix.Proprietat.
—, Batavia: Bals. Copaivae.

Balsam, Brasilianisch.: Bals. Copaiv.
—, Friarischer: Tct. Benz. comp.
—, göttlicher: 1. Mixt. oleos. bals. 2. Tinct. Benzoës comp.
—, güldener: Tinct. Pini comp.
—, Harlemer: Ol. Tereb. sulfur.
—, Jerusalemer: Tinct. Benzoës comp.
—, Indischer: Bals. Peruvian.
—, Italienischer: Bals. Peruv.
—, Kampher: Bals. Copaivae.
—, Karthagenischer: Bals. Tolutan.
—, kleiner: Herb. Pulegii.
—, Lithauisch.: Ol. Rusci.
—, Peruvianisch.: Bals. Peruv.
—, Schwarzburger: Ol. Lini sulfurat.
—, schwarzer: Bals. Peruvian.
—, Ungarischer: 1.Aq.aromatic. 2. Terebinthina veneta.
—, verschossener: Balsamum Nucistae.
Balsamakree: Ugt. Elemi comp.
Balsamarzee: Ungt. Elemi comp.
Balsamarznei: Ugt. Elemi comp.
Balsamarztsalbe: Ungt. Elemi comp.
Balsambankafka: Bals. Copaiv.
Balsambilfinger: Spir. sapon. camph.
Balsambukatellersalbe: Ungt. contr. Pediculos.
Balsamburr: Tinct. Benz. comp.
Balsamcommendator: Tinct. Benzoës comp.
Balsamcumpavia: Bals. Copaiv.
Balsamfifeifia: Bals. Copaivae.
Balsamgarbe: Herb. Agerati.

Balsamicamixtur: Mixt. oleos. balsam.
Balsaminensalbe: Ungt. rosat.
Balsaminenthee: Flor. Malvae.
Balsaminkumsöl: Bals. Peruv.
Balsaminmomordicaöl: 1. Ol. Hyperici. 2. Ol. Olivar. alb.
Balsaminmomordicasaft: Sir. Aurant. flor.
Balsaminmomordicathee: Fol. Malvae.
Balsaminsaft: Sir. Aurant. flor.
Balsaminstengel: Stp. Dulcam.
Balsamische Pillen: Pilulae polychr. Becheri.
Balsamkommbeimich: Bals. Copaivae.
Balsamkraut: Fol. Menth. crisp.
Balsamkrautöl: Ol. Hyoscyami.
Balsamkurali: Spir. sap. camph.
Balsamlocatelli: Ungt. leniens.
Balsammaterial: Ol. Terebinth.
Balsammerkurialöl: Tct. Aloës comp.
Balsammerkurius: Ol. Terebinthinae.
Balsamminze: Herb. Balsamitae.
Balsammirabilis: Ol. Spicae.
Balsammomordicaöl: 1. Ol. Hyperici. 2. Ol. Olivar. album.
Balsamöl: Bals. Peruvian.
Balsampappelpomade: Ungt. Populi.
Balsampavian: Bals. Copaivae.
Balsampflaster: 1. Empl. fusc. 2. Cerat. Myristicae.
Balsamsaft: 1. Sir. balsamicus. Ph. Württ. 2. Sir. Papaveris.
Balsamsalbe, braune: Ungt. basilicum fuscum.

Balsamsalbe, flüssige: Ol. Lini sulfuratum.
—, **gelbe**: Ungt. basilicum.
Balsamsalvolatile: Mixt. oleos. bals. c. Liq. Ammon. caust. āā.
Balsamsilber: 1. Ol. Lini sulfurat. 2. Ol. Tereb. sulfurat.
— **mit Anis**: Ol. Anisi sulfurat.
Balsamsulfuris: Ol. Lini sulfur.
— **mit Sadebaum**: Ol. Tereb. sulf. c. Ol. Philosoph. āā.
Balsamsülver: Ol. Tereb. sulfur.
Balsamthee: 1. Rad. Valerianae. 2. Herb. Menth. crisp.
Balsamtropfen: 1. Mixt. Oleos. bals. 2. Ol. Tereb. sulfurat. 3. Tct. Aloës cps. 4. Tct. Benz. cps.
Balsamum aromaticum: Mixt. oleos. bals.
Balsamum cephalicum: Mixt. oleos. bals.
Balsamum embryonum: Aq. aromat. spirituos.
Balsamwasser: Aq. aromatica.
Balsemazeh: Ungt. Elemi.
Balsterjahn: Rad. Valerianae.
Balzensalvers: Ol. Lini sulfurat.
Bamberger Augensalbe: Ugt. ophthalmic. St. Yves.
Bandaseife: Ol. Nucistae.
Banditenkraut: Hb. Card. bened.
Banditenwurzelpulver: Stib. sulfurat. nigr.
Bandpflaster, zum Heilen: 1. Empl. adhaes. ext. 2. Empl. fuscum.
Bandpflaster, zum Ziehen: Empl. Cantharid. perp. ext.
Bandrosen: Flor. Rosae.
Bandwisch: Herb. Equiseti.

Bandwurmblüthe: Flor. Koso.
Bandwurmnüsse: Sem. Arecae.
Bandwurmpulver: Sem. Arecae pulv.
Bandwurmrinde: Cort. Granati.
Bandwurmwurzel: Rhiz. Filic.
Bangenkraut: Herb. Conii.
Banilie: Fruct. Vanillae.
Banknotenöl: Ol. Bergamottae.
Banschen: Succ. Liquiritiae.
Barbara: Rad. Rhei.
Barbaras Kraftwurzel: Bulb. Victorialis.
Barbarasaft: Sir. Rhei.
Barbelsalbe: Ungt. Tart. stib.
Barchenschmalz: Adeps.
Bardenwurzel: Rad. Lapathi.
Barellas Magenpulver: Natr. bicarbon.
Barfett: 1. Adeps. 2. Ol. Jecor. As.
Barilla: Natr. carb. crud.
Barkel: Ol. Petrae.
Barklers: Fruct. Lauri pulv. gr.
Barkussalbe: Ungt. basilic. flav.
Barmelwurzel: Rad. Valerian.
Barmwurz: Herb. Genistae.
Barnabaterpflaster: Emplastr. Litharg. comp.
Barngrundsalv: Ungt. basilic.
Barras: Resin. Pini.
Barrenstein: Succinum raspat.
Barsenitza: Ungt. Elemi comp.
Barsfett: Ol. Jecoris Aselli.
Bartelschmiere: Ungt. mixtum.
Barthun: Herb. Abrotani.
Barttatze: Herb. Heraclei.
Bartwasser: Atram. indelebile.
Barwara: Rad. Rhei.
Barwinkelsimmergrün: Herb. Vincae.

Barwurzel: Rad. Mëu.
Barzenkrautsame: Fruct. Phellandr.
Basalspiritus: Aq. vulner. spir.
Baschienen: Fruct. Myrtilli.
Baschierperkraut: Fol. Fragar.
Basilienkraut: Herb. Basilici.
Basilik: Herb. Basilici.
Basilikumpflaster: 1. Cerat. Res. Pini. 2. Empl. styptic.
Basilikumsalbe, gelbe: Ungt. basilic. flav.
—, schwarze: Ungt. basilic. fusc.
Basselbeeren: 1. Fruct. Berberidis. 2. Fruct. Sorbi.
Basselbuttersalbe: Ungt. Rosmarini comp.
Bastardsafran: Flor. Carthami.
Bastelfelberrinde: Cort. Salic.
Bastensalbe: Ungt. cereum.
Bathengel: 1. Herb. Chamaedryos. 2. Herb. Scordii.
Bathgenblumen: 1. Flor. Paeoniae. 2. Flor. Primulae.
Bathgenwurzel: Rad. Paeoniae.
Bathumbucketellersalbe: Ungt. contra Pediculos.
Batungen: Herb. Betonicae.
Bauchmiezelthee: Herb. Trifolii arvens.
Bauchwehkraut: Herb. Millefol.
Bauerficköl: Ol. compositum.
Bauernboretsch: Herb. Anchus.
Bauernheilkraut: Herb. Siderit.
Bauernlöffelkraut: Hrb. Rorell.
Bauernmedicin: Herb. Absinth.
Bauernrocken: Flor. Carthami.
Bauernrosen: Flor. Rhoeados.
Bauernsenf: Herb. Burs. Pastor.
Bauernspindel: Flor. Carthami.

Bauerntabak: Fol. Nicotian. rust.
Baumannstropfen: 1. Spir. Angelicae comp. 2. Tinct. aromat.
Baum des Lebens: Summit. Sabinae.
Baumfarn: Rhiz. Polypodii.
Baumflechte: Lichen Pulmonar.
Baumharz: 1. Cerat. Resin. Pini. 2. Resina Pini.
Baumholderblumen: Flores Sambuci.
Baumlilien: Flor. Caprifol.
Baumlungenkraut: Lich. Pulm.
Baummalven: Flor. Malvae arb.
Baummoos: 1. Lichen Island. 2. Lichen Pulmonar.
Baumöl: Ol. Olivarum.
Baumrosen: Flor. Malvae arbor.
Baumwachs: 1. Cera arborea. 2. Cerat. Resinae Pini.
Baurach: Kali nitricum.
Baurenrocken: Flor. Carthami.
Baysalz: Sal marinum.
Bebern: Fruct. Myrtilli.
Bechelten, schwarze: Fruct. Lauri.
Becherlthee: Fruct. Papaveris.
Bechet: Orleana.
Bedeckungspflastersalbe: Empl. Lithargyr. simpl.
Bedranwurzel: 1. Rad. Pyrethri. 2. Rad. Valerianae.
Bedwas: 1. Cera flava. 2. Cera Japonic. 3. Cerat. Resin. Pini.
Beelzebub: 1. Linim. sapon. camph. 2. Ol. Lini sulfurat. 3. Pulv. contra Pediculos.
Beemser Tropfen: Tct. bezoard.
Beenöl: 1. Ol. Behen. 2. Ol. Ricini.
Beerenbalsam: Ol. Junip. empyr.

Beerkraut: Herb. Agrimoniae.
Beerlappsamen: Lycopodium.
Beerlingskraut: Hb.Card.bened.
Beersaat: Fruct. Foeniculi.
Beginnenkörn: Sem. Paeoniae.
Behenöl: Ol. Ricini.
Behnwell: Rad. Consolidae.
Beibs: Herb. Artemisiae.
Beifuss: Herb. Artemisiae.
—, **bitterer**: Herb. Absinthii.
Beifussöl: Ol. Hyoscyami.
Beifusssaft: Ol. Hyoscyami.
Beifusssalbe: Ungt. Linariae.
Beifusstinctur: Tinct. Helenii.
Beifusswurzel: Rad. Artemisiae.
Beinblumen: Flor. Calthae.
Beinbruch: 1. Conchae praep.
2. Talcum.
Beinbruchpflaster: Empl. ad.
rupturas.
Beinbruchwurzel: Rad. Consol.
Beinheil: Rad. Consolidae.
Beinköllenblumen: Flor. Verbasci.
Beinpflaster: Empl. Lith. comp.
Beinsalbe, rothe: Ungt. exsicc.
—, **weisse**: Ungt. Zinci.
Beinschwarz: Ebur ustum.
Beinwell: Rad. Consolidae.
Beinwohl: Rad. Consolidae.
Beinwürze: Rad. Consolidae.
Beiposs: Herb. Artemisiae.
Beisam: Moschus.
Beissbeeren: Fruct. Capsici.
Beiweich: Herb. Artemisiae.
Beiwes: Herb. Artemisiae.
Beiwurzel: Rad. Gentianae.
Beizewurz: Rhiz. Imperatoriae.
Beizmannstropfen: Spir. Angel.
comp.

Belinispiritus: Spir. Rosmarini.
Bellenknospen: Gemm. Populi.
Belze: Linim. sapon. camph.
Belzwachs: Cerat. Resinae Pini.
Bemerellen: Fol. Nicotianae.
Benderspflaster: Empl. fuscum.
Benediktendistel: Herb. Cardui
bened.
Benediktfleckblumen: Herb.
Cardui bened.
Benediktenkörner: Sem.Paeon.
Benediktenöl: Ol. viride.
Benediktenrosen: Flor. Paeon.
Benediktenwurzel:Rhz.Caryophyllat.
Benediktinerkorallen: Semen
Paeoniae.
Benediktinerpflaster: Empl.
fusc. camph.
Benediktuspulver: Herb. Card.
bened. pulv.
Benedixenthee: Herb. Cardui
" bened.
Benedixöl: Ol. Ricini.
Benedixtropfen: 1.Tinct. amara.
2. Tinct. Chinoïdini.
Benganelle: Fruct. Vanillae.
Bengelkraut: Herb. Mercurialis.
Bengelwurzel: Rad. Mëu.
Benjoin: Benzoë.
Beningrosen: Flor. Paeoniae.
Beninienrosen: Flor. Paeoniae.
Bensenöl: Ol. Rosmarini.
Bensisamen: Fruct. Petroselini.
Benzoëessig: Acet. cosmeticum.
Benzon: Benzinum Petroleï.
Berberbeeren: Fruct. Berberid.
Berberbeerstrauchrinde:Cort.
Berberidis radicis.
Berberitzenrinde: Cort.Berber.

Berberitzensaft: Sir. Berberidis.
Berbersche Borke: Cort. Chin.
Berbisbeeren: Fruct. Berberid.
Berbisrinde: Cort. Berberid. rad.
Bergalrunke: Bulb. Victor. long.
Bergbalsam: Ol. Petrae.
Bergbasilie: Herb. Acinos.
Bergblau: Cupr. carbonic. nativ.
Bergdotterblume: Flor. Arnicae.
Bergenkrautblumen: Flor. Verbasci.
Bergeppich: Herb. Oreoselini.
Bergeröl: Ol. Jecoris Aselli.
Bergersalbe: Ungt. flavum.
Bergfenchel: Fruct. Seseli.
Bergfieberwurz: Rad. Gentian.
Bergflachs: Alumen plumosum.
Bergfleisch: Alumen plumosum.
Bergglas: Fel Vitri.
Berghaarstrang: Herb. Oreosel.
Bergholz: Alumen plumosum.
Berghopfen: 1. Herb. Marrubii. 2. Herb. Origani cretic.
Berghoppe: Herb. Origani cret.
Bergknabenöl: Ol. Bergamottae.
Bergkork: Alumen plumosum.
Bergkümmel: Fruct. Anethi.
Berglätschen: Fol. Farfarae.
Berglauch: Bulb. Victorial. long.
Berglavendel: 1. Herb. Origani Cretici. 2. Herb. Thymi.
Bergleder: Alumen plumosum.
Berglordefer: Liq. Fer. sesquichl.
Bergmännchen: Herb. Pulsatill.
Bergmannsthee: Spec. pectoral. Pharm. milit.
Bergmannstropfen: Tct. aromat.
Bergmilch: Talcum pulv.
Bergminze: Fol. Menth. crispae.
Bergnaphtha: Ol. Petrae Italic.

Bergöl, weisses: Ol. Petrae Ital.
—, schwarzes: 1. Ol. animal. foet. 2. Ol. Rusci. 3. Ol. Tereb. sulf.
Bergpapier: Alumen plumosum.
Bergpech: Asphalt.
Bergpeterle: Herb. Oreoselini.
Bergpetersilie: Herb. Oreoselini.
Bergpfeffer: Fruct. Mezerei.
Bergpolei: Herb. Teucrii.
Bergrhabarber: Rad. Rhapontic.
Bergringelblumen: Flor. Arnic.
Bergrösli: Flor. rosae rubr.
Bergroth: Ferr. oxyd. rubr.
Bergruhrkraut: Herb. Gnaphal.
Bergschwefel: Lycopodium.
Bergtropfen: Ol. Petrae Italic.
Bergwinkel: Herb. Vincae.
Bergwolverlei: Flor. Arnicae.
Bergwurz: Herb. Absinthii.
Bergwurzel: 1. Rad. Arnicae. 2. Rad. Gentianae. 3. Rhiz. Tormentill.
Beritzen: Fol. Uvae Ursi.
Berklas: Fruct. Lauri.
Berlinerblau: Ferr. cyanatum.
Berliner Lebensessenz: Tinct. Aloës comp.
Berlinersalz: Natr. bicarbonic.
Berlinerthee: Spec. laxant. St. Germ.
Berlizenspflaster: Ungt. Elemi comp.
Bernbommistel: Viscum album.
Bernhardinerkraut: Herb. Cardui bened.
Bernhardinersalbe: Ungt. sulfurat. comp.
Bernhardskraut: Herb. Cardui bened.
Bernittenstein: Zinc. sulfuric.

Bernitzkekraut: Fol. Uvae Ursi.
Bernkraut: Herb. Cardui bened.
Bernsilberöl: Ol. Tereb. sulfurat.
Bernsteingruss: Succinum rasp.
Bernsteinkohle: Coloph. Succin.
Bernsteinsalbe: Ungt. basilic.
—, **harte:** Cerat. Resinae Pini.
Bernsteintropfen: Liq. amon. succin.
Bernsteinwasser: Acid. Succinic. c. Ol. aeth. mixt.
Bernwurzdistel: Herb. Cardui bened.
Bertholdspflaster: Empl. fusc.
Bertholletsalz: Kali chloricum.
Bertramblumen: Flor. Chamom. Roman.
Bertramessig: Acetum Pyrethri.
Bertramgarbe: Herb. Ptarmicae.
Bertramwurz: Rad. Pyrethri.
Berufkraut: Herb. Sideritidis.
Berufundbeschreikraut: Hrb. Sideritidis.
Beruf, Verruf- und Widerruf: Herb. Sideritid., Herb. Marrubii und Herb. Mariveri.
Beruhigungspulver: 1. Pulv. epileptic. March. 2. Plv. Magn. c. Rheo. 3. Plv. temperans.
Beruhigungssaft: 1. Sir. Chamomillae. 2. Sir. Papaver. 3. Sir. Sedativ. 4. Sir. Sennae c. Manna. 5. Sir. Valerianae.
Beruhigungstropfen: Tinct. Valerian.
Beschatennät: Sem. Myristicae.
Beschreikraut: 1. Herb. Conyz. 2. Herb. Sideritidis. 3. Herb. Veronicae.
Besemkraut: Herb. Artemisiae.

Besenginster: Herb. Spartii.
Besenhaide: Herb. Ericae.
Besenkraut: 1. Hrb. Abrot. 2. Hrb. Artemisiae. 3. Herb. Spartii.
Besenöl: Tinct. Castorei.
Besenwurzel: Rad. Artemisiae.
Besinge: Fruct. Mytilli.
Besondere Tropfen: Tinct. Jodi dil. 1:30.
Bestuscheff's Nerventropfen: Tinct. Ferr. chlor. aeth.
Betakraut: Herb. Betonicae.
Betanikenthee: Fol. Ribis.
Bethanienkörner: Sem. Paeon.
Bethengel: Herb. Teucrii.
Betonien, weisse: 1. Flor. Lamii. 2. Flor Primulae.
Betonienkerne: Sem. Paeoniae.
Betonienkraut: Herb. Betonicae.
Betonienpflaster: Empl. Melilot.
Betonikablumen: Flor. Paeon.
Betschelethee: Flor. Sambuci.
Bettchlore: Terebinth. commun.
Bettelläuse: Sem. Staphisagriae.
Bettelsalbe: Ungt. mixtum.
Bettlerkraut: Herb. Clematidis.
Bettlerläusekraut: Hb. Xanthii.
Bettlermantel: Herb. Alchemill.
Bettlersalbe: Ugt. Rosmar. cps.
Bettlerschmiere: Ungt. mixtum.
Bettlerseil: Herb. Convolvuli.
Bettseiger: Herba Teraxaci.
Bettstrohunserliebenfrauen: 1. Hrb. Galii. 2. Hrb. Serpylli.
Bettwachs: Cera arbora.
Bettzwillingstinctur: Tct. Benz.
Betwas: Cera arborea.
Beulenharz: Terebinthina.
Beutelschneiderkraut: Herb. Bursae Pastoris.

Bewekpflaster: 1. Cerat. Resin. Pini. 2. Empl. saponatum.
Beweksalbe: 1. Ungt. basil. nigr. 2. Ungt. Elemi.
Bewellblätter: Fol. Uvae Ursi.
Bewellwurz: Rad. Consolid.
Bezoarpulver: Pulv. epileptic.
Bezoartropfen: Tct. carminativa.
Bezoarwurzel: 1. Rad. Bardan. 2. Rad. Contrajervae.
Bezordicpulver: Conchae praep.
Bibcheressenz: Tct. Pimpinell.
Biberfett: Adeps c. Tinct. Cast.
Bibergalltropfen: Tct. Castorei.
Bibergeil: Castoreum.
Bibergeilfett: Adeps c. Tct. Cast.
Bibergeist: Tinct. Castorei.
Biberklee: Fol. Trifol. fibrin.
Biberkraut: 1. Fol. Trifol. fibr. 2. Herb. Centaurii.
Bibernelle: Rad. Pimpinellae.
Bibernelle, falsche oder italienische: Rad. Sanguisorbae.
Bibernellessenz: Tinct. Pimpin.
Bibernellwurzel: Rad. Pimpin.
Biberöl: Ol. Ricini.
Biberwurz: Rad. Aristolochiae.
Biboth: Herb. Artemisiae.
Bibs: Herb. Artemisiae.
Bickbeeren: Fruct. Myrtilli.
Bickelbeeren: Fruct. Myrtilli.
Bickensalbe: Ugt. ophthalm. rubr.
Biebes: Herb. Artemisiae.
Biederhall: Conchae praep.
Biefoth: Herb. Artemisiae.
Bielefeldtropfen: Tinct. Chinae comp.
Bienblätter: Fol. Melissae.
Bienenhaide: Herb. Sedi.
Bienenharz: Benzoë.

Bienenhütel: Flor. Lamii.
Bienenkraut: 1. Herb. Melissae. 2. Herb. Thymi.
Bienenkrautgeist: Spirit. Melissae comp.
Bienenkrautsalbe: Ungt. contra Pediculos.
Bienenpulver: Pulv. ctr. Pedic.
Bienensalbe: Ungt. ctr. Pedicul.
Bienensaug: Flor. Lamii.
Bienenschmalz: Ungt. cereum.
Bienenspeck: 1. Cera flava. 2. Cetaceum.
Bienetzaugensalbe: Ungt. ophthalm. comp.
Bierebäumeniwintergrün: 1. Herb. Pirolae. 2. Viscum alb.
Bierfink: Fol. Uvae Ursi.
Bierkräuter: Rad. Helen., Rad. Liquirit., Carrageen āā.
Bierkraut: Carrageen.
Biermersch: Herb. Absinthii.
Bierpulver: Natr. bicarbonicum.
Bierstein: Natr. bicarbonicum.
Biertram: Herb. Dracunculi.
Biester's Magentropfen: 1. Tct. Absinth. comp. 2. Tinct. amara.
Biewelkraut: Herb. Aristoloch.
Bijonenblumen: Flor. Paeoniae.
Bilfingerbalsam: Linim. sapon. camph.
Biliner Pastillen: Troch. Natr. bicarbon.
Biliner Salz: Natr. bicarbonicum.
Billerkraut: Herb. Melissae.
Billsamen: Sem. Hyoscyami.
Bilsenkörner: Sem. Hyoscyami.
Bilsenkraut: Herb. Hyoscyami.
Bilsenöl: Ol. Hyoscyami.
Bilsensamen: Sem. Hyoscyami.

Bimbambolium: 1. Ungt. flav. Ol. Lauri aa pts. 2. Ungt. Populi.
Bimbaum: Herb. Taraxaci.
Bimbernell: Rad. Pimpinellae.
Bimpaul: Herb. Taraxaci.
Bimsenöl: Ol. Rosmarini.
Bimsenstein: Lapis Pumicis.
Bimsmehl: Lapis Pumicis pulv.
Binderwurzel: Rad. Gentianae.
Bingelkraut: Herb. Mercurialis.
Bingenrosen: Flor. Paeoniae.
Bingeskörner: Sem. Paeoniae.
Binnenstein: Lapis Pumicis.
Binsenöl, grünes: Ol. Hyoscyam.
—, weisses: Ol. Rosmarini.
Binsenpfeffer: Cubebae.
Binsenpulver: Rhiz. Veratri plv.
Binsensteintropfen: Tct. Castor.
Birasöl: Ol. Petrae Italicum.
Birkenbalsam: 1. Oleum Rusci. 2. Ol. Terebinth. sulfurat.
Birkenblüthe: Viscum album.
Birkenlaub: Herb. Pulmonariae.
Birkenmischling: Viscum alb.
Birkenöl: 1. Ol. Rusci. 2. Ol. Olivar. alb.
Birkensaft: 1. Mel depurat. 2. Sir. Mannae. 3. Sir. simplex.
Birkenthee: Rhiz. Tormentill.
Birkentheer: Ol. Rusci.
Birkenwasser: Aq. Tiliae.
Birkwurzel: Rhiz. Tormentill.
Birnbaumeichenkraut: Herb. Pirolae.
Birnbaummistel: Viscum alb.
Birnkraut: Herb. Pirolae.
Birrenäspel: Viscum album.
Bisam: Moschus. [podii.
Bisamgänsefuss: Herb. Cheno-
Bisamgarbe: Herb. Ivae mosch.

Bisamkörner: Sem. Abelmosch.
Bisamkraut: Herb. Ivae mosch.
Bisammalven: Sem. Abelmosch.
Bisamnüsse: Sem. Myristicae.
Bisampappel: Sem. Abelmosch.
Bisamstrauch: Sem. Abelmosch.
Bisamtinctur oder -tropfen: Tinct. Moschi.
Bischoffessenz: Tinct. episcopal.
Bischoffextrakt: Tinct. episcop.
Bischoffrosen: Flor. Rosae.
Bischoffthee: Spec. pect. c. fruct.
Bisengwurzel: Rad. Sumbuli.
Bismarckpulver: Chinin. valer.
Bisquit mer: Ossa sepiae.
Bissanliwurzel: Rad. Taraxaci.
Biswabrawurz: Rhiz. Bistort.
Bitteräpfel: Fruct. Colocynthid.
Bitteragaric: Agaricus.
Bitteralsem: Herb. Absinth.
Bitteramselkraut: Hb. Polygal.
Bitteransatz: Species amarae.
Bitterbeifuss: Herb. Absinthii.
Bitterblatt: Fol. Trifol. fibrin.
Bitterbohnen: Sem. Lupini.
Bitterdistel: Herb. Card. bened.
Bittererde: Magnesia usta.
Bitterfieberwurz: Rad. Gentian.
Bittergallenmagentropfen: 1. Elix. Aurant. comp. 2. Elix. cholagogum. 3. Tct. Aloës comp. 4. Tct. amara. 5. Tct. carminat.
Bitterholz: Lignum Quassiae.
Bitterklee: Fol. Trifolii fibrin.
Bitterkleeessenz: Tinct. amara.
Bitterkleesalz z. Einnehmen: Magnes sulfur.
—z. Fleckenreinigen: Kali biox.
Bitterkraut: 1. Herb. Absinthii. 2. Hb. Centaur. 3. Hb. Meliss.

Bitterkraut zum Ansetzen: Spec. amarae.
Bitterkresse: Herb. Cochleariae.
Bitterkreuzwurzel: Rad. Gent.
Bittermagenpulver: Cort. Chinae pulv.
Bittermandelessenz: Benzaldehyd. dil.
Bittermandelpulver: Pulv. lax.
Bitterpulver: Species amarae.
Bittersäure: Acidum picrinicum.
Bittersalz: Magnesia sulfurica.
Bittersüss: Stipites Dulcamarae.
Bitterstiele: Stipit. Dulcamarae.
Bitterthee: Species amarae.
Bittertropfen: Tinct. amara.
Bitterweh: Species amarae.
Bitterweide: Cort. Salicis.
Bitterwurzel: Rad. Gentianae.
Bittre Beeren: Fruct. Rhamni.
Biwelkrüt: Herb. Aristolochiae.
Black: Atramentum.
Blackpulver: Pulv. (Spec.) encaust.
Blackenwurz: Rad. Lapathi.
Blackfischbein: Ossa Sepiae.
Bläder: Fol. Farfarae.
Blähhalspulver: 1. Carbo Spongiae. 2. Pulv. strualis.
Blähhalsschmiere: Ugt.Kal.jod.
Blähhalstropfen: Tct. strumal.
Blähungspulver: 1. Plv. Liquir. comp. 2. Plv. Magn. c. Rheo.
Blähungstropfen: Tct.carminat.
Blähungtreibendes Wasser: 1. Aq. carminativa. 2. Aq. Chamomillae comp.
Blätter, orientalische: Folia Sennae.
Blättererde: Kalium aceticum.

Blätterflechte: Lich. Islandicus.
Blätterlack: Lacca in tabulis.
Blättertraganth: Tragacantha.
Blätterwurzel: Rhiz.Tormentill.
Blättrige Weinsteinerde: Kal. aceticum.
Bläue, flüssige: Solutio Indici.
Bläuepulver: 1. Ferr. cyanat. 2. Ultramarin.
Blagen Schwefel: Sulfur gris.
Blagen Spiritus: Spirit. coerul.
Blagen Stein: Cupr. sulfuricum.
Blaidt: Herb. Arnicae.
Blaispulver: Lycopodium mixt.
Blanc de balaine: Cetaceum.
Blankenheimer Thee: Herb. Galeopsidis.
Blanker Spiritus: Spir. dilut.
Blanke Tropfen: Acid. sulfur. dilut.
Blankfix: Baryum sulfuricum.
Blasenbeeren: 1. Fruct. Alkekengi. 2. Fruct. Rhamni.
Blasenharz: Colophonium.
Blasengrün: Succus viridis.
Blasenkirschen: Frct.Alkekeng.
Blasenkraut: 1. Fol. Uvae Ursi. 2. Herb. Equiseti.
Blasenpapier: Chart. pergament.
Blasenpflaster: Empl.Cantharid.
Blasenpuppen: Fruct. Alkekeng.
Blasentangasche: Carbo Ligni.
Blasenzug: Empl. Cantharidum.
Blasiuskalk: Kal. ferrocyan. flav.
Blatternholz: Lignum Guajaci.
Blatternpflaster: Empl. Tartar. stibiat.
Blatternsalbe: 1. Ungt. Cantharid. 2. Ungt. Tartar. stibiat.
Blatterzeltwurzel: Rhiz. Filicis.

Blatterzugkraut: Hb. Clematid.
Blattgrün: Chlorophyll.
Blattkraut: Herb. Polygoni.
Blattlos: Herb. Herniariae.
Blattwurz: Rhiz. Tormentillae.
Blatzblumen: Flor. Rhoeados.
Blau. Aetzstein: Cupr. sulfuric.
— Doste: Herb. Origani.
— Dürrwurz: Herb. Erigeron.
— Dunst: Herb. Origani.
— Elster: Herb. Aconiti.
— Entwendung: Ungt. Hydrarg. pedic.
— Galizienstein: Cupr. sulfuric.
— Geist: Spirit. coerulus.
— Glöckel: Flor. Malvae vulg.
— Haukstein: Cupr. sulfuricum.
— Himmelstein: Cupr. sulfuric.
— Kali: Kal. ferrocyanatum.
— Knoblauch: Asa foetida.
— Mercurius: Ugt. Hydr. pedic.
— Nichts: Stib. sulfurat. nigr.
— Oeskensaft: Sir. Violarum.
— Pomade: Ungt. Hydr. pedic.
— Salbe: Ungt. Hydrarg. pedic.
— Salvolatile: Spirit. coeruleus.
— Stärke: Ultramarin.
— Stein: Cupr. sulfuricum.
— Tropfen: Tinct. Guajaci comp.
— Umwand: Ungt. Hydr. pedic.
— Vitriol: Cupr. sulfuricum.
— Wolkensalbe: Ungt. Hydrarg. pedic.
— Zwirnsamen: Sem. Lini.
Blauantimon: Stib. sulfurat. nigr.
Blauhimmelstern: Flor. Boraginis.
Blauholz: Lignum Campechian.
Blauhuder: Herb. Hederae.
Blaulilienwurz: Rhiz. Iridis.

Blaumalven: Fol. Malvae.
Blaumützchen: Flor. Cyani.
Blaupräparirter Dubstein: Cupr. aluminat.
Blausäure: Kal. ferrocyanat. flav.
Blausalz: Kal. ferrocyanat. flav.
Blausamenwirbel: Radix Cichorei.
Blausaures Kali: Kalium ferrocyanat. flav.
Blauselkenpulver: Cort. Chinae pulv.
Blauspäne: Lign. Campechian.
Blauspiritus: Spirit. coeruleus.
Blaustein: Cuprum sulfuricum.
Blausteinwasser: Liquor. stypt.
Blautpflaster: Empl. oxycroc.
Blauveilchensaft: Sir. Violar.
Blauvögschen: Flor. Viol. odor.
Blauvölkensaft: Sir. Violarum.
Blauwand: Ungt. Hydrarg. pedic.
Blauwasser: Aq. coerulea.
Blauwasser zum Waschen: Solutio Indici dil.
Blauwurzel: Rad. Pimpinellae.
Bledium: Stib. sulfurat. nigr.
Bleekwater: Liq. Natr. hypochlor.
Bleewittplaster: Empl. Ceruss.
Bleiasche: Lithargyrum.
Bleibalsam: Liq. Plumb. subac.
Bleibepulver: Ferr. sulfuric. et Rhiz. Calami pulv. mixt.
Bleicerat: Ungt. Plumbi.
Bleichasche, blanke: Natr. carb. crud.
—, echte: Kali carbonic. crud.
Bleichflüssigkeit: Liquor. Natr. hypochloros.
Bleichkalk: Calcaria chlorata.
Bleichpulver: Calcaria chlorat.

Bleichsalz: Calcaria chlorata.
Bleichschellak: Lacca alba.
Bleichsoda: Liq.Natr. hypochlor.
Bleichsuchtpillen: 1. Pilulae Blaudii. 2. Pilulae Valetti.
Bleichsuchtpulver: Pulv. Ferri comp.
Bleichsuchttropfen: Tct. Ferri pom.
Bleichsuchtwein: Vinum ferrat.
Bleichwasser: 1. Aq. chlorata. 2. Liq. Natri hypochlorosi.
Bleierz: Plumbago.
Bleiessenz: Liq. Plumb. subacet.
Bleiessig: Liq. Plumb. subacet.
Bleiessigsalbe: Ungt. Plumbi.
Bleiessigsalz: Plumbum acetic.
Bleiextract: Liq. Plumb. subacet.
Bleigeist: Acid. aceticum dilut.
Bleiglätte: Lithargyrum.
Bleiglättpflaster: Empl.Litharg.
Bleiglättsalbe: Ungt. Plumbi.
Bleiöl: Liq. Plumb. subacet.
Bleipflaster: Empl. Litharg. spl.
Bleipflastersalbe: Ugt. diachyl.
Bleisalbe: Ungt. Plumbi.
Bleisalz: Plumb. aceticum.
Bleispiritus: Acid. acetic. dilut.
Bleiwasser: Aq. Plumbi.
Bleiweiss: Cerussa.
Bleiweisspflaster: Empl.Ceruss.
Bleiweisssalbe: Ungt. Cerussae.
Bleiweisswasser: Aq. Plumbi.
Bleiwurzel: Rad. Plumbaginis.
Bleizucker: Plumbum acetic.
Bleschblomen: Flor. Calendul.
Bliewater: Aq. Plumbi.
Bliewit: Cerussa.
Blindendingspflaster: Empl. Litharg. comp.

Blindlingspulver: Lac Lunae.
Blindschleichenblut: Sang. Hirci pulv.
Blitzpulver: Lycopodium.
Blockfischbein: Ossa Sepiae.
Blödwurz: Herb. Oreoselini.
Blootkraut: Herb. Scrofulariae.
Blosspflaster: Empl. Cantharid.
Blotieel: Hirudines.
Blotstecher: Hirudines.
Blotsuger: Hirudines.
Blubutter: Ungt. Hydrarg. pedic.
Blümchenwasser: Aq. aromat.
Blümlischnupf: Plv. sternut. vir.
Blümlitabak: Pulv. sternut. vir.
Blüthen, allerlei: Pulv. fumalis.
Blüthenduft: Tinct. fumalis.
Blum: Macis.
Blumeletabak: Plv. sternut. vir.
Blumen, ewige: Flor.Stoechados.
Blumenessenz: 1. Spir. odoratus. 2. Tinct. fumalis.
Blumenkopfminze: Herb. Menthae crisp.
Blumenschwefel: Sulfur sublim.
Blumenstaub: Lycopodium.
Blumenthee: 1. Spec. pectorales. 2. Spec. resolvent. 3. Thea nigr. 4. Flor. Malvae.
Blunkenpulver: Pulv. pro Equis.
Blutbalsamtropfen: Tct. Ferri acetic. aeth.
Blutblumen: 1. Flor. Arnicae. 2. Flor.Cartham. 3. Flor.Rhoead.
Blutbrechwurz: Rhiz. Torment.
Blutbruch: Herb. Hederae.
Blut Christi: Aq. aromat. rubr.
Bluteisenstein: Lap. Haematitis.
Blutfieberblumen: Hb. Centaur.
Blutfixirtropfen: Tct. Ferri pom.

Blutgarbe: Herb. Polygoni.
Blutgummi: Resina Draconis.
Blutharz: Resina Draconis.
Blutholz: 1. Lign. Campechian. 2. Lign. Santali rubr.
Blutiel: Hirudines.
Blutisquisantium: Flor. Chrysanthemi.
Blutkohle: Carbo animal.
Blutkrampftropfen: Tinct. Cinnamomi.
Blutkraut: 1. Herb. Burs. Pastor. 2. Hb. Chelidonii. 3. Hb. Salicar.
Blutkrautblüthen: Flor. Ulmar.
Blutkrautwurzel: 1. Rad. Lapathi. 2. Rhiz. Hydrastis. 3. Rhiz. Sanguinar. 4. Rhiz. Tormentill. 5. Rad. Enulae.
Blutlaugensalz, gelbes: Kal. ferrocyanat. flav.
—, **rothes**: Kal. ferrocyan. rubr.
Blutlaustinctur: 1. Carmin. solut. 2. Tinct. Coccionellae.
Blutlungenmoos: 1. Lichen Islandic. 2. Lichen Pulmonariae.
Blutmohn: Flor. Rhoeados.
Blutmoos: Paleae Cibotii.
Blutpflaster: Empl. oxycroceum.
Blutreinigendes Pulver: Tub. Jalapae pulv.
Blutreinigung, rothe: Tinct. Lignorum.
Blutreinigungspillen: Pil. lax.
Blutreinigungspulver: 1. Pulv. laxans. 2. Pulv. Liquirit. comp. 3. Tubera Jalapae pulv.
Blutreinigungssäure: Mixt. sulfuric. acid.
Blutreinigungssaft: 1. Sir. Sarsap. 2. Sir. Sennae.
Blutreinigungsspiritus: Spir. Melissae comp.
Blutreinigungsthee: Spec. Lignorum.
Blutreinigungstropfen: 1. Tct. Aloës comp. 2. Tinct. Pini comp. 3. Tinct. Sennae.
Blutrosen: 1. Flor. Rosae. 2. Flor. Rhoeados.
Blutsafranpflaster: Empl. oxycroceum.
Blutsalbe: Empl. oxycroc.
Blutsauger: Hirudines.
Blutschwamm: Fung. Chirurgor.
Blutstahl: Lap. Haematitis.
Blutstecher: Hirudines.
Blutstein: 1. Lapis Haematitis. 2. Ferr. oxydat. pulv.
Blutstillungstropfen: Liq. Ferri sesquichl.
Blutstropfenkraut: 1. Herb. Anagallidis. 2. Herb. Pimpinell. 3. Herb. Rorellae.
Blutsuger: Hirudines.
Blutwurzel: 1. Rad. Alkannae. 2. Rhiz. Tormentillae.
Blutzuckler: Hirudines.
Boarfett: Adeps.
Boberellen: Fruct. Alkekengi.
Bobolium: Ungt. Populi.
Bock: Herb. Artemisiae.
—, **rother**: Herb. Artemisiae.
Bockenpulver: Cort. Chinae plv.
Bockholz: Lignum Guajaci.
Bockpulver: Boletus cervinus.
Bockelsalbe: Ungt. ctr. Pedicul.
Bockerellen: Fruct. Alkekengi.
Bocksbart: Flor. Ulmariae.
Bocksbartwurzel: Rad. Senegae.
Bocksblätter: Fol. Uvae Ursi.

Bocksblut: Sang. Hirci pulv.
—, flüssiges: Tinct. Catechu.
Bocksbohnenblätter: Folia Trifolii fibrin.
Bockshörnlein: Fruct. Ceraton.
Bockshornsaft: 1. Sir. Papaver. 2. Sir. Liquiritiae.
Bockshornsamen: Sem.Foenug.
Bockskraut: Herb. Pulmonariae.
Bockspetersilie: Rad.Pimpinell.
Bockstalg: Sebum.
Bockswurz: Rad. Pimpinellae.
Bodder rode: Ungt. potabile.
Bodenasche: Kali carbonicum.
Böhmisch. Christwurzkraut: Herb. Adonidis vernal.
Böhmische Tropfen: Mixt. sulfur. acid.
Bönkehaltwort: Rad.Aristol.rot.
Börgerpulver: Cort. Cascar. plv.
Börnstein: Succinum.
Bösengeistpulver: Plv. Herbar.
Bohmwass: Cera arborea.
Bohnekrittel: Herb. Saturejae.
Bohnen, aromatische: Fabae Tonco.
Bohnenblatt: Herb. Telephii.
Bohnenblätter, wilde: Herb. Trifolii.
Bohnenkraut: Herb. Saturejae.
Bohnenmehl: Sem. Phaseol. plv.
Bohnenöl: Ol. Papaveris.
Bohnenpflaster: Empl. Canthar. perpet.
Bohnenwicken: Sem. Fabae.
Bohrenfett: Adeps.
Boeile: Herb. Serpylli.
Bolderjahn: Rad. Valerianae.
Bolerde: Bolus.
Bolei: Herb. Pulegii.

Boleiwasser: Aq. vulnerar. spir.
Boliusbambolium: Ungt. Popul.
Boliviapulver: Cort. Chinae plv.
Bollen: Bulb. Cepae.
Bollerjahn: Rad. Valerianae.
Bollkraut: Fol. Belladonnae.
Bollwurz: Rad. Belladonnae.
Bolskolchen: Bolus rubra.
Bolssalbe: Ungt. exsiccans.
Boltenpflaster: Empl. Cerussae.
Bolzenblumen: Flores Verbasci.
Bombolium: Ungt. Populi.
Bompaul: Rad. Taraxaci.
Bomtrankil: Bals. tranquillans.
Bongelkraut: Herb. Mercurialis.
Bonuskonussalbe: Ungt. basilic. nigr.
Boomsaft: Succus viridis.
Boonblatt: Fol. Trifolii fibrin.
Boperment: Auripigment.
Boratsch: Herb. Boraginis.
Boraxsaft: Mel rosat. boraxat.
Borchardtblumen: Flor. Stoechados.
Boretsch: Herb. Boraginis.
Borgel: Herb. Boraginis.
Borkpulver, rasirtes oder siebenundsiebzigerlei: Cort. Chinae pulv.
Bormannspflaster: Empl. oxycr.
Bornkraut: Herb. Cardui bened.
Borsdorfer Aepfelpomade: 1. Ungt. leniens. 2. Ungt. ophthalmicum. 3. Ungt. rosatum.
Borsdorfersalbe: 1. Ungt. leniens. 2. Ungt. ophthalmicum. 3. Ungt. rosatum.
Borstsalv: Ungt. Plumbi.
Borstsamen: Sem. Ricini.
Boschtblumen: Flor. Rhoeados.

Boseltropfen: Liq. Am. anisat.
Bosheitspulver: Pulv. pro Equis.
Bossisches Augenpflaster: Empl. ophthalmic.
Bostkoken: Succ. Liquir. in tabul.
Botengenkraut: Herb. Betonic.
Botenken: Flor. Paeoniae.
Botschen: Folia Stramonii.
Bouillontropfen: Tct. Chinoid.
Bovest: Fungus cervinus.
Bowlenkraut: Herb. Asperulae.
Boysalz: Sal marinum.
Brachdistel: Rad. Eryngii.
Brachkraut: Herb. Veronicae.
Brämeleblätter: Fol. Farfarae.
Brämerblätter: Fol. Rubi frutic.
Bräunesaft: Mel rosat. boraxat.
Bragerblüthen: Flores Koso.
Bramblume: Flores Spartii.
Bramelbeeren: Fruct. Berberid.
Bramenkraut: Herb. Genistae.
Bramskraut: Herb. Spartii.
Brandblumen: Flores Spartii.
Brandheilpulver: Pulvis temperans ruber.
— für's Vieh: Pulv. pro Equis.
Brandkorn: Secale cornutum.
Brandkraut: Herb. Clematidis.
Brandlatschen: Fol. Farfarae.
Brandlattich: Fol. Farfarae.
Brandöl: 1. Ol. Lini cum Aq. Calcar. 2. Ol. philosophorum.
Brandpflaster: Empl. lith. simpl.
Brandpulver: Pulv. temperans.
— für's Vieh: 1. Plv. antiphlogistic. 2. Pulv. herbar. 3. Pulv. equor. gris. oder rubr.
Brandrosen: Flor. Malv. arbor.
Brandsalbe: 1. Ceratum fuscum. 2. Ugt. boricum. 3. Ugt. Plumbi.

Brandschwede, rother: Cerat. Ceratei rubr.
Brandwurzel: Rad. Helleb. nigr.
Brasilian. Balsam: Bals. Copaiv.
Brasilienholz, rothes: Lign. Fernambuci.
—, schwarzes: Lign. Campech.
Brasiliensalbe: Ungt. basilic.
Brasilischer Pfeffer: Piper long.
Brasilpfeffer: Fruct. Amomi.
Bratenfarbe: Sacchar. tostum.
Brauerkraut: Herb. Ledi.
Braun. Arkebusade: Mixt. vuln. acida.
— Branntwein: Tinct. Aloës dilut. c. Ol. Carvi.
— Brustleder: Pasta Liquirit.
— Diadostenöl: Ol. Orig. Cretic.
— Dost: Herb. Origani.
— Einreibung: Tinct. Arnicae.
— Halstropfen: Tinct. Jodi dil.
— Hamburger Tropfen: Tinct. coronalis.
— Harz: Colophonium.
— Hoffmannstropfen: Elix. Aurant. comp.
— Jungpfernleder: Pasta Liquiritiae.
— Kanehl: Cort. Cinnamomi.
— Lungenfuhl: Sirup. Liquirit.
— Mutterkrampftropfen: Tct. Valerianae.
— Mutterpflaster: Empl. fusc.
— Reglise: Pasta Liquiritiae.
— Stickschwede: Empl. fusc.
— Tafelsalbe: Empl. fuscum.
— Zehrtropfen: Tinct. amara.
— Zug: Empl. Litharg. comp.
Braunbeerblüthen: Fol. Rub. frut.

Braunelle: Herb. Prunellae.
Braunellensalz: Kali nitr. tabul.
Braunheil: Herb. Prunellae.
Braunheilig: Fol. Menthae crisp.
Braunholz: Lign. Fernambuci.
Braunkersch: Herb. Nasturtii.
Braunmägdlein: Flor. Adonid.
Braunmandulinkraut: Herb. Teucrii.
Braunmercurialöl, äusserl.: Ol. Terebinth. c. Ol. Lini sulf.
—, **innerlich:** Tinct. Aloës comp.
Braunochsenpflaster: Empl. oxycroc.
Braunreinigung: Mel boraxat.
Braunrosen: Flor. Malv. arbor.
Braunroth: Caput mortuum.
Braunrothsalbe: Ugt. bas. fusc.
Braunsalbe: Ungt. exsiccans.
Braunschweigersalz: Natr. sulf.
Braunsilgen: Herb. Basilici.
Braunsilgenholz: Lign. Campechian.
Braunsilgentropfen: Tinct. Chinoïdini.
Braunspahn: Lign. Fernambuc.
Brauntog: Empl. Litharg. comp.
Braunwurz: 1. Rad. Arnicae. 2. Rad. Scrophulariae.
Brausebeutel: Rhiz. Veratr. pulv. in sacc.
Brausemagnesia: Magn. citrica efferv.
Brausepulver: Pulv. aërophor.
—, **Englisches:** Pulv. aërophor. laxans.
— **f. Schweine:** Zinc. oxydatum.
Brautimhaar: Sem. Nigellae.
Breadfelder Spiritus: Spir. Coloniens.

Brechbirnen: Fruct. Cynosbati.
Brechhassel: Rhiz. Asari.
Brechkörner: Sem. Ricini.
Brechnüsse: Sem. Strychni.
Brechrosinen: Sem. Staphisagr.
Brechwasser: Sol. Tart. stibiat.
Brechwein: Vinum stibiatum.
Brechweinstein: Tartarus stibiatus.
Brechwurzel: Rad. Ipecacuanh.
Brehmeblumen: Flor. Acaciae.
Brehmkraut: Herb. Spartii.
Brehnepulver f. d. Schweine: Cantharid. pulv. mixt.
Brein: Sem. Milii solis.
Breisselbeerblätter: Fol. Uvae Ursi.
Bremmenöl: Ol. animale foetid.
Bremsenöl: Ol. animale foetid.
Bremsensamen: Semen Cynosbati.
Brennendeliebe: Herb. Clemat.
Brenners Fleckwasser: Benzin.
Brenners Pflaster: Empl. fusc. in scat.
Brennesselblumen: Flor. Lamii.
Brennesselsaft: Sir. Althaeae.
Brennesselsamen: Fruct. Petroselini.
Brennesselspiritus: Spir. Sinap.
Brennesselthee: Herb. Urticae.
Brennesselwurzel: Rad. Tarax.
Brenngeist: Spir. Sinapis.
Brennkraut: Fol. Arnicae.
—, **kriechendes:** Herb. Clemat.
Brennkrautblumen: 1. Flor. Arnicae. 2. Flor. Verbasci.
Brennöl: Ol. Rapae.
Brennsilber: Argent. nitricum.
Brennspiritus: Spiritus denat.

Brennstein: Argent. nitricum.
Brenntwater: Aq. Foeniculi.
Brennwurzrinde: Cort. Mezerei.
Breschpulver: Pulv. stimulans.
Breselkraut: Herb. Matricariae.
Bresillenspähne, rothe: Lign. Fernambuci.
—, **schwarze:** Lign. Campechian.
Breslingkraut: Fol. Fragariae.
Brettener Pflaster: Empl. fusc. in bacul. tornat.
Brettfeldsches Wasser: Spirit. Coloniens.
Brevierpflaster: Cerat. Aerugin.
Briesebohne: Fab. Tonco.
Brillenkraut: Herb. Burs. Past.
Brimkörner: Sem. Cydoniae.
Brimmelblumen: Flor. Primul.
Brimmelkraut: Herb. Spartii.
Brimmelsamen: Sem. Genistae.
Brochkraut: Herb. Rorellae.
Brockenmoos: Lichen Islandic.
Brodkügerl: Fruct. Coriandri.
Brodkümmel: Fruct. Carvi.
Brodsamen: Fruct. Anisi et Fruct. Foenicul.
Brodwasser: Aq. aromatica.
Brönners Fleckwasser: Benzin.
Brohmenkraut: Herb. Spartii.
Brohmerblätter: Herb. Rubi fruticosi.
Brombeerblätter: Herb. Rubi fruticosi.
Brombeeren: Fruct. Rub. frutic.
Brombeerwasser: Aq. Rubi Id.
Brombeerwurzel: Rad. Bardan.
Bromkraut: Herb. Spartii.
Bromlbeeren: Fruct. Berberidis.
Bromsoda: Natr. bromatum.

Brosamenpflaster: Empl. stypt. Hamburgens.
Bruchband: Empl. ad rupturas.
Bruchklee: Herb. Acetosellae.
Bruchkraut: 1. Herb. Agrimon. 2. Herb. Herniariae. 3. Herb. Lycopodii.
Bruchöl: 1. Ol. Hyoscyam. 2. Ol. Chamomill. coct.
Bruchpflaster: 1. Emplastr. ad rupturas. 2. Empl. fusc. camph. 3. Empl. saponat.
Bruchsalbe: Ungt. flavum c. Ol. Hyoscyami.
Bruchsteinwasser: Aq. Petros.
Bruchthee: Folliculi Sennae.
Bruchwurzkraut: Herb. Perfol.
Bruckwurz: Rhiz. Tormentill.
Brüningspulver: Plv. pro Pecor.
Brudersamen: Sem. Staphisagr.
Brundost: Herb. Origani.
Brunellenkoken: Kal. nitr. tab.
Brunellenkraut: Herb. Prunell.
Brunellensalz: Kali nitricum.
Brunellenstein: Kal. nitr. tabul.
Brunetten: Flor. Adonidis.
Brungalltropfen: 1. Elix. Aurant. comp. 2. Elix. e Succo Liquir. 3. Tinct. Aloës comp. 4. Tinct. amara.
Brunheelschwede: Empl. fusc.
Brunheil: Herb. Prunellae.
Brunitz: Umbra.
Brunnenkohl: Herb. Beccabung.
Brunnenkresse: Herb. Nasturt.
Brunnensalbe: Empl. fusc. cmph.
Brunnensalz: 1. Natr. chlorat. 2. Sal Carolinum factitium.
Brunnleberkraut: Herb. Marchantiae.

Brunochsensalf: Empl. oxycroc.
Brunrei, Brunreinige: 1. Mel rosat. boraxat. 2. Oxym. Aerug.
Brunsiljenkraut: Herb. Basilici.
Brunsiljenpfeffer: Fruct.Capsic.
Brunsiljenpflaster: 1. Cerat. Resinae Pini. 2. Empl. Picis Hamburgens.
Brunsiljensalbe: Ungt. basilic.
Brunspulver: Pulv. aërophorus.
Brunst: Fung. cervinus.
Brunstickdumpflaster:1.Cerat. Resin. Pini. 2. Empl. fuscum.
Brunstickschwede: 1. Cerat. Resin. Pini. 2. Empl. fuscum.
Brunstkugeln: Bolet. cervinus.
Brunstpulver: 1. Cantharid. plv. mixt. 2. Fung. cervinus pulv. 3. Pulv. stimulans.
Bruntogpflaster: 1. Empl. Litharg. comp. 2. Empl. fuscum.
Bruschwurzel: Rad. Rusci.
Brustalant: Rad. Helenii.
Brustbalsam: 1. Bals. Peruvian. 2. Elix. e Succ. Liquir.
Brustbeeren: Fruct. Jujubae.
Brustbeerensaft: Sir. Rhoeados.
Brustdiakel: 1. Empl. Litharg. molle. 2. Empl. saponatum.
Brustdigestivpulver: Pulvis Liquiritiae comp.
Brustelixir: Elix. e Succ. Liquir.
Brusterbeutel: Rhiz.Veratr. alb. pulv. in sacc.
Brustkanehl: Succ. Liquiritiae in bacul.
Brustkaramellensaft: 1. Sir. Liquiritiae. 2. Sir. Papaveris.
Brustkaramellentropfen:Elix. e Succo Liquiritiae.

Brustkräuter, Lieber'sche: Herb. Galeopsidis.
Brustkraut: 1. Herb. Adiant. aur. 2. Herb. Agrimoniae. 3. Herb. Violae tric.
Brustkuchen: Succ. Liquir. tab.
Brustleichtöl: Liq. ammon. anis.
Brustlakritzen:Troch.Am.chlor.
Brustlattich: Fol. Farfarae.
Brustleder, braunes: Past. Liquiritiae.
—, **weisses**: Pasta gummosa.
Brustlösung: Mixt. gummosa.
Brustpasta, braune: Pasta Liquiritiae.
—, **weisse**: Pasta gummosa.
Brustpflaster: 1. Cerat. Cetacei. 2. Empl. Melilot. 3. Empl. sapon.
—, **rothes**: Empl. Minii rubrum.
Brustpulver, Französisches, grünes, Kurellasches, Opedovskysches, Preussisch., Wedelsches: Plv. Liquir. cps.
Brustreinigungsthee: Species pectoral. laxant.
Brustsaft: 1. Sir. Althaeae. 2. Sir. Liquiritiae.
Brustsalbe, gelbe: Ungt. basilic.
—, **weisse**: Ungt. Hydrarg. alb.
Bruststengel: Succ. Liquiritiae in bacul.
Brustthee: Species pectorales.
—, **Lieberscher**: Herb. Galeops.
—, **Schusters**: Spec. bechicae.
—, **weisser**: Spec. pect. demulc.
—, **Wiener**: Spec. pect. cum fruct.
Brusttheekraut: Herb. Veronic.
Brusttropfen: Aq. Laurocerasi.
—, **dänische**: Elix. e Succo Liq.

Brustwarzenbalsam: Balsam Peruvian.
Brustwarzencerat: Cerat. Cetac. album.
Brustwarzenliniment: Emuls. Bals. Peruv.
Brustwarzensalbe: 1. Cerat. Cetac. album. 2. Ungt. leniens.
Brustwasser: 1. Aq. aromatica. 2. Aqu. Foenic. 3. Elix. e Succo Liquiritiae.
Brustwurzel: 1. Rad. Angelicae. 2. Rad. Liquir. 3. Rhiz. Calami.
Brustzeltchen: Troch. Ipecac.
Brutkraut: Herb. Fumariae.
Bruuspulver: Pulv. aërophorus.
Bsäemehl: Lycopodium.
Bubenfist: Bovista.
Bubenkrautwurzel: Rad. Lapathi.
Bubenrosen: Flor. Paeoniae.
Buchbindertropfen: Tct. Chin.
Buchbrod: Herb. Acetosellae.
Bucheckernöl: Ol. Papaveris.
Buchenholzöl: 1. Kreosot. 2. Pix liquida.
Buchenmoos: Lichen Pulmonar.
Buchenschwamm: Fung. Chir.
Buchholder: Herb. Chaerophylli.
Buchlahmöl: Ol. Lini.
Buchlunge: Lich. Pulmonariae.
Buchsäure: Ammon. chloratum.
Buchsalz: Ammon. chloratum.
Buchsbaumblätter: Fol. Uvae Ursi.
Buchublätter: Fol. Bucco.
Buck: Herb. Artemisiae.
Bucken: Fol. Bucco.
Bucksblut: 1. Resina Draconis. 2. Sanguis Hirci.

Budänen: Flor. Paeoniae.
Budelledok: Spirit. sapon. camph.
Budschen: Herb. Artemisiae.
Bübelskraut: Herb. Aristoloch.
Büchsenmacheröl: Paraffin liquid.
Bückbeeren: Fruct. Myrtilli.
Büffelkopfpflaster: 1. Empl. oxycroc. 2. Empl. fusc.
Bügelwachs: Cera alba.
Bülzenöl: Ol. Hyoscyami.
Büngelsthee: Fol. Trifol. fibrin.
Bünger: Fol. Trifol. fibrin.
Büntzelwurz: Rad. Pimpinell.
Buerrosen: 1. Flor. Malv. arbor. 2. Flor. Paeoniae.
Bürstenblumen: Flor. Carthami.
Büttelrosen: Flor. Rosae.
Buffbohnen: Sem. Fabae.
Bukublätter: Fol. Bucco.
Buldermann: Herb. Hederae.
Bulläpfel: Boletus cervinus.
Bullenhafer: Fruct. Seselos.
Bullentropfen: Spir. Juniperi.
Bullergans: Rad. Valerianae.
Bullerjahn: Rad. Valerianae.
Bullharz: Resina Pini.
Bullpulver: Pulv. stimulans.
Bullrichs Salz: Natr. bicarbon.
Bungenkraut: Herb. Beccabung.
Buntblümchen: Flor. Bellidis.
Buntika, rothe: Rad. Rhapont.
Bureth: Herb. Boraginis.
Burgundischharz: Resina Pini.
Burgundischpech: Resina Pini.
Buris: Herb. Boraginis.
Burkaus Magenpulver: Magn. sulfuricum.
Burows Lösung: Liq. Alumin. acet. offic.

Burows Thee: Hrb. Cardui, Hrb. Centaurii, Lich. Islandic. Stipit. Dulcamar. ⌒aa. pts.
— **Tropfen:** Tinct. anticholerica.
— **Wasser:** Liq. Alum. acet. 3%.
Burrhuswundelixir: Tinctura Benzoës comp.
Burzelkraut: Herb. Portulac.
Buschampfer: Herb. Acetosell.
Buschmöhren: Herb. Chaeroph.
Buschnagerln: Flor. Carthusian.
Buschquecken: Rhiz. Caricis.
Buschsauerampfer: Herb. Scordii.
Buserkerpflaster: Empl. oxycr.
Butennen: Flor. Paeoniae.
Butellentock: Spirit. sap. camph.
Buthänjen: Flor. Paeoniae.
Buttekerne: Sem. Cynosbati.
Butter, grüne: 1. Ungt. Majoranae. 2. Ungt. nervinum.
Buttar, rothe: 1. Cer. Cetac. rubr. 2. Ungt. ophthalmic. 3. Ungt. potabil. rubr.
Butterblumen: Flor. Calendul.
Butterblumenkraut oder -wurzel: Herb. Taraxaci.
Butterkarnanis: Elaeos. Anisi.
Butterklee: Fol. Trifol. fibrin.
Butterkraut: Herb. Ficariae.
Butterpulver: 1. Borax. 2. Natr. bicarbonic. 3. Tartar. depurat.
Buttersalbe: 1. Ungt. cereum. 2. Ungt. Rosmarini comp.
Butterstiel: Herb. Galii.
Butterwurzel: Rad. Lapathi.
Butthähnchen: Flor. Paeoniae.
Butzelbeeren: Fruct. Juniperi.
Butzenklette: Rad. Bardanae.
Buxbaumblätter: Fol. Uvae Ursi.
Buxbaumöl: Ol. Cajeputi.

C.

(Siehe auch unter K.)

Cacaobutter: Ol. Cacao.
Calappusöl: Ol. Cocos.
Calomelsalbe: Ungt. Zinci.
Campaschen: Fruct. Vanillae.
Camphorpflaster: 1. Ungt. camph. comp. 2. Empl. fusc. camph.
Canarienzucker: Sacch. alb. plv.
Candiloschoten: Fruct. Ceraton.
Cantorbalsam: Ungt. ophthalm.
Capernöl: 1. Ol. viride. 2. Ol. Olivar.
Capillärsaft: Sir. Aurantii flor.
Capreziensaft: Sir. Aurant. flor.
Caputtropfen: Ol. Cajeputi dil.
Capuzinerpulver: Pulv. pedicul.
Capuzinerthee: Spec. laxant. Schramm.
Carabe: Succinum.
Caraffelwurz: Rad. Caryophyll.
Carbonat: Ammon. carbonicum.
Cardinalskraut: Herb. Lobeliae.
Cardobenedictenkraut: Herb. Cardui beved.
Cardobenedictenwasser: Aq. Sambuc.
Carmelinen: Flor. Chamomillae.
Carminbeeren: Grana Kermes.

Carmoisinbeeren: Grana Kerm.
Carobben: Fruct. Ceratoniae.
Carolinenthalerthee: Spec. pectoral. c. fructib.
Cartham: Flor. Carthami.
Cassia: Fruct. Cassiae fistulae.
Cassienpfeifen: Fruct. Cass. fist.
Casteralrinde: Cort. Cascar. Sag.
Castoröl: Ol. Ricini.
Catarrhkraut: Hrb. Chenopodii.
Catharinensamen: Sem. Nigell.
Catharinensalbe: Ungt. flav.
Cayennepfeffer: Fruct. Capsic.
C-B zur Witterung: Moschus.
Cedemonie: Cort. Cinnam. Zeyl.
Cederatöl: Ol. Citri.
Cederbaum: Summit. Sabinae.
Cederessenz: Ol. Citri.
Cedernholz: Lignum Juniperi.
Cedernholzöl: Ol. Junip. Lign.
Cederöl: Ol. Citri.
Cedwezrinde: Cort. Cinnamom. Zeylanic.
Celleripomade: Ungt. Hydrarg. pedic. alb.
Cementtropfen: Tinct. Cinnam.
Centifolienblätter: Flor. Rosae.
Centorelle: Herb. Centaurii.
Cerat, gelbes: 1. Cerat. Resinae Pini. 2. Ungt. cereum.
—, grünes: Cerat. Aeruginis.
Ceratsalbe: 1. Ungt. cereum. 2. Ungt. Plumbi.
Cermelwurzel: 1. Rad. Carlinae. 2. Rhiz. Curcumae. [caust.
Cervelatspiritus: Liq. Ammon.
Ceylonmoos: 1. Agar-Agar. 2. Fuscus amylaceus.
Chaisenträgerpflaster: 1. Empl. ad rupturas. 2. Empl. oxycroc.

Chakerellenbork: Cort. Cascar.
Chakrill: Cort. Cascarillae.
Chaldron: Flor. Convallariae.
Chalenderli: Herb. Teucrii.
Chambon, weisser: Ungt. Hydrarg. alb.
Chambonkraut: Herb. Basilici, Majoran. et Thymi conc. āā.
Champagnerwurzel: Rhizoma Veratri.
Champignonöl: Ol. Hyoscyami.
Charlottenpulver: Tub. Jalap. pulv.
Cheinedroppen: Tct Chin. cps.
Chemisch. Geist: Spirit. Colon.
— Seife: Ammon. carbonicum.
Chilisalpeter: Natrum nitricum.
Chinaäpfelschale: Cort. Aurant. fruct.
Chinabaumharz: Chinoidin.
Chinacomposition: Tinct. Chin. comp
Chinadina: Chinoïdin.
Chinakraut: Herb. Marrubii.
Chinaöl: Balsamum Peruvian.
Chinarinde: Cort. Chinae.
Chinasalz: Chinin. sulfuricum.
Chinatropfen: 1. Tinct. Chinae comp. 2. Tinct. Chinoïdin.
Chinawurzel: Rhiz. Chinae.
Chines. Kampher: Camphora.
— Pulver: Cort. Chinae pulv.
Chinitimtini: Tinct. Chinoïdin.
Chironie: Herb. Centaurii.
Chlor, flüssiges: Aq. chlorata.
—, weisses: Calcaria chlorata.
Chlore: Terebinthina laricina.
Chlorine, flüssige: Aq. chlorat.
Chocoladenpflaster: 1. Cerat. Res. Pin. 2. Empl. fusc. camph.

Chocoladensalbe: 1. Empl. fusc. camph. 2. Ungt. basilic. fusc.
Chölm: Herb. Thymi.
Choleratropfen: Tc. anticholer.
Christbaumöl: Oleum Ricini.
Christdornblätter: Fol. Aquifol.
Christenschweiss: Herb. Sedi.
Christhändchen: Tubera Salep.
Christiankraut: Herb. Hyperici.
Christi Blut: Pulv. temper. rubr.
Christidornkörner: Fruct. Card. Mariae.
Christignadenkraut: Herb. Hyperici.
Christihausmannspflaster: Empl. fusc. camph.
Christihauspflaster: Emplastr. Cerussae.
Christiheilundwandeltropfen Tinct. Pini comp.
Christikreuzblumen: Hrb.Hyp.
Christikreuzblut: Herb. Hyper.
Christikreuzthee: Hrb. Centaur.
Christikreuztropfen: Tinct. antispast.
Christileidenthee: Hb. Polygal. amar.
Christinenkraut: Herb. Pulicar.
Christipalmöl: Ol. Ricini.
Christistiele: Stipit. Cerasorum.
Christistrauchwurz: Rad. Gentianae.
Christiwundheilpflaster: Empl. fusc. camph.
Christiwundkraut: Herb. Hyp.
Christkarde: Rad. Helleb. nigr.
Christkoken: Troch. Liquiritiae.
Christophskraut: Hrb. Actaeae.
Christpflaster: 1. Empl. fusc. camph. 2. Empl. Litharg. simpl.

Christrosenpflaster: Empl.fusc.
Christsalbe: 1. Empl. fuscum camph. 2. Empl. Lithargyri simpl. 3. Ungt. rosat.
Christushändchen: Tub. Salep.
Christuskreuzdornthee: Flor. Acaciae.
Christuspalmenöl: Ol. Ricini.
Christuspalmensamen: Sem. Ricini.
Christuspflaster: 1. Empl. fusc. camph. 2. Empl. Litharg. simpl.
Christwurzel: 1. Rad. Arnicae. 2. Rad. Helenii. 3. Rad. Helleb. 4. Rad. Pyreth. Germ. 5. Rhiz. Zedoariae.
Christwurzkraut: Hrb. Adonid.
Chromsalz, gelbes: Kali chrom.
—, rothes: Kali dichromicum.
Cibeben: Passulae majores.
Cicade: Confectio Aurantii.
Cichorienblüthe: 1. Flor.Cichor. 2. Flor. Malv. silvestris.
Cichoriensaft: Sirup. Rhei.
Cichorienwurzel: Rad. Cichorii.
Ciriaksalbe: Ungt. cereum.
Citrachenschmiere: Ungt. Zinc.
Citronelle: Fol. Melissae.
Citronellwasser: Aq. Melissae.
Citronenbasilie: Herb. Basilic.
Citronenblüthe: Herb.Melissae.
Citronenbrausepulver: 1. Magnesium citr. efferv. 2. Pulv. aërophor. c. Elaeosacch. Citri.
Citronenkraut: 1. Herb. Abrot. 2. Herb. Melissae.
Citronenmelisse: Herb. Meliss.
Citronenöl: Ol. Citri.
Citronenpflaster: Cer. Res. Pini.
Citronenpulver: Elaeos. Citri.

Citronenquendel: Hrb. Serpyll.
Citronensalbe: 1. Cerat. Cetaceï flav. 2. Ungt. flavum. 3. Ungt. Hydrarg. citrin.
Citronensalz: Acid. citricum.
Citronentäfele: Ugt. Hydrg. citr.
Citronentropfen: Spir. Mel. cp.
Citronenzucker: Elaeos. Citri.
Cobbysaft: Elect. e Senna.
Cocculevant: Sem. Cocculi.
Codiumthee: Herb. Marrubii.
Coldcream: Ungt. leniens.
Colmar: Herb. Anagallidis.
Commandeurbalsam: Tinct. Benzoës comp.
Commodegewürz: Frct. Amomi.
Conducteurpulver: Plv. pro Eq.
Confectionspulver: Pulv. Magn. c. Rheo.
Confortanstinctur: Tct. aromat.
Conradsalbe: Ungt. calaminare.
Conradskraut: Flor. Hyperici.
Consenztropfen: Tinct. amara.
Consorten, gepulvert: Resina Draconis.
Conterfas: Pulv. herbarum.
Conventionspulver: Pulvis pro Equis.
Corallenblümchen: Herb. Anag.
Corrallensyrup: Sir. Coccinell.

Corallentinctur: 1. Tct. Corallorum. 2. Tinct. Lignorum. 3. Tinct. Ratanhae dil.
Corinthensaft: Sir. Liquirit.
Cosmoline: Ungt. Paraffini.
Costenzkraut: Herb. Origani.
Cranum humanum: 1. Calc. phosphor. 2. Cornu cervi praep.
Crême céleste: Ungt. leniens.
— Sultan: Ungt. leniens.
—, weisser: Ungt. leniens.
Crêmepulver: Crocus pulv.
Cremortartari: Tart. depurat.
Criminalsalbe: Ungt. Hydrarg. praec. alb.
C-Salbe: Ungt. Elemi.
Cubeben: Fruct. Cubebae.
Cubebenzucker: Conf. Cubebae.
Cubischer Salpeter: Natr. nitric.
Cumin: Fruct. Cumini.
Cymbelkraut: Herb. Cymbalar.
Cypernholz: Lignum Rhodii.
Cypernwurz: Rhiz. Cyperi.
Cypressenöl: 1. Ol. Cupressae aether. 2. Ol. Ricini.
Cypressenrinde: Cort. Ulmi.
Cypressenthee: 1. Hrb. Melissae. 2. Herb. Abrotāni.
Cypriansküchel: Troch. Santon.
Cyprischer Vitriol: Cupr. sulf.

D.

Dachlonpflaster: Empl. Lith.
Dachöl: Ol. Rusci. [comp.
Dachsenkraut: Herb. Burs. Past.
Dachsfett: Adeps.
Dachsteinöl: Ol. philosophor.
Dachstropfen: Tinct. Chinoidin.

Dackelsalbe: Empl. Lith. comp.
Däcklonpflaster: Empl. Lith. cps.
Däg, schwarzer: 1. Ol. Rusci. 2. Ol. animale foetidum.
Dägenschwarz: Pix navalis.
Dähngras: Herb. Polygoni.

Dänische Tropfen: Elix. e Succo Liquirit.
Dänisch Wundwasser: Mixt. vulnerar acid.
Daggert: Ol. Rusci.
Dahnnesselthee: 1. Flor. Lamii. 2. Herb. Galeopsidis.
Damarum: Resina Damar.
Damarputi: Resina Damar.
Damenleder, gelbes: Past. Liq.
—, weisses: Pasta gummosa.
Damenpflaster: Empl. Anglicum.
Damenpulver: Amylum.
Dametillwurzel: Rhiz. Torment.
Dammdistel: Rad. Eryngii.
Dampfgummi: Dextrin.
Dampföl: Acid. hydrochlor. crud.
Dangel: Flor. Lamii alb.
Dannappelöl: Ol. Terebinthin.
Dannblaumen: Flor. Calendul.
Dannebible: Turiones Pini.
Danntoppeöl: Ol. Terebinthin.
Danziger Magentropfen: Tct. Calami comp.
— Oel: Ol. Terebinthinae.
— Tropfen: 1. Tinctura amara. 2. Tinct. aromatica. 3. Tct. arom. acida.
Dapperundgeschwind: Liquor Ammon caust.
Darbant: Terebinthin. commun.
Darells Tropfen: Tct. Rhei vin.
Darmenfrasspulver: Lycopod.
Darmgichtkraut: Fol. Melissae.
Darmgichtsaft: 1. Sir. Chamomillae. 2. Sir. Rhei c. Manna.
Darmgichttropfen: Tinct. Rhei aquosa.
Darmgichtwasser, äusserl.: Aq. aromat. spir.
Darmgichtwasser, innerlich: Aq. Petroselini.
Darmkrampftropfen: 1. Tinct. Rhei vinos. 2. Tinct. Valerian.
Darmkraut: Fol. Fragariae.
Darmreisssaft: Sir. Chamomill.
Darmrinden: Conserv. Tamarind.
Darmsaft: Sir. Papaveris.
Darmwinde: Plv. Magn. c. Rheo.
Darmwindensaft: Sir. Chamom.
Daudelblumen: Flor. Lamii alb.
Daukrüt: Herb. Potentillae.
Daumenthee: Fol. Menth. crisp.
Daunkraut: Herb. Galeopsidis.
Daurant, weisser: Hrb. Marrub.
Davillatropfen: Tinctura anticholerica Bastleri.
Dealdensalv: Ungt. flavum.
Debunivisches Oel: Mixt. oleos. balsam.
Dedetersalbe: Ungt. flavum.
Defensivpflaster: 1. Empl. ad rupturas. 2. Empl. Cerussae rubr. 3. Üngt. terebinthinat.
Degenöl: 1. Ol. philosophor. 2. Ol. Rusci.
Degen, schwarzer: 1. Ol. Rusci. 2. Ol. animale foetid.
—, weisser: Ol. Terebinthinae.
Degenstief, umgewandter: Ungt. digestiv.
Degenstiefel: Ungt. digestivum.
Dehnkrautsamen: Lycopodium.
Deimenthunthun: Herb. Menth. crisp.
Deklamirpflaster: Empl. fuscum camph.
Deklinationswasser: Aq. Samb.
Deliquentenäpfel: Fruct. Coloc.
Deliquentenöl: Ol. Hyoscyami.

Delphinblumen: Flor. Calcatrip.
Demuthkraut: 1. Herb. Serpylli.
2. Herb. Thymi.
Dendelmehl: Lycopodium.
Denkanmich: Herb. Violae tric.
Denkblümchen: Flor. Viol. tric.
Denkhindenkher: Cort. Chinae pulv.
Denmarkwurzel: Rad. Valerian.
Dennhöfer'sPulver: Plv.proEq.
Deopalmsalbe: Empl. Lith. cps.
Deputatsalbe, rothe: Ungt. Hydrarg. rubr.
—, weisse: Ungt. Hydrarg. alb.
Derband: 1. Empl. ad. rupturas.
2. Empl. oxycroc.
Derbedillwurzel: Rhiz.Tormen.
Deridek: Elect. theriacale.
Deriskörner: Sem. Sabadillae.
Derpant: Empl. oxycroceum.
Derre Latten: Fol. Farfarae.
Desinfektionspulver: Calcaria carbolis.
Desinfektionssäure: Acid. carbolicum crudum.
Desinficirpulver: Calcaria carbolisata.
Desinficirungseisen: Ferr. sulfuricum.
Dessenpulver: Fol sennae pulv.
Dessmerkörner: Sem. Abelm.
Destillirter Essig: Acid. acetic. dil.
Destillirt. Wörmköl: Ol. Absinthii aeth.
Deumenthee: Fol. Menth. crisp.
Deutsch. Brechwurz: Rhizom. Asari.
— Ingwer: Rhizom. Ari.
— Pfeffer: Fruct. Mezerei.

Deutsch. Rhabarber: Cort. Frangulae.
— Sarsaparille: Rhiz. Caricis.
— Ziest: Herb. Stachidis.
Dexenbeeren: Fruct. Juniperi.
Dexenholz: Lignum Juniperi.
Diachalmapflaster: Empl. Lith. comp.
Diachelgummi: Empl. Lith. cps.
Diachylonpflaster, doppeltes: Empl. Litharg. comp.
—, einfaches: Empl. Lith. simpl.
Diachylonsalbe: Ungt. diachyl.
Diacodiumsaft: Sir. Papaveris.
Diadostenöl: Ol. Origani.
Diagget: Ol. Rusci.
Diajalmapflaster: Empl. Lith. comp.
Diakel, brauner od. gelber: Empl. Litharg. comp.
—, grüner: Ungt. diachylon.
—, weicher: Empl. Lith. molle.
—, weisser: Empl. Lith. simpl.
Diakelgummipflaster: Empl. Litharg. comp.
Diakelsimpel: Empl. Litharg.
Diakodikussaft: Sir. Papaveris.
Diakonuspflaster: Empl. Lith. simpl.
—, doppeltes: Empl. Lith. comp.
Diakostenöl: Ol. Origani.
Diantensalbe: Ungt. flavum.
Diasulfpflaster: Empl. sulfurat.
Dibdam: Rad. Dictamni.
Dichtersteinöl: Ol. Philosophor.
Dickendam: Rad. Dictamni alb.
Dickendarm: Rad. Paeoniae.
Dickenstief: 1. Ungt. digestivum. Ph. Württ. 2. Ungt. Elemi.
3. Ungt. Terebinth. comp.

Dickeschwarzesulfurtropfen:
Ol. Terebinth. sulf.
Dickköpfe: 1. Capit. Papaveris.
2. Flor. Chamom. Roman.
Dicks Pflaster: Empl. fuscum camph.
Dickunddünn: Elect. e Senna.
Dickundtief: 1. Ungt. digestiv. Ph. Württ. 2. Ungt. Elemi. 3. Ungt. Terebinth. comp.
Dicturoel: Ol. compositum.
Didiers Senfkörner: Semen Sinapis alb.
Diebsessig: 1. Acetum aromatic. 2. Acetum Sabadillae. 3. Mixt. vulnerar. acida.
Diebsknobelwurz: Rad. Sigilli Salomonis.
Dierlingen: Fruct. Corni.
Dierlitzen: Fruct. Corni.
Diestelkraut: Herb. Card. bened.
Dietrichs Balsam: Tinct. Guajaci comp.
— **Gichttropfen:** Tct. Guajaci.
— **Magentropfen:** Elix. Aurant. comp.
— **Pflaster:** Empl. fusc. camph.
— **Verdauungstropfen:** Elix. Aurant. comp.
Digestivkuchen od.-pastillen: Troch. Natri bicarbon.
Digestivpulver: 1. Natri bicarb. 2. Pulv. Magnes c. Rheo.
Digestivsalbe: 1. Ungt. digestiv. Ph. Württ. 2. Ungt. Elemi. 3. Ungt. Terebinthin. comp.
Digestivsalz: Natr. bicarbonic.
Dill, toller (z. Räuchern): Sem. Hyoscyami.
Dillblattwurz: Rad. Mëu.

Dillengeist: Spirit. aromatic.
Dillentropfen: Ol. Anethi dil.
Dillöl: Ol. Anethi.
Dillpillen: Pilul. laxantes.
Dillsamen: Fruct. Anethi.
Dillwasser: 1. Aq. Anethi. 2. Aq. carminativa.
Dimodium: Stib. sulfurat. nigr.
Dingelgingelgangelthee: Hrb. Violae tricol.
Dingschwede: 1. Empl. Litharg. 2. Empl. saponat.
Dinkelkornbranntwein: Spir. Frumenti.
Dintenbeeren: Frct. Rhamn. cath.
Dintengummi: Gummi arabic.
Diptam: Rad. Dictamni alb.
Dirmenöl: Ol. Tamarisci.
Distel, englische: Rad. Carlinae.
—, **gelbe:** Herb. Galeopsidis.
—, **gesegnete:** Herb. Card. bened.
Distelsafran: Flor. Carthami.
Distelsamen: Frct. Card. Mariae.
Dittmayers Hustentropfen: Elix. e Succo Liq. c. Aq. Amygd. amar. $\widehat{aa}$.
Ditundat: Elect. theriacale.
Dochliepflaster: Empl. saponat.
Dodenkopp: Caput. mortuum.
Dörrband: Empl. ad rupturas.
Dohlrübe: Rad. Bryoniae.
Dohminichtssalbe: Ungt. sulfurat. gris.
Doktoressig: Acet. aromaticum.
Doktormartinluthersalbe: Ungt. flavum.
Dolldill: Sem. Hyoscyami.
Dolldillenöl: Ol. Hyoscyami.
Dollkörner: Pulv. contra pedicul.
Dollkorn: Secale cornutum.

Dollkraut: 1. Fol. Belladonnae. 2. Fol. Stramonii.
Dollmkrautwurz: Rad. Bardan.
Dollrübe: 1. Radix Bryoniae. 2. Rhiz. Tormentillae.
Dollsamen: Sem. Hyoscyami.
Dolltockenwurz: Rhiz. Veratri.
Dollwurz: Rad. Belladonnae.
Dominiksalbe: Ugt. sulfur. gris.
Donnerbesen: Viscum album.
Donnerblumen: Herb. Scabios.
Donnerdistel: Herb. Card. bened.
Donnerfluch: Rad. Aristol. cav.
Donnerkraut: Herb. Acetosellae.
Donnernägel: Flor. Charthusian.
Donnerrebe: Herb. Hederae.
Donnerwurz: Rad. Asparagi.
Doppeldiachelpflaster: Empl. Litharg. comp.
Doppeldoberaner Tropfen: Tinct. Spilanth.
Doppelgrün: 1. Spirit. nervin. viridis. 2. Ungt. Populi.
Doppelsalz: Kali sulfuricum.
Doppelt. Kamillen: Flor. Chamomillae Rom.
—, **Natron:** Natr. bicarbonicum.
Doppeltgliederbalsam: Spirit. saponat. camph.
Doppeltgliederöl: Ol. Hyoscyam.
Dorant: Herb. Ptarmicae.
—, **blauer od. grosser:** Herb. Antirrhini.
—, **weisser:** Herb. Marrubii.
Dorische Salbe: Ungt. Zinci.
Dorlee: Fruct. Corni.
Dorn's Pulver: Plv. pro infant.
Dornapfelblätter: Fol. Stramon.
Dornrosen: Flor. Rosae canin.
Dornschlehblüthe: Flor. Acac.

Dornwurzel: Rad. Ononidis.
Dorrübe: Rhiz. Cyclamin.
Dorschsaft: Mel boraxatum.
Doschte: Herb. Origani.
Doste, blaue: Herb. Origani.
Doste und Dorant: Herb. Origani et Herb. Ptarmic. āā.
Dostenöl: Ol. Origani.
Dotterblumen: 1. Flor. Calendulae. 2. Flor. Verbasci.
Dotteröl: 1. Ol. Ovorum. 2. Ol. Amygdalarum.
Dotterschmalz: Ungt. flavum.
Dotterweide: Cort. Salicis.
Dowers Pulver: Pulv. Ipecacuanhae opiat.
Draban: Herb. Dracuncul.
Dracelumssimonspflaster: Empl. Litharg. simpl.
Drache, weisser: Kali nitric.
Drachenblut: Resin. Draconis.
Drachenkraut: Herb. Eupatorii.
Drachenöl: Ol. Hyperici.
Drachenpulver: Plv. pro equis ruber.
Drachenwurz: 1. Rad. Artemis. 2. Rhiz. Bistortae. 3. Rhiz. Ari.
Dragant: Tragacantha.
Dragantenöl: 1. Oleum animale. foetid. 2. Ol. Philosophorum.
Dragantensalbe: Ungt. flavum.
Dragonerblumen: 1. Flor. Bellidis. 2. Flor. Cyani.
Dragonerpulver: Plv. ctr. pedic.
Dragun: Herb. Dracunculi.
Drangkraut: Herb. Sideritidis.
Drecklilie: Bulb. Asphodeli.
Drecksetzdich: Fol. Taraxaci.
Dreiacker: Elect. theriacale.
Dreiackersch: Pulv. epilepticus.

Dreiader: Herb. Plantaginis.
Dreiblatt: Fol. Trifol. fibrini.
Drejak, englischer: Succinum.
Drejakel: Elect. theriacale.
Dreialtöl: Ungt. flav. c. Ol. Lauri.
Dreialtschmeer: Ungt. flavum.
Dreidornwurzel: Rad. Berberid.
Dreieinigkeitswurzel: Rad. Angelicae.
Dreierleikinderpulver: 1. Plv. antacid. 2. Pulv. epilepticus. 3. Plv. pro Infant. 4. Spec. cephal.
Dreierlei Salbe: 1. Ungt. Terebinthinae. 2. Ungt. viride.
Dreierlei Tropfen: Tinct. bezoardica comp.
Dreifaltigkeit: Herb. Viol. tric.
Drei Geister: Spir. camphor. Spir. Rosmar., Spir. sapon. aa.
Dreigrenzenpulver: Pulv. pro vaccis.
Dreijak, englischer: Succinum.
Drei Jakob: Empl. Litharg. comp.
Dreikönigsbutter: Ungt. basilic.
Dreikönigsthee: Spec. laxantes.
Dreikreuzerthee: Spec. laxant.
Dreimalgrün: 1. Ungt. Lauri. 2. Ungt. Populi.
Dreiochs: Elect. thericale.
Dreiockel: Elect. theriacale.
Dreirosencerat: Cerat. fuscum.
Dreissig: Herb. Plantagin.
Dreiviertel Katzenstein: Zincum sulfuricum.
Dresdener Thee: Spec. laxant.
Dresselkraut: Herb. Card. bened.
Driakel: Elect. theriacale.
Driakalgummi: Empl. Lith. cps.
Driakelpflaster: Empl. Lith. cps.
Driakelsimpel: Empl. Lith. spl.

Driantenpflaster: Empl. Lith. simpl.
Driantensalbe: Ungt. flavum.
Driantenwurzel: Rad. Alkann.
Drieslakritz: Elect. e Senna.
Drigantensalbe: Ungt. flavum.
Drijak: Elect. theriacale.
Driochs: Elect. theriacale.
Drisenet: Plv. aromat. c. Sacchar.
Drivpulver: Pulvis pro Equis.
Droddelmehl: Lycopodium.
Drögnicht: Nihilum album.
Drögniss: Zincum oxydatum.
Drögpulver: Tartarus depuratus.
Drögsalv: 1. Ungt. exsiccans. 2. Ungt. Zinci.
Droggsalv: Ungt. Zinci.
Drop: Succus Liquiritiae.
Drosselbeeren: Fruct. Sorbi.
Drosswurz: Rhiz. Polypodii.
Drottenmehl: Lycopodium.
Drubensalbe: Ceratum Cetacei.
Drucköl: Ol. camphorat.
Drudenfuss: Herb. Lycopodii.
Drudenmehl: Lycopodium.
Drüsenöl: 1. Linim. ammon. camph. 2. Ol. Jecoris Aselli.
Drüsenpflaster: 1. Empl. Meliloti. 2. Empl. saponatum.
Drüsenpulver: Pulv. pro Equis gris.
Drüsensalbe, gelbe: Ungt. flav.
—, **graue:** Ungt. Hydr. cin. dil.
—, **weisse:** Ungt. Kalii jodat.
Druide: Elect. theriacale.
Druidenkraut: Herb. Verbenae.
Druidenmehl: Lycopodium.
Drumpelbeeren: Fruct. Myrtill.
Drusenpulver: Pulv. pro Equis gris.

Drusensalbe: Ungt. flavum.
Drutenfussmehl: Lycopodium.
Duahnstesnicht: Liq. Ammon. anisat.
Dubelskörner: 1. Fruct. Cocculi. 2. Fruct. Lauri.
Dubockkraut: Herb. Equiseti.
Dubstein: Cupr. aluminatum.
Ducian: Tutia praeparata.
Dürenbeeren: Fruct. Juniperi.
Dürenholz: Lign. Juniperi.
Dürlestrich: Sebum.
Dürlitzenkirschen: Frct. Corni.
Dürmensalbe: Ungt. Aeruginis.
Dürrband: Empl. oxycroceum.
Dürrkorn: Secale cornutum.
Dürrkraut: Herb. Herniariae.
Dürrwachs: Herb. Perfoliat.
Dürrwurz, blaue: Herba Eriger.
Dürrwurzelkraut: Hrb. Pulicar.
Düttensaft: Sir. Rhoeados.
Düwekropf: Herba Fumariae.
Düwelpflaster: Empl. foetidum.
Düwelsabbitt: Rad. Succisae.
Düwelsnachbitt: Rad. Succisae.
Dukatensamen: Sem. Psyllii.
Dulcianstropfen: 1. Spir. Aeth. nitr. 2. Tinct. aromat. 3. Tinct. Corall.
Dulldill: Sem. Hyoscyami.
Dulldillenöl: Ol. Hyoscyami.
Dullsalv: Electuarium e Senna.
Dummerjahn: Herb. Conyzae.
Dummjungenpflaster: 1. Empl. fuscum. 2. Empl. Lith. comp.
Dummjurkenpulver: Rad. Rhei pulv.
Dunkelkorn: Grana Paradisii.
Dunkeltropfen: Tinct. Lignor.

Dunst, blauer: Herb. Origani.
—, grauer: Tutia praeparata.
Dunstpulver: Pulv. fumalis.
Duplikatsalz: Kali sulfuricum.
Durant: 1. Herb. Ptarmicae. 2. Herb. Marrubii.
Durban: Empl. oxycroc.
Durchbindöl: Ol. Lini.
Durchbrech: Herb. Perfoliat.
Durchdringend. Adersalbe: 1. Ol. Lauri. 2. Ungt. Populi. 3. Ungt. Rosmarin. comp.
— Salbe: Ungt. Rosmar. comp.
— Spiritus: 1. Spir. camphor. c. Liq. Am. caust. 2:1. 2. Spirit. sapon. camph.
Durchdringöl, gelbes: Oleum camphorat.
—, grünes: 1. Ol. Chamomillae.
—, rotes: Ol. Hyperici.
—, weisses: Linim. ammoniat.
Durchfliegend. Spiritus: Liq. Ammon. caust.
Durchgangstropfen: Tct. Rhei vinosa.
Durchgedrungen. Hoffmannssalbe: Ungt. contra Scabiem.
Durchgedrungen. Gliederöl: 1. Ol. Hyoscyami. 2. Ol. Hyperici. 3. Ol. Philosophor.
Durchheilöl: Ol. viride.
Durchkraut: Herb. Perfoliat.
Durchliegpflaster: 1. Empl. Cerussae. 2. Empl. saponat.
Durchliegsalbe: 1. Ungt. Cerussae. 2. Ungt. Plumbi tannic.
Durchschlagöl: Ol. Ricini.
Durchwachs: 1. Herb. Hyperici.
Durchwachsöl: 1. Ol. Hyoscyam. 2. Ol. Hyper. 3. Ol. Junip. Lign.

4. Ol. Spicae. 5. Ol. Terebinth.
6. Ol. viride.
Durchwachssalbe, gelbe:
　　　　　　　Ungt. flavum.
—, grüne: Ungt. Populi.
Durchwachsthee: Herb. Hyper.

Durchzugpflaster, schwarzes:
　　　　　　　Empl. fusc. camph.
—, weisses: 1. Cerat. Cetacei.
　2. Empl. Litharg. simpl.
Duwok: Herb. Equiseti.
Duzian: Tutia praeparata.

E.

Eau de Carmes: Spir. Meliss. cps.
Eau de Cologne: Spir. Coloniens.
Eau de Javelle: Liquor Natri hypochlorosi.
Eau de Labarraque: Liq. Natr. hypochlorosi.
Eau de Lavande: Spir. Lavendul.
Eau de Luce: Liq. Amm. succin.
Eau de Trèves: Acet. aromatic.
Ebenreis: Herb. Abrotani.
Ebereschen: Fruct. Sorbi.
Ebereschenblüthen: Flor. Acac.
Eberhards Pulver: Pulv. Liquiritiae comp.
Eberholzöl: Ol. Sassafras.
Eberraute, Eberreis, Eberritte, Eberruthe: Hrb. Abrotani.
Ebersbeeren: Fruct. Sorbi.
Ebersbrot: Fruct. Ceratoniae.
Ebertpflaster: Empl. fuscum.
Eberwurzel: Rad. Carlinae.
Ebischwurzel: Rad. Carlinae.
Ebreschen: Fruct. Sorbi.
Ebrittenkraut: Herb. Abrotani.
Ebsche: Fruct. Sorbi.
Ebsomsalz: Magnes. sulfurica.
Eckern: Sem. Quercus.
Eckernkaffee: Sem. Quercus tost.
Ecksteinöl: Ol. Succini.

Eddernessel: 1. Flores Lamii.
　2. Herb. Galeopsidis.
Eddersaat: Sem. Hyosc.
Edelgamander: Herb. Chamadr.
Edelgarbe: Herb. Millefolii.
Edelherzpulver, rothes: Pulv. epileptic. rubr.
—, schwarzes: Plv. epilept. nigr.
—, weisses: Plv. epilept. March.
Edelherztropfen: 1. Tinct. aromatica. 2. Tinct. Corallorum.
Edelherzwurzel: Rad. Helenii.
Edelleberkraut: Herb. Hepatic.
Edelmaran: Herb. Majoranae.
Edelmindkraut: 1. Fol. Menth. pip. 2. Herb. Virgaureae.
Edelminze: Herb. Menthae pip.
Edelromey: Flor. Chamom. Rom.
Edelschmiere: Ungt. leniens.
Edelsteinpulver: Pulv. epilept. March.
Edelwundkraut: Herb. Virgaur.
Editumiditum: Resina Anime.
Effernrinde: Cortex Ulmi.
Egel: Hirudines.
Egelkraut: Herb. Hederae.
Egerer Salz: Magnes. sulfuric.
Egyptenkraut: Herb. Meliloti.
Egyptisch. Balsam: Ugt. Aerug.
— Heusamen: Sem. Foenugraec.

Egyptisch. Jakob, Salbe oder Schafskopf: Ungt. Aeruginis.
Ehrenpreis: Herb. Veronicae.
Ehrenpulver: Hrb. Centaur. plv.
Ehrenrosen: Flor. Althaeae.
Eibenblatter: Fol. Taxi.
Eibischkraut: Fol. Althaeae.
Eibischpapilloten: Pasta gummosa.
Eibischpasta: Pasta gummosa.
Eibischsaft: Sir. Althaeae.
Eibischsalbe: Ungt. flavum.
Eibischwurzel: Rad. Althaeae.
Eibschen: Fruct. Sorbi.
Eiche aus Cappadocien: Herb. Chenopodii.
Eichelholzsalbe: Ungt. Elemi.
Eichelkaffee: Gland. Querc. tost.
Eichelpflaster: Empl. Litharg.
Eichenblätter: Fol. Juglandis.
Eichenkern: Fruct. Quercus.
Eichenlohe: Cort. Querc. gr. plv.
Eichenlunge: Lichen. Pulmonar.
Eichenmistel: 1. Viscum album. 2. Stipit. Dulcamarae.
Eichenrinde: Cort. Quercus.
Eichenrindensalbe: Ugt. Plumb. tannic.
Eichenschwamm: Fng. Chirurg.
Eiche von Jerusalem: Herb. Botryos.
Eichfarnwurz: Rhiz. Polypodii.
Eichhörnliwurzel: Visc. album.
Eichwaldswurzel: Rad. Gentian.
Eienblätter: Fol. Taxi.
Eieräugli: Flor. Primulae.
Eierblume: Herb. Taraxaci.
Eieröl: 1. Ol. Ovorum. 2. Ol. Amygdalar. 3. Linim. Calcariae.
Eierschalen: Conchae praep.
Eierschalenstengel: Stip. Dulcamarae.
Eierstockkraut: Herb. Scabios.
Eierwurzel: 1. Rhiz. Curcumae. 2. Rhiz. Zingiberis.
Eijelbeeren: Fruct. Myrtilli.
Eikbuschthee: Rad. Althaeae.
Eilegras: Herb. Polygoni.
Einbaumöl: Ol. Juniperi Ligni.
Einbeeren: Fruct. Rhamni cathartic.
Einbeerkraut: Herb. Paridis.
Einbeeröl: 1. Ol. Juniperi Ligni. 2. Oleum viride.
Eindornwurzel: Rad. Ononidis.
Einedroppen: Tct. Chinae cps.
Einfache Salbe: Ungt. cereum.
Eingangswurzel: Rad. Gentian.
Eingemachte Jungfernschmiere: Ungt. Hydr. alb.
Eingrün: Herb. Vincae.
Einhackel: Rad. Carlinae.
Einhagelwurz: Rad. Ononidis.
Einhagenwurzen: Rad. Carlin.
Einholz: Lign. Juniperi.
Einholzbeeren: Fruct. Juniperi.
Einhorn, schwarzes: Ebur ust.
—, **weisses**: Conchae praep.
Einis: Fruct. Anisi.
Einklappe: Lycopodium.
Einklopfpulver: Lycopodium.
Einreibung, braune: Tct. Arnic.
Einrichtepflaster: Emplastr. ad. rupturas.
Einschlag: Sulfur in filis.
Einschlagthee: Spec. resolvent.
Einsiedepapier: Charta pergam.
Einspahn: Sulfur in filis.
Einstreupulver: Lycopodium.
Einsuppenkraut: Herb. Satur.

Einwand, blauer: Ungt. Hydr. cin. dil.
Einwendung, blaue: Ungt. Hydrarg. cin. dil.
Einzich: Rad. Gentianae.
Eisbärendreck: Pasta gummosa.
Eisbadkraut: Herb. Saturejae.
Eisblumen: Flor. Lamii.
Eischholzsalbe: Ungt. Elemi.
Eisel's Liniment: Linim. ammoniat. et Tinct. Arnic. āā.
Eisenäther: Tct. Ferr. chlor. aeth.
Eisenaloëpillen: Pil. aloët.ferrat.
Eisenbart: Herb. Verbenae.
Eisenbeize: Liquor Ferri nitric.
Eisenblumen: Ferr. sesquichlor.
Eisenbrausepulver: Ferr. citr. effervescens.
Eisendek: Herb. Verbenae.
Eisenfeile: Ferrum pulveratum.
Eisenhärte: Kal. ferrocyanatum.
Eisenhaltiger Liquor: Tinct. Ferri chlorat. aeth.
Eisenhammerschlag: Ferrum. oxydul. oxydatum.
Eisenhart: Herb. Verbenae.
Eisenhendrik: Herb. Verbenae.
Eisenherz: Herb. Verbenae.
Eisenhut: Herb. Aconiti.
Eisenkali, blausaures: Kalium ferrocyanatum.
Eisenkraut: 1. Herb. Verbenae. 2. Herb. Alchemillae.
Eisenkrautwasser: Aq. Meliss.
Eisenkrautwurzel: Rhiz. Caryophyllat.
Eisenkugeln: Tart. ferr. in glob.
Eisenmohr: Ferr. oxydul. oxydat.
Eisenöl: 1. Liq. Ferri sesquichl. 2. Ol. Oliv. alb. 3. Paraff. liquid.

Eisenpflaster: Empl. oyycroc.
Eisenpillen, Blancards: Pil. Ferri jodati.
—, **Pariser**: Pil. Ferr. carbon.
—, **schwarze**: Pil. aloët. ferr.
—, **Valettsche**: Pil. Ferr. carb.
Eisenroth: Ferrum oxydatum.
Eisensafran: Ferr. oxydat. fusc.
Eisensalbe: Ungt. ad. perniones.
Eisensalmiak: Amm. chlor. ferr.
Eisensalz: Ferrum sulfuricum.
Eisenschwärze: Plumbago.
Eisensirup: Sir. Ferr. oxyd. solub.
Eisentropfen: 1. Tct. Ferri acet. aeth. 2. Tinct. Ferri pomat.
Eisenvitriol: Ferrum sulfuricum.
Eisenwein: Vinum ferratum.
Eisenweinstein: Tartar. ferr. in globulis.
Eisenwurmsamen: Saccharum anthelmintic. c. Ferro.
Eisenzucker: Ferr. oxyd. sacch.
Eiserich: Herb. Verbenae.
Eiserichöl: Oleum viride.
Eiserpeter: Rhiz. Caricis.
Eisessig: Acid. acetic. glaciale.
Eisewig: Herb. Verbenae.
Eisfelberrinde: Cort. Salicis.
Eiskraut: Herb. Mesembryanth.
Eiskrautsaft: Sir. Plantaginis.
Eiskrautwasser: Aq. Petrosel.
Eisöl: Acid. sulfuric. anglic.
Eispillen: Pilul. Rhei.
Eispomade: Ungt. pomad. Ricini.
Eissalbe: 1. Spir. sapon. camph. 2. Ungt. Glycerin. 3. Ungt. Paraff. 4. Ungt. Plumbi.
Eistropfen: Aether.
Eiteressig: Aether aceticus.
Eiterflusspulver: Plv. Liq. cps.

Ekenmispel: Viscum album.
Elappenpulver: Tub. Jalap. plv.
Elau: Terebinthina laricina.
Elbdorfer Pulver: Plv. epilept. rubr.
Elbensalbe: Ungt. flavum.
Elch: Herb. Absinthii.
Eldenwurzel: Rad. Helenii.
Elderrinde: Cortex Alni.
Element: Liniment. ammoniat.
Elementlauer Pulver: Cornu Cervi ust. praep.
Elementöl: Liniment. ammoniat.
Elementspiritus: Liq. Ammon. caust.
Elemibalsam: Ungt. Elemi.
Elend, graues: Plv. epilept. Mar.
Elendhorn: Conchae praep.
Elendklauen: Corn. Cerv. rasp.
—, gebrannte: Corn. Cerv. ust.
Elendklauensirup: Sir. Althae.
Elendklauenwurz: Rad. Consol.
Elendkörner: Sem. Paradisi.
Elendkraut: Herb. Chenopod. ambrosioïd.
Elendmoos: Lichen Islandicus.
Elendpulver: Cornu Cervi ust.
Elendtropfen: 1. Tinct. Chinoïd. 2. Tinct. Cinnam. et Tinct. Chinoïdin ãã.
Elendwurzel: 1. Rad. Helenii. 2. Rad. Peucedani.
Elephantenläuse: Anacardia.
Elephantensalbe: Ol. Tereb. sulf.
Elfbortenholz: Lign. Guajaci.
Elfenbauholz: Lign. Juniperi.
Elfenbein, gebranntes: Ebur ustum.
—, weissgebranntes: Cornu Cervi ustum.

Elfenbeinholz: Lign. Quassiae.
Elfenbeinpulver: Ossa Sepiae pulv.
Elfenbeinschwarz: Ebur ustum.
Elfenbeinspiritus: Liq. Ammon. carbon. pyro-oleos.
Elfenblutkraut: Herb. Hyperici.
Elfenbortholz: Lign. Juniperi.
Elfenhirtenholz: Lign. Juniperi.
Elflortenholz: Lign. Guajaci.
Elgenrinde: Cort. Pruni Padi.
Eliasäpfel: Fruct. Colocynthid.
Elidenstein: Zincum sulfuricum.
Elisabethkugeln: 1. Globuli ad Erysipelas. 2. Terra sigillata.
Elisabethpulver: Pulv. strumal.
Elixir, aromatisches: Tinct. aromat. acid.
—. Mynsichts: Tct. aromat. acid.
—, pecticum: Elix. e Succo Liq.
—, Rabels: Mixt. sulfuric. acida.
—, saures: Mixt. sulfuric. acida.
—, schmerzstillendes: Tinct. Opii benzoic.
—, schwedisches: Tinct. Aloës comp.
—, Stoughtons: Tinct. Absinth. comp.
Elixirtropfen: Elix. Succ. Liquir.
Ellensankt: Lignum Guajaci.
Ellentropfen: Aether.
Ellerbeeren: Frct. Aurant. immat.
Ellerbeerensalbe: Ugt. Canthar.
Ellerrinde: Cortex Alni.
Ellersche Tropfen: Liq. Ammon. succin. et Spir. aether ãã.
Ellhornblumen: Flor. Sambuci.
Elmenrinde: Cort. Ulmi.
Elsch: Herb. Absinthii.
Elsebaumrinde: Cort. Frangulae.

Elsen: Herb. Absinthii.
Elsenbeeröl, Elsenburenöl, Elsenbusöl: 1. Ol. Rapae. 2. Acet. pyrolignos. crud. 3. Ol. Tamarisci.
Elsenich: Rad. Peucedani.
Elsteraugenbalsam: Bals. ad. clavos pedum.
Elsterbaumrinde: Cort. Alni.
Elstersalz: Sal Carolinum fact.
Elzkraut: Herb. Absinthii.
Emanuelsthee: Spec. laxantes.
Embryonbalsam: Aq. arom. spir.
Emerillstein: Lapis Smiridis.
Emsenspiritus: Spir. Formicar.
Emstengel: Herb. Chaerophylli.
Endesunddides: Rad. Gentianae pulv. et Rad. Dictamni pulv. ãã.
Endivie, wilde: Rad. Cichoreï.
Endtners Pflaster: Empl. fusc.
Eneber: Fruct. Juniperi.
Eneberöl: Ol. Juniperi Ligni.
Engber: Rhiz. Zingiberis.
Engelbalsam: Spir. sap. camph.
Engelblümchen: Flor. Stoechad.
Engelblumen: Flor. Arnicae.
Engelkenwurzel: 1. Rad. Angelicae. 2. Rhiz. Polypodii.
Engelkraut: Herb. Arnicae.
Engelkrauttropfen: Tct. Arnic.
Engelpulver: Pulv. fumal.
Engelrauch: Olibanum.
Engelroth: Ferr. oxyd. rubr.
Engelsüss: Rhiz. Polypodii.
Engeltrank: Flor. Arnicae.
Engelwurz, süsse: Rhiz. Polyp.
Engelwurzel: Rad. Angelicae.
Engherste: Rad. Pimpinell.
Englisch. Balsam: 1. Aq. aromatica. 2. Tinct. Benzoës comp.

Englisch. Beinsalbe: 1.Ugt.Lap. calaminar. 2. Ungt. Zinci.
— **Brausepulver**: Pulv. aeroph. laxans.
— **Distel**: Rad. Carlinae.
— **flüchtiges Salz**: Amm. carb.
— **Geist**: Aq. vulnerar. spir.
— **Gewürz**: Fruct. Amomi.
— **Goldpulver**: Rad. Rhei pulv.
— **Instrumentensalbe**: Ungt. Veratr. alb.
— **Krätzsalbe**: Ungt. sulf. comp.
— **Kreide**: Talcum pulv.
— **Laxirsalz**: Magnes. sulfuric.
— **Magentropfen**: Tinct. Chin. comp.
— **Magnesia**: Magnesia usta.
— **Moos**: Carrageen.
— **Potentatensalbe**: Ungt. Hydrarg. praec. alb.
— **Pulver**: Magn. sulfuric. sicc.
— **Roth**: Caput mortuum.
— **Saft**: Elect. e Senna.
— **Salbe**: 1. Ungt. leniens. 2. Ungt. sulfurat. comp.
— **Salz**: 1. Ammon. carbonicum. 2. Magnes. sulfuricum.
— — **für's Vieh**: Natr. sulf.
— **Seife**: Sapo venetus.
— **Soda**: Natr. bicarbonicum.
— **Spiritus**: Spir. sapon. camph.
— **Stahltropfen**: Tinct. Ferri pomata.
— **Tropfen**: Liq. Ammon. carb. pyro-oleos.
— **Vitriolelixir**: Tct. arom. acid.
— **Wasser**: Spirit. Rosmarini.
— **Wunderbalsam**: Tinct. Benzoës comp.

Engwer: Rhiz. Zingiberis.

Enis: Fruct. Anisi.
Enskuswurzel: Rad. Iwarancus.
Ensterjahn: Rad. Gentianae.
Entbindungstropfen: 1. Tinct. carminat. 2. Tinct. Cinnamom.
Entenfuss: Rhiz. Polypodii.
Entsetzenpulver: Pulv. contra. Insect.
Entwendung, blaue: Ungt. Hydrargyri pedicul.
Entwin, weisser: 1. Rad. Bryoniae. 2. Rad. Gentianae alb.
Enzian: Rad. Gentianae.
—, **weisser:** 1. Conchae praep. 2. Rad. Gentianae alb. 3. Rad. Bryoniae.
Epheublätter: Herb. Pyrolae.
Epheutropfen: Aether aceticus.
Epileptischpulver: Plv. epilept.
Eppich: Rad. Levistici.
Eppichharz: Gummires. Hederae.
Eppichsamen: Fruct. Apii.
Epsomersalz: Magnes. sulfuric.
Erbelkraut: Fol. Fragariae.
Erbetpulver: Plv. Magn. c. Rheo.
Erbishöfle: Fruct. Berberidis.
Erbselbeeren: Fruct. Berberidis.
Erbselblätter: Herb. Veronicae.
Erbselensaft: Sir. Berberidis.
Erbseltropfen: Ol. Juniperi.
Erbselwasser: Aq. Tiliae.
Erbsensalbe: Ungt. flavum.
Erbshofen: Fruct. Berberid.
Erdapfel: Rhiz. Cyclaminis.
Erdbeerblätter: Fol. Fragariae.
Erdbeeröl: 1. Ol. Hyperici. 2. Ol. Petrae rubr.
Erdbeersalbe, rothe: 1. Cerat. Cetacei rubr. 2. Ungt. ophthalm. rubr. 3. Ungt. potabile.

Erdbeersalb, weisse: 1. Ungt. leniens. 2. Ungt. Plumbi.
Erdbeerwurzel: Rad. Fragariae.
Erde, japanische: Catechu.
—, **Schmiedeberger:** Ferrum oxydat. rubr.
—, **Striegauer:** Alumin. hydrat.
—, **Walkers:** Talcum pulv.
—, **weisse:** Creta.
Erdenkopf: Secale cornutum.
Erdepheu: Herb. Hederae terr.
Erdfarn: Rhiz. Polypodii.
Erdgalle: 1. Herb. Anagallidis. 2. Herb. Centaurii. 3. Herb. Fumariae.
Erdglas: Glacies Mariae.
Erdharz: Succinum.
Erdkirschen: Fruct. Alkekengi.
Erdknoten: Fruct. Ajowan.
Erdkraut: Herb. Fumariae.
Erdkronen: Fol. Farfarae.
Erdminneröl: 1. Ol. Petrae Ital. 1. Ol. viride.
Erdmoos: Herb. Lycopodii.
Erdnuss: Boletus cervinus.
Erdöl: Ol. Patrae Italicum.
Erdöläther: Benzin. Petrolei.
Erdpech: Asphalt.
Erdpuppen: Fruct. Alkekengi.
Erdrauch: Herb. Fumariae.
Erdrauchsaft: Sir. Papaveris.
Erdrauchwurz: Rad. Arist. cav.
Erdrauchzucker: Elaeosacchar. Foeniculi.
Erdraute: Herb. Fumariae.
Erdscheiben: Tub. Cyclaminis.
Erdscheibsalbe: Ungt. Arthanit.
Erdschierling: Herb. Conii.
Erdschwefel: Lycopodium.
Erdwachs: Ceresin.

Erdweihrauch: Herb. Chamaed.
Erdwurmöl: Ol. Juniperi.
Erdwurz: Rad. Carlinae.
Eremitenpflaster: Empl. fusc.
Erfrischungsessig: Acet. arom.
Erfrischungspulver: Pulvis aërophorus.
Erfurter Pflaster: Empl. fusc. camph.
Erhaltungspulver, Oppermanns: Acid. boric.
Erhaltungstropfen: 1. Spiritus aethereus. 2. Tinct. carminativa.
Erheiterungspillen: Pil. laxant.
Erkältungstropfen: 1. Spiritus aethereus. 2. Tinct. carminativa.
Erlauertropfen: Spir.Mel. comp.
Erlenrinde: Cortex Alni.
Erlmuthwasser: Aq. Foeniculi.
Ernstwurzel: Rad. Gentianae.
Eröffnungsthee: Spec. laxantes.
Ersassunfrassunsahdurchnebrille: Lign. Sassafras et Rad. Sarsaparillae ãã.
Erundsie: Blb.Victor. long. et rot.
Erweichende Salbei: 1. Ungt. diachylon. 2. Ungt. leniens.
Erzäpfelwurzel: Rhiz. Curcum.
Erzbruchpflaster: Emplastr. ad rupturas.
Erzengel: Flor. Lamii.
Erzengelwurz: Rad. Angelicae.
Erzeugewurz: Rad. Angelicae.
Erzöfle: Fruct. Berberidis.
Eschalk: Ammoniacum.
Eschenbeersaft: Succus Sorbor.
Eschenblätter: Fol. Ribium.
Eschenblüthen: Flor. Acaciae.
Eschenfett: 1. Ol. Jecoris Aselli. 2. Adeps suillus.

Eschenrinde: Cort. Fraxini.
Eschensaat: Pulv. contra Pedic.
Escheröl: Ol. Jecoris Aselli.
Escherwurz: Rad. Dictamni.
Eschöl: Acet. pyrolignos. crud.
Esdragon: Herb. Dracunculi.
Eselfuss: Fol. Farfarae.
Eselhuf: Fol. Farfarae.
Eselklauensaft: Sirup. Liquirit.
Eselohren: Tubera Ari.
Eselohrwurzel: Rad. Consolid.
Eselpeterlein: Herb. Chaeroph.
Eselpfotensaft: Sir. Althaeae.
Eselschmiere: Linim. ammoniat.
Eselspiegel: Glacies Mariae.
Esetenpulver: Pulv. ctr. Insect.
Esfiditi: Asa foetida.
Esistdernicht: Tub. Salep. pulv.
Espenöl: Ol. Hyoscyami.
Essentiaantihypochonderica: Elixir Aurantii comp.
Essentiacoronata: Tinct. arom. et Tinct. amar. ãã.
Essentiadulcis: 1. Essent. dulcis Hallens. 2. Spir. Aether. nitros. 3. Tinct. aromatica.
Essentiahypericon: Elixirium Aurantii comp.
Essenz, Hamburger: Elixir. Proprietatis.
Essenzamara: Tinct. amara.
Essenzmarina: Tinct. amara.
Essenztinctur: Tct. Aloës comp.
Essig: Acetum.
—, **koncentrirter:** Acid.acet.dil.
—, **radicaler:** Acid. acetic. dilut.
—, **romantischer:** Acet. aromat.
—, **Westendorfscher:** Acidum aceticum.
—, **wohlriechender:** Acet. fum.

Essigbaumbeeren: Fructus Sumach.
Essigdornbeeren: Frct. Berber.
Essigdornrinde: Cort. Berb. rad.
Essigelendsdruppen: Aeth. acet.
Essiggeist, versüsster: Spirit. Aether. acet.
Essighonig: Oxymel simplex.
Essigkerne: Sem. Coccognidii.
Essigkraut: Herb. Acetosae.
Essigmeth: Oxymel simplex.
Essignaphtha: Aether aceticus.
Essigrosen: Flor. Rosae.
Essigsäure zum Riechen: Acid. acetic. aromat.
Essigsalbe: Ungt. Plumbi.
Essigsirup: Oxymel simplex.
Essigstätt: Aether acetic.
Essigthautropfen: Aether acet.
Essnüsse: Boletus cervinus.
Estekraut: Herb. Urticae.
Estragon: Herb. Dracunculi.
Eteröl: Ol. Amygdalarum.
Etternessel: Herb. Urticae.

Etternesselpulver: Pulv. Liquiritiae comp.
Euchlerwasser: Aq. Sambuci.
Eulenfett: Adeps.
Euterflusspulver: Pulv. Liq. cp.
Eutersalbe: 1. Ungt. flavum. 2. Ungt. Plumbi.
Evastropfen: 1. Tinct. Chinoidin. 2. Tinct. Cinnamomi.
Evenblätter: Fol. Taxi.
Ewertskräuter: Lign. Juniperi.
Ewerwortel: Rad. Carlinae.
Ewig. Blumen: Flor. Stoechad.
— Lebensöl: 1. Mixt. oleos. balsam. 2. Tinct. Benz. comp.
— Thee: Rad. Althaeae.
Ewiggrün: Herb. Vincae. [perp.
Ewigkeitspflaster: Empl. Canth.
Exsiccantsalbe: 1. Ungt. exsicc. 2. Ungt. Plumbi. 3. Ungt. Zinci.
Extractum Saturni: Liquor. Plumbi subacet.
Extrapiken: Species amarae.
Extrasaturn: Liq. Plumb. subac.

F.

(Fief = fünf. Foth = Fuss. Fru = Frau.)

Fabriciustropfen: Tct. antichol.
Fabrikgummi: 1. Gum. arab. ord. 2. Dextrin.
Fabriköl: Ol. Olivarum.
Fachandelbeeren: Fruct. Junip.
Fachandelholz: Lign. Juniperi.
Fachheilkraut: Herb. Anagallid.
Fackelblumen: Flor. Verbasci.
Fadenstein: Alumen plumosum.
Fadenwurzel: 1. Rad Helenii. 2. Rhiz. Filic. 3. Rhiz. Gramin.

Fälberrinde: Cort. Salicis.
Fännezwock: Sem. Foenugraec.
Färbebeeren: Frct. Rhamn. cath.
Färbeblumen: Flor. Cham. Rom.
Färbepflaster: Emplastr. fusc.
Färberblumen: 1. Flor. Arnicae. 2. Flor. Calendulae.
Färbergilbe: Herb. Genistae.
Färberginster: Herb. Genistae
Färberkraut: Herb. Genistae.
Färberpfrieme: Herb. Genistae.

Färberröthe: Rad. Rubiae tinct.
Färbersafflor: Flor. Carthami.
Färberscharte: Herb. Genistae.
Färberwurzel: Rad. Rubiae.
Färbewaid: Herb. Isatis.
Fagandawurzel: Rad. Helenii.
Fahlenfüsse: Fol. Farfarae.
Fahlenpfostblätter: Fol. Arnic.
Fahrenöl: Ol. Rosmarini.
Fahrenwurzel: Rhiz. Filicis.
Fakpapak: Elect. Theriacale.
Falbenrinde: Cort. Salicis.
Falbingerrinde: Cort. Frangul.
Faldboll: Herb. Serpylli.
Fallboll: Herb. Serpylli.
Fallblumen: 1. Flor. Calendulae. 2. Flor. Rhoeados.
Fallkraut: Fol. Arnicae.
Fallkrautblumen: Flor. Arnic.
Fallkrautwurz: Rad. Arnicae.
Fallsuchtpulver: Plv. epilept. M.
Falscher Kalmus: Rhiz. Pseud.
Falscher Safran: Flor. Carthami.
Falsch Futter: Asa foetida.
Falsch Wolverlei: Herb. Conyz.
Faltrian: Rad. Valerianae.
Faltrianblume: Flor. Convallar.
Familienthee: Spec. laxantes.
Familientinctur: Tr. Vanillae.
Fanchsamen: Fruct. Foeniculi.
Farbenwurzel: 1. Rad. Rubiae. 2. Rhiz. Filicis.
Farbfleckchen: Bezetta rubr.
Farbholz: Lign. Campechian.
Farbspähne: Lign. Campechian.
Farbstein: 1. Extr. Campechian. 2. Extr. Campechian. crud. c. fur. sulf. crud.
Farin: Saccharum album pulv.
Farinawasser: Spir. Coloniens.

Farinzucker: Sacchar. alb. pulv.
Farnextrakt: Extr. Filicis aeth.
Farnflussöl: Ol. Terebinth. sulf.
Farnhaare: Penghawar Djambi.
Farnkraut: Herb. Capill. Veneris.
Farnkrautmännlein: Rhiz. Fil.
Farnkrautwolle: Penghawar Djambi.
Farnkrautwurzel: Rhiz. Filicis.
Farnöl: Extr. Filicis aether.
Farnwurzelextrakt: Extr. Filic. aeth.
Farsbeeren: Fruct. Berberidis.
Fasankraut: Herb. Millefolii.
Fasciculus: Hrb. Centaur. in fasc.
Faselwurz: Rad. Bryoniae.
Faseralaun: Alumen plumosum.
Faserstein: Alumen plumosum.
Faserthon: Alumen plumosum.
Fastenblumen: Flor. Primulae.
Fatintwamms: Sir. simplex.
Faulbaumholzkohle: Carb. plv.
Faulbaumrinde: Cort. Frangul.
Fauibeeren: Fruct. Rhamni.
Faulegrete: 1. Herb. Fumariae. 2. Sem. Foenugraeci.
Faulerinde: Cort. Frangulae.
Faulkirschrinde: Crt. Prun. Pad.
Faullieschen: Herb Anagallid.
Faulrübe: Rad. Bryoniae.
Faulschken: Flor. Violae tricol.
Federalaun: Alumen plumos.
Federblumen: Flor. Verbasci.
Federfaden: Rhiz. Filicis.
Federharz: Resina elastica.
Federweiss: 1. Alumen plumos. 2. Fel Vitri pulv. 3. Glacies Mariae. 4. Talcum pulv. 5. Lac lunae.
Feehdistel: Fruct. Cardui Mar.

Fegkraut: Herb. Equiseti.
Fegwurzel: Rhiz. Graminis.
Fehlbeeren: Fruct. Rhamni cath.
Fehnkohlwater: Aq. Foeniculi.
Feiëwurzel: Rhiz. Iridis.
Feigbohnen: Sem. Lupin.
Feigelsaft: Sir. Violarum.
Feigelthee: Herb. Violae tricol.
Feigen: Caricae.
Feigensaft: 1. Sir. Papaveris. 2. Sir. Liquiritiae.
Feigenwurz: Rhiz. Irid. pro Inf.
Feigsblättersalbe: Ugt. Plumbi.
Feigwarzenkraut: 1. Hb. Linar. 2. Hb. Potentill. 3, Hb.Scrofular.
Feigwurz: Rhiz. Tormentillae.
Fein. Grete, Margarete oder Marie: Sem. Foenugraeci.
— **Scheere**: Herb. Chaerophylli.
— **Zimmt**: Cort. Cinnam. Ceylan.
Feinsaft: Sir. Aurantii florum.
Felbaumknospen: Gem. Popul.
Felbbeeren: Fruct. Rhamni cath.
Felberrinde: Cortex Salicis.
Feldandorn: Herb. Sideritid.
Feldbohnen: Sem. Fabae.
Feldcypresse: Herb. Verbenae.
Felddoste: Herb. Origani.
Felddragun: Herb. Ptarmicae.
Feldestragon: Herb. Ptarmicae.
Feldgarbe: Herb. Millefolii.
Feldheimertropfen: Tct. Valer.
Feldheimerwasser: Aq. Valer.
Feldholder: Flor. Sambuci.
Feldhopfen: Herb. Hyperici.
Feldjambert: Herb. Acetosae.
Feldkamillen: Flor. Chamomill.
Feldkatzen: Herb. Gnaphalii.
Feldkelle: Fruct. Carvi.
Feldkerzen: Flor. Verbasci.

Feldklee: Flor. Trifolii alb.
Feldköhm: Herb. Serpylli.
Feldkratzen: 1. Flor. Carlinae. 2. Flor. Gnaphalii.
Feldkraut: Herb. Fumariae.
Feldkümmel: Herb. Serpylli.
Feldlattich: Fol. Farfarae.
Feldmagenblumen: Flr. Rhoead.
Feldmalve: Fol. Malvae.
Feldmohn: Flor. Rhoeados.
Feldnelken: Flor. Chartusian.
Feldpappeln: Fol. Malvae.
Feldpatersalbe: 1. Empl. fuscum. 2. Ungt. Majoranae.
Feldpole: Herb. Pulegii.
Feldpolei: Herb. Pulegii.
Feldquendel: Herb. Serpylli.
Feldrauch: Herb. Fumariae.
Feldraute: Herb. Rutae.
Feldreis: Herb. Taraxaci.
Feldrittersporn: Flor. Calcatrip.
Feldrosen: Flor. Rhoeados.
Feldrüsterrinde: Cort. Ulmi.
Feldsafran: Flor. Carthami.
Feldschwefel: Lycopodium.
Feldspinat: Herb. Chenopodii.
Feldthymian: Herb. Serpylli.
Feld- und Waldhopfen: Herba Origani.
Feldwebelrecept: 1. Plv. contra Pediculos. 2. Species amarae.
Feldwinde: 1. Flor. Malv. vulg. 2. Herb. Convolvuli.
Fellhornrinde: 1. Cortex Frangulae. 2. Cortex Salicis.
Fellstein: Talcum pulveratum.
Felriss: 1. Flor. Malvae arbor. 2. Fol. Taraxaci.
Felsengras: Lichen Islandicus.
Felsenkrautwasser: Aq. Tiliae.

Felsenöl: Ol. Petrae.
Felsenpulver: Pulv. pro Equis.
Felsenspiritus: Ol. Petrae.
Felswurzel: Rad. Petroselin.
Femmel: Fruct. Cannabis.
Fenchel: Fruct. Foeniculi.
—, **Chinesischer:** Frct.Anis.stell.
—, **kurzer:** Fruct Anisi.
—, **Sibirischer:** Frct. Anis. stell.
Fenchelblüthe: Flor. Lavandul.
Fenchelholz: Lignum. Sassafras.
Fenchelspiritus: Tinct. Foenic. comp.
Fenchelwurzel: Rad. Foeniculi.
Fenikel: Fruct. Foeniculi.
Fenkohl: Fruct. Foeniculi.
Fennbeeren: Fruct. Oxycoccos.
Fenugrek: Sem. Faenugraeci.
Fenweibel: Herb. Ballotae.
Ferienkomm: Tct. Formicarum.
Ferkelgras: Herb. Polygoni.
Ferkelkraut: 1. Herb. Costi. 2. Herb. Polygoni.
Ferkelwurz: Rad. Peucedani.
Fernambukholz: Lign. Fernamb.
Fernebock: Lign. Fernambuci.
Ferresbeeren: Fruct Berberid.
Fetthenne: Herb. Sedi.
Fetthennenöl: Ol. Olivar.
Fettlaxir: Ol. Ricini.
Fettstein: Talcum pulv.
Fettundmager: Ol. Terebinth. rect. c. Tinct. amara.
Feuerblüthen: Flor. Malv. arb.
Feuerblumen: 1. Flor. Arnicae. 2. Flor. Rhoead. 3. Flor. Verbasc.
Feuerholz: Lign. Juniperi.
Feuerkraut: Lichen Islandicus.
Feuermohn: Flor. Papaveris.
Feuernelken: Hrb. Centaur. min.

Feuerpulver: Rad. Gentian. plv.
Feuerröschen: Flor. Adonidis.
Feuersalbe, rothe: Ungt. Hydr. oxydat. rubr.
—, **weisse:** Ungt. Zinci.
Feuerschwamm: Fung. Chirurg.
Feuerwurzel: 1. Rad. Dictamni. 2. Rad. Hellebori nigr. 3. Rad. Polypodii. 4. Rad. Pyrethri. 5. Rhiz. Curcumae.
Fiakerpulver: Pulv. Liquir. cps.
Fichtelöl: Ol. Philosophorum.
Fichtenharz: Resina Pini.
Fichtenknospen: Gemmae Pini.
Fichtennadeläther: Ol. Terebinthinae et Aether $\overline{aa}$ part.
Fichtennadelextrakt: Extr. Pin.
Fichtennadelöl: Ol. Pini silvestr.
Fichtensprossen: Turion. Pini.
Fichtentheer: Pix liquida.
Fichtenthränen: Resina Pini.
Fickerin: Ferr. sulfuric. crud.
Fidumfidumöl: Ol. Philosophor.
Fieberblumen: 1. Flor. Sambuci. 2. Herb. Centaurii.
Fieberklee: Fol. Trifolii fibrin.
Fieberkleewurzel: Rhiz. Menyanthis.
Fieberkraut: Herb. Centaurii.
Fiebermoos: Lichen Islandicus.
Fieberöl: Ol. Jecoris Aselli.
Fieberpech: Chinoïdin.
Fieberpulver: 1. Chinin. sulfuricum. 2. Cortex Chinae pulv.
Fieberrankenstaub: Lycopod.
Fieberraute: Herb. Matricariae.
Fieberrinde: Cortex Chinae.
—, **falsche oder graue:** Cort. Cascarillae.
Fiebersalz: Kali chloricum.

Fieberstellwurz: Rhiz. Veratri.
Fiebertropfen: 1. Tinct. Chinoïd.
2. Tinct. Chinae.
Fieberweide: Cortex Salicis.
Fieberwurz: 1. Rad. Gentianae.
2. Rhiz. Galangae. 3. Tub. Ari.
Fiedelharz: Colophonium.
Fiedelpech: Colophonium.
Fiefesalbe: Ungt. Hydrarg. alb.
Fieferkrott: Herb. Dracunculi.
Fieffingerkraut: Herb. Potentill.
Fiefmargrethen: Sem. Foenugr.
Fiefsteert: Herb. Fumariae.
Fieligfreipulver: Rhiz. Filic. plv.
Fierteifele: Candelae fumales.
Fifaderblätter: Herb. Plantagin.
Fifeifabalsam: Bals. Copaivae.
Figen: Fructus Caricae.
Figerin: Zincum sulfuricum.
Figerinöl: Acidum sulfuricum.
Figonensaft: Sir. coeruleus.
Figurenramor: Elect. e Senna.
Fikerell: Ferrum sulfuricum.
Fikerellspiritus: Acid. sulf. dil.
Fiktriolölje: Acidum sulfuricum.
Fildronfaldron: Flor. Convallar.
Filkuhlwasser: Aq. Foeniculi.
Filonensaft: 1. Sir. Liquiritiae.
2. Sir. Papaver. 3. Sir. Violar.
Filzlappen: Folia Digitalis.
Filzlaussalbe: Ugt. Hydr. pedic.
Fimfsteren: Herb. Fumariae.
Fimmel: Fruct. Cannabis.
Fimstart: Herb. Fumariae.
Fimstern: Herb. Fumariae.
Finchams Flüssigkeit: Liq. Natr. hypochlorosi.
Findelthee: Fruct. Foeniculi.
FineGrete, Margareth, Marie: Sem. Foenugraec.
Fingelthee: Fruct. Foeniculi.
Fingerhut: Fol. Digitalis.
Fingerkraut: Herb. Potentillae.
Fingertang: Laminaria.
Finkenohr: Herb. Vincae.
Finnegritt: Sem. Foenugraeci.
Finsterkraut: Herb. Fumariae.
Finsterstachel: Rad. Ononidis.
Fiölken: Flor. Violae tricolor.
Firlebock: Lign. Fernambuci.
Firnisspulver: Mangan. boricum.
Firnissstein: Succinum raspat.
Fischbein: Ossa Sepiae.
Fischhäutl: Empl. Anglicum.
Fischkern: Pulv. contra Insect
Fischknochen: Ossa Sepiae.
Fischköder: Zibeth.
Fischkörner: Fruct. Cocculi.
Fischkörnerpulver: Plv. contra Pediculos.
Fischkraut: Herb. Gratiolae.
Fischkümmel: Fruct. Carvi.
Fischleim: Ichthyocolla.
Fischleimgummi: Sarcocolla.
Fischmark: Ossa Sepiae.
Fischmetalleis: Glacies Mariae.
Fischminzthee: Herb. Menthae crisp.
Fischmondsamen: Frct. Cocculi.
Fischöl: Ol. Jecoris Aselli.
Fischpern: Herb. Sideritidis.
Fischreiherfett: Ol. Jecor. Asell.
Fischreiheröl: Ol. Jecoris Aselli.
Fischsalbe: Herb. Salviae.
Fischsamen: Fruct. Cocculi.
Fischschiene: Ossa Sepiae.
Fischschmalz: Ol. Jecoris Aselli.
Fischschuppen: Ossa Sepiae.
Fischseele: Ossa Sepiae.
Fischseife: Sapo kalinus.

Fischtrank: Ol. Jecoris Aselli.
Fischwitterung: Zibeth.
Fischwurzel: Rad. Scrofulariae.
Fischzähne: Sem. Papaver. alb.
Fisetholz: Lignum flavum.
Fispelkraut: Herb. Sideritidis.
Fistelkassie: Fruct. Cassiae fist.
Fistelkraut: Herb. Pedicularis.
Fixbleiche: Calcaria chlorata.
Fixe Luft: 1. Liquor Ammonii caustici. 2. Pulv. aërophorus.
Fixhurtig: Pulv. pro Equis gris.
Fixstern: Stinc. marin.
Fixundfertig: Tinctura Aloës et Tinctura Arnicae ãã.
Fixundgeschwind: Liq. Ammon. caustic.
Fixweiss: Barium sulfuricum.
Flachsdotter: Herb. Linariae.
Flachskraut: Herb. Linariae.
Flachsleinöl: Ol. Lini.
Flachslinsen: Sem. Lini.
Flachsmehl: Sem. Lini pulv.
Flachssaat: Sem. Lini.
Flachssalbe: Ungt. Linariae.
Flachssamen: Sem. Lini.
Flachssamenöl: Ol. Lini.
Flachsstein: Alumen plumosum.
Flachwerk, Wiener: Electuar. e Senna.
Flanellpflaster, gelbes: Cerat. Resinae Pini.
—, grünes: Ceratum Aeruginis.
Flattermohn: Flores Rhoeados.
Flechsenessenz: Spir. saponat. camphorat.
Flechsenöl: Ol. camphoratum.
Flechsensalbe: 1. Ungt. flavum. 2. Ungt. Popul. 3. Ungt. nervin.

Flechsenspiritus: Spir. saponat. camphorat.
Flechtenlunge: Lich. Pulmonar.
Flechtenpulver: Plv. Liq. cps.
Flechtensalbe: 1. Ungt. diachyl. 2. Ungt. exsicc. 3. Ungt. Hydr. alb. 4. Ugt. Picis. 5. Ugt. Zinci.
Flechtenthee: Species amarae.
Flechtenwasser: Aq. phagadaen.
Flechtgras: Rhiz. Graminis.
Fleckblätter: Herb. Pulmonar.
Fleckblume: Herb. Spilanthis.
Fleckenaron: Rhiz. Ari.
Fleckenkraut: 1. Herb. Acetosell. 2. Herb. Pulmonariae.
Fleckenlungenkraut: Hrb. Pulmonariae.
Fleckennaphtha: Benzin.
Fleckensalz: Kali bioxalicum.
Fleckenschierling: Herb. Conii.
Flecks Tropfen: Elix. Succ. Liq.
Fleckwasser: 1. Aq. chlorat. 2. Benzin. 3. Liq. Natr. hypochl.
Flederblomen: Flores Sambuci.
Flederkrühl: Succus Sambuci.
Flegenkraut: Herb. Artemisiae.
Fleischblumen: Flor. Trifol. alb.
Fleischkraut: 1. Herb. Betonic. 2. Herb. Hederae.
Fleischrosen: Flor. Rosae.
Flidderbeere: Fruct. Sambuci.
Flieder: Flor. Sambuci.
Flieder-Brei, -Kreide, -Mus, -Saft, -Sulz: Succ. Sambuci.
Fliederkernöl: Ol. Olivarum.
Fliederöl: Ol. Papaveris.
Fliederschwamm: Fung. Samb.
Fliegauf: Liq. Ammon. caust.
Fliegend Salz: Ammon. carbon.
Fliegendelement: Lin. ammon.

Fliegenholz: Lign. Quassiae.
Fliegenkobalt: Arsen. metallic.
Fliegenkraut: Fol. Stramonii.
Fliegenleim: Viscum album.
Fliegenöl: Ol. animale foetid.
Fliegenpfeffer: 1. Piper longum. 2. Pulv. contra Insect.
Fliegenpflaster: Empl. Canthar.
Fliegenpulver: Plv. ctr. Insect.
Fliegenspähne: Lign. Quassiae.
Fliegenstein: Arsen. metallic.
Fliegenthee: Lign. Quassiae.
Fliegindieluft: Liq. Amm. caust.
Fliere: Flor. Sambuci.
Flintengeist: Liq. Amm. caust.
Flitschrosen: Flor. Rhoeados.
Flockenblumen: Flor. Cyani.
Flockenthee: Flor. Verbasci.
Flockschwarz: Fuligo.
Flöhalant: Herb. Conyzae.
Flöhfett: Ungt. contra Pediculos.
Flöhkraut: 1. Herb. Conyzae. 2. Herb. Ledi. 3. Herb. Pulegii.
Flöhpulver: Plv. contra Insect.
Flöhsalbe: Ungt. contra Pedicul.
Flöhsamen: Sem. Psyllii.
Flötenöl: 1. Ol. Olivarum. 2. Ol. odoratum.
Flötenpulver: Plv. ctr. pedic.
Flöthpurjeerpulver: Plv. Jalap. laxans.
Flöthschnupftabak: Plv. stern.
Flöthverdentpflaster: Ceratum Aeruginis.
Flötölje: Ol. camphoratum.
Flötzenpulver: Rad. Ratanh plv.
Flohkraut: Herb. Pulegii.
Flohsamen: Sem. Psyllii.
Flor: Bezetta rubra.
—, **spanischer:** Bezetta rubra.

Floranzipulver: Zinc. oxydatum.
Florentinertropfen: Tct. Iridis.
Florentinerwurzel: Rhiz. Iridis Flor.
Florescin: Zincum oxydatum.
Florsafran: Flor. Carthami.
Florsalbe, rothe: Ugt. Hydr. rubr.
Florwasser: Aq. Aurantii flor.
Florwurzel: Rhiz. Iridis Flor.
Flüchtig. Kali: Ammon. carbon.
— **Kamphersalbe:** Liniment. ammoniat. camph.
— **Laugensalz:** Amm. carbonic.
— **Liniment:** Liniment. ammon.
— **Oel:** Liniment. ammoniat.
— **Salbe:** Liniment. ammoniat.
— **Salmiak:** Liq. Ammon. caust.
— **Salz:** Ammonium carbonicum.
— **Spiritus:** Liq. Ammon. caust.
— **Weinsäure:** Acid. acetic. dil.
Flüchtigundgeschwind: Liq. Ammon. caust.
Flüggopp: Liq. Ammon. caust.
Flügup: Liniment. ammoniat.
Flüssig. Chlorine: Aq. chlorata.
— **Moschus:** Tinct. Moschi.
— **Pech:** Pix liquida.
— **Ungarischer Balsam:** Aq. aromatica.
Flutöl: Ol. Rosmarini u. Ol. Terebinthinae $\overline{aa}$ p. aequ.
Flugsalz: Ammonium carbonic.
Flugthee: Spec. laxant. Gastein.
Fluid: 1. Liq. restituens. 2. Liq. Amm. caust. 3. Spir. Russicus.
Fluidozon: Sol. Kal. permang. 1%.
Fluidum: Liq. Amm. caust., Tct. Arnic., Spir. camphor. $\overline{aa}$.
Fluss: 1. Species fumal. foetid. 2. Succinum raspatum.

Flussbaterle: Kal. nitric. tabulat.
Flussbegehrpulver: Plv. Jalap. laxans.
Flussblumen: Flor. Stoechados.
Flussgeist: Spir. saponat. camph. 2. Liq. Ammon. caust.
Flussharz: Resina Anime.
Flusskörner: 1. Sem. Paeoniae. 2. Succinum raspatum.
Flusskraut: Herb. Polygalae.
Flusskrautblumen: Flr. Althae.
Flussöl, gelbes: Spir. sap. camph.
—, grünes: Oleum Cajeputi viride.
Flusspapier: Chart. antirheumat.
Flusspech: Resina Pini.
Flussperill: Pulv. sternutatorius.
Flusspflaster: 1. Charta antirheumat. 2. Empl. Canth. perp.
—, Fleischmanns: Empl. oxycr.
Flusspillen: Pilulae laxantes.
Flusspulver: Glacies Mariae plv.
— (z. Einnehmen): 1. Pulv. temper. 2. Tub. Jalapae.
— (z. Räuchern): Species fumales.
— (z. Schnupfen): Pulv. sternutat.
Flusspurgirpulver: Plv. Jalap. laxans.
Flussrauch od. -räucherung: 1. Species fumales. 2. Succinum raspat.
Flusssalbe: Ungt. Rosmarin cps.
Flussschnupftabak: Plv. sternutatorius.
Flussspiritus: 1. Spir. Lavandul. comp. 2. Spirit. sapon. camph.
Flusstabak: Pulv. sternutator.
Flusstinktur: 1. Tct. Aloës cps. 2. Tct. Lignor. 3. Tct. Succini.
Flusstropfen: Liq. Amm. caust.
—, rothe: Spir. aeth. camph. rub.

Flussundhauptpillen: Pilulae laxantes.
Flussverband: Cerat. Aerugin.
Flussvertheilungstropfen: Tinct. carminat.
Födum: Sem. Foenugraeci.
Fölfodbläde: Fol. Farfarae.
Fönumgräkum: Sem. Foenugr.
Fönumgräkumpflaster: 1. Empl. Lith. cps. 2. Empl. frigidum.
Försprung: 1. Spiritus. 2. Spir. Vini gallici c. Sale.
Fötium: Asa foetida.
Foetusmilch: Aq. Rosae benzoat.
Fohlenfüsse: Folia Farfarae.
Fohlenpfotsblätter: Hrb. Arnic.
Fohrewurzel: Rhiz. Filicis.
Foleföt: Fol. Farfarae.
Folgmirnach: Plv. ctr. Pedicul.
Fontanellerbsen: 1. Fructus Aurantii immatur. 2. Globul. Rhiz. Iridis. 3. Sem. Ciceris.
Fontanellpflaster: 1. Cerat. Resinae Pini. 2. Empl. ad Fonticulos. 3. Empl. Litharg. simpl.
Fontanellsalbe: 1. Ungt. basilic. 2. Ugt. Canthar. 3. Ugt. digestiv.
Fontanellsalz: Kali causticum.
Fontanellstein: Argent. nitric.
Foosfett: Ungt. flavum.
Fooslungensaft: 1. Oxym. simpl. 2. Sir. Liquiritiae.
Forbacher Magenkräuter: Species amarae.
Forellenpflaster: 1. Empl. Lith. comp. 2. Empl. saponatum.
Forloop: Spiritus dilut.
Forrsprang: Spir. Vin. Gall. c. Sal.
Fortepulver: Pulv. pediculor.

Fosmannslingröl: Ol. Ovorum.
Fosssalv: Ungt. diachylon.
Fotzenpomade: Cerat. Cetaceum rubr.
Fotzensaft: Mel. rosat. c. Borace.
Fotzmaul: Herb. Scabiosae.
Främte: Herb. Absinthii.
Fräselmehl: Lycopodium.
Fräselpulver: Plv.Magn. c.Rheo.
Fräseltropfen: Tinct. Rhei aq.
Frätpulver: Plv. pro Equis.
Fräulein, je ein: Bulb. Victorial. long. et. rot.
Fräulein- und Herrles-Thee: Flor. Lamii.
Frangentropfen: Ol. Tereb. sulf.
Frangenwurzel: 1. Rad.Pyrethr. 2. Rhiz. Veratri.
Frankenpulver: Plv. pro Equis.
Frankenwurzel: Rad. Pyrethri.
Frankfurtersalz: Natr. bicarb.
Frankfurterwurzel: Rad. Pyrethri.
Franzbranntwein: Spirit. Vini Gallici.
Franzenöl: Ol. Terebinth. sulf.
Franzkraut: Herb. Agrimoniae.
Französisch. Glogauer: Ungt. Hydrarg. citrin.
— **Holzöl:** Ol. Philosophorum.
— **Krätzsalbe:** Ugt. Hydrg. alb.
— **Thee:** Spec. laxant. St. Germ.
Franzosenholz: Lign. Guajaci.
Franzosenkraut: Herb. Fumar.
Franzosenöl: Ol. animale foetid.
Franzosenpulver: 1.Plv. contra Insect. 2. Pulvis pro Equis.
Franzosensalbe: Ungt.Hydrarg. cin. dil.

Franzosenspähne: Lig. Guajaci.
Franzosenwurzel: Rad. Pyrethr.
Franzwurzel: 1. Rad. Pyrethri. 2. Rhiz. Veratri.
Frasenthee: Herb. Euphrasiae.
Frattmehl: Lycopodium.
Fraubartelspulver: Rad.Valer. pulv.
Frauenbiss: 1. Herba Alchemillae. 2. Herb. Teucrii.
Frauenblume: Herb. Anagallid.
Frauendistelsamen: Sem. Card. Mariae.
Frauendosten: Herb. Origani.
Fraueneis: Glacies Mariae.
Frauenfenchel: Fruct. Foenicul.
Frauenflachs: Herb. Linariae.
Frauenflachslöbermund: Hrb. Linariae.
Frauenglas: Glacies Mariae.
Frauenhaar: Herb. Adiant. aur.
Frauenhaarflachsöl: Ol. Papav.
Frauenhaarsaft: Sir. Aur. flor.
Frauenkerzen: Flor. Verbasci.
Frauenkraut: Fol. Melissae.
Frauenkrautmus: Elect. e Senn.
Frauenkrautsalbe: Ugt. Linar.
Frauenkrieg: Rad. Ononidis.
Frauenlist: Herb. Veronicae.
Frauenmantel: Herb. Alchemill.
Frauenmilch: Herb. Pulmonar.
Frauenminze: Herb. Balsamitae.
Frauensaft: Sir. Aurantii flor.
Frauenschlüssel: Flor. Primul.
Frauenschüchelkraut: Herb. Spartii.
Frauenschuh: Rad. Aristoloch.
Frauenweiss: 1. Glacies Mariae. 2. Talcum venet. pulv.

Frauenzimmertropfen: 1. Spir. strumalis. 2. Tct. Cinnamomi.
Frauenzopf: Herb. Adianti aur.
Frauhaltwort: Herb. Millefolii.
Frauvonwürde: Herb. Hyperici.
Freisam: Herb. Violae tricoloris.
Freiselmehl: Lycopodium.
Freisensaft: Sir. Papaveris.
Freiswasser: Aq. aromat. spir.
Fremdenöl: Ol. Absinthii.
Frengelwurz: 1. Rad. Hellebori. 2. Rhiz. Veratri.
Freselmehl: Lycopodium.
Fresem: Herb. Violae tricol.
Fresspulver: Pulvis pro Equis.
Fresswurzel: Rhiz. Ari.
Fretzpulver: Alumen ustum.
Fretzsalbe: Ungt. acre.
Freudig auf und traurig nieder: Stinc. marin.
Freundschaftspulver: Pulvis Liquiritiae comp.
Frevelthat: Ungt. Hydrarg. rubr.
Friar's Balsam: Tinct. Benzoës cps.
Friderici's Tropfen: Tct. odontalgica.
Friedrichssalz: 1. Magn. sulfur. 2. Natr. sulfuric. 3. Sal Carolinum fact.
Frieselmehl: Lycopodium.
Frieselpulver: Pulv. pro Infant.
Frieseltropfen: Tct. Chinoïdin.
Frieswichse: Colophonium solut.
Frigidum: Emplastr. frigidum.
Frigsblättersalbe: Ugt. diachyl.
Frisirgummi: Gummi arabicum.
Fritzensalbe, rothe: Ugt. Hydr. rubr.

Fritziusbalsam: Mixt. ol. bals.
Fröscheköhl: Fol. Trifolii.
Fröschelmehl: Lycopodium.
Fröschlingspflaster: Empl. Cerussae.
Frohnleichnam: Tct. Opii croc.
Froschblätter: Fol. Trifolii fibr.
Froschdistelsamen: Sem. Card. Mariae.
Froschlacksalbe: Ugt. Cerussae.
Froschlaichpflaster: 1. Empl. Cerussae. 2. Empl. Hydrarg. 3. Empl. Lithargyri comp.
Froschlaichsalbe: Ugt. Ceruss.
Froschlaichwasser: Aq. Plumb.
Froschpeterlein: Frct. Phelland.
Froschpolei: Herb. Pulegii.
Froschsalbe: Ungt. Zinci.
Frostknochenöl: Spir. strumal.
Frostöl: 1. Mixtur. vulner. acid. 2. Tinct. Benz. comp. 3. Tinct. Caps.
Frostpflaster, gelbes: 1. Empl. Lithargyri molle. 2. Empl. oxycroceum.
—, **rothes:** Empl. saponat. rubr.
Frostsalbe: 1. Ol. Terebinth. sulf. 2. Ungt. Ceruss. camph. 3. Ungt. exsiccans. 4. Ungt. Hydrarg. alb. 5. Ungt. Plumbi.
Frostwasser: 1. Aq. Cinnamom. c. Acid. nitric. 15 : 1. 2. Mixt. vulner. acid.
Frostwurz: Rhiz. Ari.
Fru Bartels Pulver: Rad. Valerian. pulv.
Frucht aus Indien: Frct. Amomi.
Fruchtbranntwein: Spir. Frum.
Frühblümchen: Flor. Bellidis.

Fruenholtwort: Tub. Corydalis.
Fruenmelkkraut: Herb. Arnic.
Fruschgelekpflaster: Emplast. Cerussae.
Fuchsbeeren: Bacc. spin. cervin.
Fuchsblumen: Flor. Stoechados.
Fuchsfenchel: Fruct. Phellandr.
Fuchsköder: Zibeth.
Fuchskraut: Herb. Pulmonariae.
Fuchsleber oder **-lunge:** 1. Fol. Sennae pulv. 2. Sang. Hirci pulv. 3. Succ. Liquirit. 4. Extr. Aloës. 5. Für Hunde: Hepar Antimonii.
Fuchslungenkraut: Herb. Pulmonariae.
Fuchslungenöl: Ol. Hyperici.
Fuchslungensaft: 1. Elect. Pulmonariae. 2. Elix. e Succo Liq. 3. Oxymel simpl. 4. Sir. Liquiritiae. 5. Sir. Papaveris. 6. Sir. Rhoead.
Fuchssalbe: 1. Ungt. Plumbi. 2. Ungt. Rosmarini comp.
Fuchsschwanz, blauer: Herb. Salicariae.
Fuchstropfen: Tinct. Chinoïdin.
Fuchswitterung: Zibeth. artific.
Fuchswurzkraut: Herb. Aconit.
Fuchtöl: Ol. Chamomillae.
Füerpulver: Rad. Arnic. pulv. gr.
Füerwörteln: Rad. Arnicae.
Fühlung: Succ. Liquir. crud. plv.
Füli Erd: Terre pourrie.
Fülifüdesamen: Sem. Colchici.
Fülifüss: Fol. Farfarae.
Fünaukraut: Herb. Alchemillae.
Fünfaderkraut: 1. Fol. Malvae. 2. Herb. Plantaginis.

Fünfblatt: 1. Herb. Agrimoniae. 2. Herb. Potentillae.
Fünferlei: 1. Linim. sap. camph. 2. Spec. amarae.
Fünffingerholz: Lign. Sassafras.
Fünffingerkraut: 1. Herb. Agrimoniae. 2. Herb. Potentillae.
Fünffingerkrautsalbe: Ungt. Linariae.
Fünffingerwurzel: 1. Rhizoma Tormentillae. 2. Tubera Salep.
Fünfmännerthee: Herb. Agrim.
Fünstern: Herb. Fumariae.
Fürpulverwurzel: Rad. Pyreth.
Fürstenpflaster: Empl. saponat.
Fürstenpulver: Pulv. pro Equis. gris.
Fürstlingsblüthen: Flor. Millef.
Fürst von Elz-Pflaster: Empl. Picis irritans ext.
Fütingspulver: Rhiz. Iridis plv.
Fuhrmannsblumen: Flores Stoechados.
Fuipepak: Elect. theriacale.
Fulholzrindi: Cort. Frangulae.
Furzglocken: Flor. Malv. arbor.
Fusetholz: Lignum flavum.
Fuspel: Herb. Sideritid.
Fussblatt: Rhiz. Polypodii.
Fusspulver: 1. Alumen pulverat. 2. Pulv. Talci salicylat.
Fusssalbe: Ungt. diachylon.
Fussschweisswasser: Liquor. antihydrorrhoicus.
Fussverbandpflaster: Ceratum Aeruginis.
Fustikholz: Lignum flavum.
Futingspulver: Rhiz. Iridis pulv.
Futter, falsches: Asa foetida.

G.

*(Gähl = gelb. Gichtern = Krämpfe. Grach = grau. Grind = Krätze.
Gröhn = grün. Gütterle = Glas. Gulden = golden.)*

Gaathan: Herb. Abrotani.
Gabegottes: Herb. Chelidonii.
Gabianöl: Ol. Petrae nigr.
Gachel: Herb. Millefolii.
Gacht: Herb. Millefolii.
Gaddelisen: Fol. Taraxaci.
Gadelbeeren: Fruct. Myrtilli.
Gädersalbe: Ugt. Rosmar. comp.
Gähl: Flor. Calendulae.
Gähladerjahn: Orlean.
Gählbutterfarb: Orlean.
Gählendewas: Empl. Litharg. comp.
Gählfarw: Rhiz. Curcumae plv.
Gählgilgen: Rhiz. Pseudacori.
Gählgölliken: Flor. Verbasci.
Gählgöllingthee: Flor. Calend.
Gählkinderpulver: Pulvis pro Infant. c. Croco.
Gählmassschwede: Cerat. Resinae Pini.
Gählsuchtpulver: Rad. Rhei plv.
Gählsuchtwörteln: Rhiz. Curc.
Gähltogpflaster: Empl. Lith. cps.
Gältogschwede: Cerat. Resin. Pini.
Gähltraktiv: Cerat. Resin. Pini.
Gählwasschwede: Cerat. Resin. Pini.
Gählwundsalv: Ugt. basilicum.
Gängena: Cort. Chinae.
Gänseblumen: Flor. Bellidis.
Gänsefingerkraut: Herb. Anserinae.

Gänsefuss: 1. Herb. Alchemillae. 2. Herb. Chenopodii. 3. Herb. Potentillae.
Gänsegarbe: Herb. Anserinae.
Gänsegrünkraut: Hrb. Alchem.
Gänsekraut: Herb. Artemisiae.
Gänsekrautsaft: Sir. Althaeae.
Gänsekresse: Herb. Bursae Past.
Gänselatschenthee: Fol. Malv.
Gänsepappel: Fol. Malv. vulg.
Gänsepech: Colophonium.
Gänsepfötchen: Herb. Anserin.
Gänsepulver: Sem. Foenugr. plv.
Gänserich: Herb. Potentillae.
Gänsewaid: Herb. Isatis.
Gänsewurzel: Rad. Gentianae.
Gänsezungen: Herb. Millefolii.
Gärb: Herb. Millefolii.
Gafelblätterspiritus: Spiritus Cochleariae.
Gaffer: Camphora.
Gageneier: Flor. Lamii alb.
Gaisblatt: Herb. Pyrolae.
Gaisenbillele: Troch. Succ. Liq.
Gaisfenchel: Fruct. Phellandrii.
Gaistrauben: Lichen Islandicus.
Galais: Herb. Genistae.
Galante: Rad. Helenii.
Galappa: Tub. Jalapae.
Galaun: Alumen.
Galeisen: Herb. Genistae.
Galgant: Rhiz. Galangae.
Galgenmännchen: Radix Mandragorae.

Galgennägel: Flor. Cassiae.
Galgenwurz: Rhiz. Galangae.
Galitzenstein, blauer: Cuprum
 sulfuricum.
—, weisser: Zincum sulfuricum.
Galläpfel: Gallae.
Galläpfelsalz: Acid. tannicum.
Gallbungelwasser: Aq. aromat.
Galle: Fel Tauri.
Gallenkraut: Herb. Gratiolae.
Gallenmagentropfen: 1. Elix.
 Aurant. comp. 2. Tinct. Galang.
Gallenpflaster: Empl. oxycroc.
Gallenpulver: Tub. Jalap. pulv.
Gallensaft für Erwachsene:
 Tinct. Jalapae.
— für Kinder: Sir. Rhamni cath.
Gallenschleimpillen: Pil. lax.
Gallenstein: Tartarus alb. crud.
Gallentropfen: 1. Tinct. Aloës
 comp. 2. Tinct. amara.
Gallenwurzel: Tubera Jalapae.
Gallerjahn: Rhiz. Galangae.
Gallhageldornrinde:Cort.Berb.
Galli: Natr. causticum venale.
Gallian: Rhiz. Galangae.
Gallipoliöl: Ol. Olivarum virid.
Gallipot: Resina Pini.
Gallipotöl: Ol. Terebinthinae.
Gallkraut: Fol. Trifolii fibrin.
Galloprepulver: Tb. Jalap. plv.
Gallpulver: Pulvis laxans.
Gallthee: Herb. Abrotani.
Galltropfen: Tinct. amara.
Gallundgliederpulver:1.Magnesia ust. 2. Tub. Jalap. pulv.
Gallundgliedersaft: Tinct. Resina Jalapae dil.
Gallundmagenpulver: Pulvis
 Jalapae comp.

Gallundmagentropfen:1.Elix.
 Aurantii comp. 2. Tinct. Aloës.
 3. Tinct. amara.
Gallundschleimpillen: Pilulae
 laxantes.
Gallundschleimpulver:
 1.Magn.usta. 2.Tub. Jalap.plv.
Gallundschleimsaft: Tinctura
 Jalapae c. Sir. Rhoeados.
Gallus: Gallae.
Galmei: Lapis Calamin. praep.
Galmeipflaster: Empl. fuscum.
Galmeisalbe: 1. Ungt. exsiccans.
 2. Ungt. Zinci.
Galopp: Tub. Jalapae pulv.
Galoppheilpflaster: Emplastr.
 Litharg. comp.
Galoppspiritus: Liq. Am. caust.
Galoppwurzel: Tubera Jalapae.
Galster: Herb. Spartii.
Gamander: Herb. Teucrii.
Gambogia: Gutti.
Gandelbeeren: Fruct. Myrtilli.
Ganferkraut: Herb. Abrotani.
Gansampfer: Rhiz. Bistortae.
Ganserich: Herb. Alchemillae.
Gantöl: Ol. Serpylli.
Ganzert, weisser: Flor. Lamii.
Garaffel: Rhiz. Cariophyllat.
Garbe: Fruct. Carvi.
Garbekraut: Herb. Absinthii.
—, rothes: Herb. Centaurii.
—, weisses: Herb. Millefolii.
Garböl: Ol. Carvi.
Gardebenediktenkrüt: Herb.
 Cardui benedict.
Garifelwurzel: Rhiz. Caryoph.
Garnichts: 1. Alum. plumos.
 2. Zinc. oxydat. alb.
Garnwurzel: Rad. Lapathi.

Gartenampfer: Herb. Acetosae.
Gartenhaferminz: Rad. Consol.
Gartenheil: Herb. Abrotani.
Gartenhünchen: Herb. Abrotan.
Gartenkümmel: Frct. Foeniculi.
Gartenmalven: Flor. Malv. arb.
Gartenmichel: Sem. Nigellae.
Gartenraute: Herb. Rutae.
Gartenringeln: Flor. Calendul.
Gartenrispen: Herb. Hyssopi.
Gartensafran: Flor. Carthami.
Gartenwurzel: Herb. Abrotani.
Garthagel: Herb. Abrotani.
Garthee: Herb. Millefolii.
Gartheil: Herb. Abrotani.
Gartheu: Herb. Hyperici.
Gartringel: Flor. Calendulae.
Garu: Cort. Mezerei.
Garwekraut: Herb. Millefolii.
Gassensirup: Sir. Althaeae.
Gassia: Fruct. Cassiae fistulae.
Gast: Herb. Spartii.
Gasteiner Thee: Spec. laxantes St. Germain.
Gaswasser: Aq. carbolic.
Gatterkraut: Herb. Agrimoniae.
Gaublumen: Flor. Rhoeados.
Gauchampfer: Herb. Acetosell.
Gauchheil: Herb. Anagallidis.
Gauchklee: Herb. Acetosellae.
Gaude: Rad. Rubiae.
Gaugelpulver: Pulv. fumalis.
Gaugersbalsam: Mixt. ol. bals.
Geädersalbe: Ugt. Rosmar. cps.
Gebackpulver: Lap. calaminar.
Gebärmuttertropfen: 1. Elix. uterin. Croll. 2. Tinct. Cinnamomi. 3. Tinct. Opii benzoic.
Gebärmutterwurzel: Rad. Aristoloch. rotund.

Gebenedeite Distel: Herb. Cardui Mariae.
Gebirgsthee: Herb. Marrubii.
Geblütpulver, neunundneunziger: Pulv. Liquir. cps.
—, **siebenundsiebziger:** Pulv. ecphract. Sellii.
— **für's Vieh:** Plv. pro Eq. rubr.
Geblütreinigungsgeist: 1. Spir. Mastich. cps. 2. Spir. Meliss. cps.
Geblütsthee: Spec. Lignorum.
Geblütstropfen: Tinct. Pini cps.
Gebrannt. Magnesia: Magn. ust.
— **Todtenbein:** Conch. praepar.
Gebrochne Maas: Capit. Papaveris conc.
Geburtsbalsam: Aq. carminat.
Geckenheil: Herb. Anagallidis.
Gedärmfreisaft: Sir. Papaveris.
Gedenkemein: Herb. Viol. tricol.
Geduldwurzel: Rad. Lapathi.
Geele Bonkes: Flor. Spartii.
Geesche Dackensalbe: Ungt. Hydrarg. alb.
Gefrörsalbe: Ungt. Plumbi.
Gegenstoss: Herb. Anchusae.
Gegenstrass: Herb. Boraginis.
Gehanswurzel: Rhiz. Filicis.
Gehirnhautpulver: Pulv. Liquiritiae comp.
Gehlgurannspulver: 1. Rhiz. Galang pulv. 2. Tub. Jalap. pulv.
Gehörntes Elfenholz: 1. Lign. Guajaci. 2. Rad. Dictamni.
Gehöröl: Ol. camph. c. Ol. Cajep.
Geh weg und komm wieder: 1. Ungt. ctr. Scabiem. 2. Herb. Veronicae.
Geierbalsam: Ungt. Elemi.
Geiferwurz: Rad. Pyrethri.

Geigenharz: Colophonium.
Geilwurzel: Rad. Angelicae.
Geimer, gelber: Rhiz. Curcum.
—, **schwarzer:** Sem. Nigellae.
—, **weisser:** Rhiz. Zingiberis.
Geisbart: Flor. Ulmariae.
Geisblatt: Herb. Pyrolae.
Geisfenchel: Fruct. Phellandr.
Geisklee: Herb. Galegae.
Geispillen: Troch. Succ. Liquirit.
Geisraute: Herb. Galegae.
Geistrauben: Lichen Islandicus.
Geiswedel: Herb. Spiraeae.
Geist, chemischer: Spir. Colon.
—, **Minderer's:** Liq. Amm. acet.
Geistblumen: Flor. Bellidis.
Geist der Venus: Acid. acetic. dil.
Geistersalz: Ammon. carbonic.
Geistersamen: Sem. Psyllii.
Geisterschmiere: Liq. Am. caust.
Geistertropfen: Tinct. Chinoid.
Geistlingstropfen: Mixt. pyrotartarica.
Geistwurzel: Rad. Angelicae.
Gekocht Laxir: Inf. Sennae cps.
Gelb. Apfelsalbe: Ungt. flavum.
— **Distel:** Herb. Galeopsidis.
— **Durchwachssalbe:** Ugt. flav.
— **Grindsalbe:** Ugt. sulfur. cps.
— **Hundepulver:** Sulf. sublim.
— **Ingwer:** Rhiz. Curcumae.
— **Katzenpfötchen:** Flor. Stoechados.
— **Krätzsalbe:** Ugt. sulfur. cps.
— **Ochsenzunge:** Rad. Lap. acut.
— **Pech:** Resina Pini.
— **Polei:** Lycopodium.
— **Pomade:** Ungt. flavum.
— **Puder:** Lycopodium.
— **Sachtwurzel:** Rhiz. Curcum.

Gelb. Salbe: Ungt. flavum.
— **Schärte:** Herb. Genistae.
— **Senf:** Sem. Erucae.
— **Suchtenwurzel:** Rhiz. Curc.
— **Tafelbalsam:** Ugt. Hydr. citr.
— **Tafelsalbe:** Cerat. Resin. Pini.
— **Teufelspflaster:** Cerat. Res. Pini.
— **Teufelssalbe:** Ugt. Hydr. citr.
— **Universalspiritus:** Mixt. ol. balsam.
— **Unterhaltungssalbe:** Ungt. Mezerei.
— **Vivat:** Ungt. contra scabiem.
— **Wachspflaster:** Cerat. resin. Pini.
— **Wurzelsaft:** Succ. Dauci insp.
— **Zug:** 1. Cerat. resinae Pini. 2. Empl. Lithargyri comp.
Gelbbeeren: Fruct. Berberidis.
Gelbharz: Resina Pini.
Gelbholz: Lignum citrinum.
Gelbingwer: Rhiz. Curcumae.
Gelbkraut: Herb. Chelidonii.
Gelbrotthee: Herb. Rutae.
Gelbrübensaft: Succ. Dauci insp.
Gelbsuchtpulver: 1. Rad. Rhei pulv. 2. Rhiz. Curcumae pulv.
Gelbsuchtwurzel: 1. Bulb. Asphod. 2. Rad. Gentian. 3. Rhiz. Curc. 4. Rhiz. Hydrast. Canad.
Geldbeutel: Herb. Burs. Pastor.
Geldmännchen: Rad. Mandrag.
Gelenköl: Ol. Hyoscyami.
Gelenksalbe: Ungt. Linariae.
Gelenkschmiere: Ungt. nervin.
Gelepisblumen: Flor. Verbasci.
Gelken: Flor. Calendul.
Gelöschtes Quecksilber: Ugt. Hydrarg. cin. venal.

Geisterblumen: Flor. Spartii.
Gemein. Harz: Resina Pini.
— **Vitriol**: Ferrum sulfuricum.
Gemsblumen: Flor. Arnicae.
Gemsfell: Ungt. Hydrarg. citrin.
Gemswurzel: Rad. Arnicae.
Genavinawurzel: Rhiz. Galang.
Gendelbeeren: Fruct. Myrtilli.
Genepi: Herb. Ivae moschatae.
General Hügel's Augensalbe: Ungt. ophthalmic.
Geneverwurz: Rad. Pyrethri.
Gengber: Rhiz. Zingiberis.
Gengelthee: Herb. Violae tricol.
Genipivree: Hrb. Artem. glacial.
Genovevabalsam: Ugt. basilic.
Gensblumen: Flor. Arnicae.
Gensel: Herb. Sedi.
Genserblumen: Flor. Spartii.
Gentar: Succinum raspatum.
Gentwurz: Herb. Abrotani.
Genueser Oel: Ol. Olivarum.
Georgenkraut: Hrb. Valer. Phu.
Georginenthee: Carrageen.
Georgstropfen: Ol. Tereb. sulf.
Gerbel: Herb. Millefolii.
Gerbersalbe: Ungt. Linariae.
Gerberwurzel: Cortex Quercus.
Gerischwurz: Rhiz. Imperator.
Gerlachspulver: Tub. Jalap. plv.
Germainthee: Spec. laxant. St. G.
Germaintinctur: Tinct. Sennae.
Germaniathee: Spec. laxantes.
Germannsthee: Spec. laxantes.
Germerpflaster: Empl. sap. rubr.
Germerthee: Spec. laxant. St. G.
Germerwurz: Rhizom. Veratri.
Germlingspulver: Lap. calamin.
Geröstetmenschenfleisch: Mumia.

Gerstenessig: Acetum Vini.
Gerstenextract: Extract. Malti.
Gerstenmehl: Farina Hordei.
Gerstensirup: Sir. Althaeae.
Gertel: Herb. Abrotani.
Gertelkraut: Herb. Abrotani.
Gertelsamen: Lycopodium.
Gertwurz: Herb. Abrotani.
Gesangbuchskräuter: Species hierae picrae.
Gesälz: Elect. e Sennae.
Geschmackblümel: Herb. Cent.
Geschwefelt Laugensalz: Kal. sulfurat.
Geschwindmachfixundfertig: 1. Tinct. Arnicae. 2. Liquor. Ammon. caust.
Geschwulstglöckel: Hrb. Onon.
Geschwulstkraut: Stip. Dulcam.
Geschwulstthee z. Räuchern: Species ad suffiendum.
Gesegnete Distel: Herb. Cardui bened.
Gesichtsalbe: Ungt. leniens.
Gestossener Kukuk: Pulv. contra pediculos.
Gestütspulver: Pulv. pro equis.
Gesundheitsbalsam: 1. Mixt. oleos. bals. 2. Tct. Benzoës cps.
Gesundheitselixir: Tct. Al. cps.
Gesundheitsessenz: Tct. Aloës comp.
Gesundheitskräuter: Herb. Galeopsidis.
Gesundheitsmehl: Magn. carb.
Gesundheitsthee: Spec. laxant.
Gesundheitstropfen: 1. Mixt. oleos. bals. 2. Tct. Benzoës cps.
Getödtet Quecksilber: Ungt. Hydrarg. cin.

Gewächsalkali: Kal. carbonic.
Gewandlausschmiere: Ungt. Hydrarg. pedic.
Gewehröl: Paraffin. liquid.
Geweihtkraut: Herb. Verbenae.
Gewitterkörner: Sem. Cydoniae.
Gewürz, engl.: Fructus Amomi.
—, neunerlei: Pulv. aromatic.
Gewürzbalsam: Mixt. oleos. bals.
Gewürzessig: Acet. aromaticum.
Gewürzgeist: Spir. Meliss. cps.
Gewürzkörner: Fruct. Amomi.
Gewürzkräuter: Spec. aromat.
Gewürzlatwerge: Elect. aromat.
Gewürznäglein: Caryophylli.
Gewürzpfeffer: Fruct. Amomi.
Gewürzpulver: Pulv. aromatic.
Gewürzsafran: Crocus.
Gewürzsamen: Fruct. Amomi.
Gewürztinctur: Tinct. aromat.
Gewürztropfen: Tinct. aromat.
Geyerssalbe: Ungt. Zinci et Ungt. Terebinthinae $\widehat{aa}$.
Gfraispulver: Pulv. epilepticus.
Gibsgabs, Gibsjakob, Gibziak: 1. Ungt. Aerugin. 2. Mel rosat. c. Borace. 3. Oxymel simplex.
Gichtbalsam: Linim. sap. camph.
Gichtbeeren: Fruct. Ribis nigr.
Gichtblätter: Herb. Ranunculi.
Gichtblumen: Flor. Primulae.
Gichternpulver: 1. Elaeosacch. Anisi c. Magn. carbon. $\widehat{aa}$. 2. Plv. antacidus. 3. Plv. Magn. c. Rheo. 4. Pulv. pro infant.
Gichtfluid: Spir. Russicus.
Gichtflusstropfen: 1. Tct. Pini cps. 2. Tct. resin. Guajaci.
Gichtholz: Lignum Guajaci.

Gichtkörner: 1. Sem. Cardui Mariae. 2. Sem. Paeoniae.
Gichtkrallen: Sem. Paeoniae.
Gichtkraut: 1. Herb. Chenopodii. 2. Herb. Geranii.
Gichtöl: 1. Ol. camphorat. 2. Ol. Philosophor.
Gichtpapier: Chart. antirheum.
Gichtpaterlein: Sem. Paeoniae.
Gichtpflaster: 1. Empl. fuscum. 2. Empl. oxycroceum.
—, Helgoländer: Empl. antarthritic. Helgoland.
Gichtpillen: Pilulae laxantes.
Gichtpilz: Fung. Sambuci.
Gichträucherpulver: Plv. fum.
Gichtrosen: Flor. Paeoniae.
Gichtrosenkörner: Sem. Paeon.
Gichtrosensaft: Sir. Rhoeados.
Gichtrübe: Rad. Bryoniae.
Gichtsalbe: 1. Cerat. fusc. 2. Ol. Lauri. 3. Ungt. Rosmar. cps. 4. Ungt. nervin.
Gichtsamenkraut: Herb. Ledi.
Gichtspähne: Lign. Guaj. rasp.
Gichtspiritus: 1. Linim. sapon. camph. 2. Spir. Angel. comp. 3. Spirit. Formicar.
Gicht-Sticht- und Fahnenöl: Ol. Tereb, Ol. Spic., Ol. Oliv. $\widehat{aa}$.
Gichtthee: Herb. Chenopodii.
Gichttropfen: 1. Mixt. oleos. bals. 2. Tinct. Guajaci ammon.
—, Hoffmann's: Elix Aurant. cps.
Gichtundgrimmsaft: Sir. Papaveris.
Gichtundmagentropfen: Elix. Aurant cps.
Gichtwasser: 1. Aq. aromatic. spirit. 2. Spir. sapon. camph.

Gichtwidriges Räucherpulver: Species ad suffiendum.
Gichtwurzel: Rad. Bryoniae.
Gichtwurzzaunrübe: Rad. Bryoniae.
Gickelundgockel: Ungt. flavum.
Gideonkraut: Herb. Rorellae.
Gienst: Flor. Spartii.
Giftbohnen: Sem. Jequirity.
Giftheil: Rhiz. Zedoariae.
Giftkorn: Secale cornutum.
Giftkraut: Herb. Gratiolae.
Giftmehl: Acid. arsenicosum.
Giftpulver: Acid. arsenicosum.
Giftrosen: Flor. Paeoniae.
Giftwasser: Acid. sulfuric. dil.
Giftwendel: Rad. Vincetoxici.
Giftwürze: Rad. Angelicae.
Giftwurzel: 1. Rad. Contrajervae. 2. Rad. Vincetoxici. 3. Rhiz. Bistortae.
Gilbholzrinde: Cort. Frangulae.
Gilbkraut: Herb. Chelidonii.
Gilbwurzel: Rhiz. Curcumae.
Gildenroman: Elect. theriacale.
Gilfwurz: Rad. Althaeae.
Gilgen: Flor. Lilii alb.
Gilgenöl: Ol. olivarum album.
Gilgenwurzel: Rhiz. Curcumae.
Gilkenblumen: Flor. Calendul.
Gillwurzel: Rad. Hellebori.
Gillwurzimber: Rhiz. Curcum.
Gimorwurzel: Rad. Althaeae.
Gimschklee: Herb. Eupatorii.
Gin: Spir. Vini Gallici.
Ginfer: Rhiz. Zingiberis.
Ginster: Herb. Genistae.
Ginstkraut: Herb. Meliloti.
Giraffelwurz: Rhiz. Caryophyll.
Giraumontsamen: Sem. Cucurb.

Gispel: Herb. Hyssopi.
Glaaröl: Benzin.
Glätte: Lithargyrum.
Glättsalbe: Ungt. Glycerini.
Glander: Fruct. Coriandri.
Glanse: Herb. Genistae.
Glanz oder Glanzkorn: Sem. Canariense.
Glanzpulver: 1. Gummi arabic. 2. Tragacanth. plv. 3. Borax plv.
Glanzruss: Fuligo splendens.
Glanzseife: Paraffinum solidum.
Glanzwurzel: Rhiz. Galangae.
Glapp: Tub. Jalapae.
Glasaschenwurzel: Rhiz. Filic.
Glasertropfen: Tinct. Chinoidin.
Glasgalle: Fel Vitri.
Glashenne: Fel Vitri.
Glasierpulver: Talcum pulv.
Glaskalk: Fel Vitri.
Glaskopf, rother: Lap. Haemat.
Glaskraut: 1. Herb. Parietariae. 2. Herb. Equiseti.
Glaspech: 1. Res. Pini. 2. Colophonium.
Glaspulver: Stib. sulfurat. nigr.
Glassalbe: Ungt. cereum.
Glassalz, -schaum, -schlacke: Fel Vitri.
Glaswasser: Liq. Natr. silicic.
Glasweide: Fol. Ligustri.
Glatschen: Flor. Rhoeados.
Glattbruch: Herb. Herniariae.
Glattwerk: Elect. e Senna.
Glattwürger: Elect. e Senna.
Glatzenblumen: Flor. Rhoeados.
Glaubersalz: Natr. sulfuricum.
Glawittenstein: Zinc. sulfuric.
Gleisswurz: Rad. Mëu.
Glenderpflaster: Empl. fusc.

Gliedegenge: Herb. Asperulae.
Gliederbalsam: 1. Linim. sapon. camph. 2. Mixt. oleos. balsam.
Gliederbalsamtropfen: Spirit. Angelicae comp.
Gliederessenz: 1. Liq. Ammon. acet. 2. Tinct. antipastic.
Gliederfett: 1. Ol. camphoratum. 2. Ol. Olivarum.
Gliedergeist: 1. Spir. Angelic. comp. 2. Spir. Melissae comp.
Gliedergrindsalbe, weisse: Ungt. Hydrarg. alb.
Gliederkräuter: Spec. aromatic.
Gliederkraut: Herb. Asperulae.
Gliederlenge: Herb. Scabiosae.
Gliederöl: 1. Liniment. ammon. 2. Ol. Chamom. 3. Ol. Terebinth. 4. Ol. Hyoscyami. 5. Ol. viride.
Gliederpulver: Tub. Jalap. pulv.
Gliederrecköl: Ol. Hyoscyami.
Gliederreissendes Pulver: Pulv. Liquirit. comp.
Gliedersalbe: 1. Ungt. nervin. 2. Ungt. Populi. 3. Ungt. Rosmarin. comp.
Gliederspiritus: 1. Spirit. sapon. camph. 2. Liq. Ammon. caust. 3. Spir. Angel. comp. 4. Spir. aromatic. 5. Spir. caeruleus.
Gliedersplitteröl: 1. Ol. mixtum. 2. Ol. Hyoscyami.
Gliederstenglich: Hrb. Asperul.
Gliedertropfen: 1. Liq. Amm. acet. 2. Tinct. antispastic.
Gliedewel: Liniment. ammoniat.
Gliedkraut: Herb. Sideritidis.
Gliedöl: 1. Linim. ammon. 2. Ol. Chamomillae. 3. Ol. Terebinth. 4. Ol. Hyoscyam. 5. Ol. viride.

Gliedschwammpflaster: 1. Cerat. Aerug. 2. Chart. antirheum.
Gliedwundkraut: Hrb. Siderit.
Gliedwurzel: Rhiz. Polygonat.
Gliedzunge: Herb. Asperulae.
Glimmergeist: Spir. Formicar.
Glimmerspähne: Glac. Mariae.
Glitschen: Flor. Rhoeados.
Glitscheröl: Glycerin.
Glitschpulver: Talcum pulv.
Glitzenstein: Zinc. sulfuricum.
Glockenblumen: Flor. Cyani.
Glockenkling: Ungt. ctr. Pedic.
Glockenöl: Ol. Hyperici.
Glockenpappeln: Flor. Malvae arboreae.
Glockenpfeffer: Fruct. Capsici.
Glockenschmalz: 1. Ceratum Cetacei rubr. 2. Ol. Amygdal. 3. Ungt. flavum.
Glockenschmiere: Ol. Olivar.
Glockenthee: Flor. Malvae vulg.
Glockentropfen: Tct. Chinoidin.
Glockenwasser: Aq. Plumbi.
Glockenwurzel: Rad. Helenii.
Glockrosen: Flor. Malv. arbor.
Glöckelstropfen: Tct. Chinoidin.
Glöckleöl: Ol. Hyperici.
Glöckners Pflaster: Empl. fusc. camph. in scat.
Glogauer Salbe: Ugt. Hydr. citr.
Glore: 1. Terebinthina. 2. Ungt. flav. c. Ol. Lauri.
Glückenwurzel: Rad. Angelic.
Glücksensamen: Sem. Cucurbit.
Glückshand: Rhiz. Filicis.
Glücksmännchen: Rad. Mandragor.
Glückswurzel: Blb. Victor. long.
Glühwachs: Cera nigra.

Glümeke: Herb. Beccabungae.
Glüthenwurzel: Rad. Angelicae.
Glunecke: Herb. Beccabungae.
Glunscher: Saccharum Malti.
Glycerinwaschwasser: Glycer. c. Aq. Rosae a͞a. pts.
Gnadenkraut: Herb. Gratiolae.
Gnatzsalbe: Ungt. contra Scab.
Gnitzschenstein: Zinc. sulfuric.
Gnurröl: Ol. Hyoscyam. part. I Ol. Pini part. II.
Goapulver: Chrysarobin.
Gochheil: 1. Herb. Anagallidis. 2. Herb. Prunellae.
Gockelersthee: Flor. Rhoead.
Gockelfang, -kerne, -mehl, -pulver: Pulv. contra Pedic.
Göldeke: Flor. Calendulae.
Gölliken: Flor. Verbasci.
Göllingthee: Flor. Calendulae.
GörlitzerGaloppheilpflaster: Empl. Litharg. comp.
Görspflaster: Empl. defensiv. rbr.
Götterstein: Cupr. aluminatum.
Göttlich. Balsam: 1. Mixt. oleos. bals. 2. Tinct. Benzoës comp.
— **Pflaster:** Empl. fusc. camph.
— **Stein:** Cuprum aluminatum.
Gogenum: Pulv. contra pedicul.
Goijaun: Alumen.
Goldadersalbe: 1. Ungt. flavum. 2. Ungt. Linariae.
Goldaderthee: Species laxantes Schraum.
Goldadertinctur: Tct. Aloës cps.
Goldaderwurzel: Rhiz. Zedoar.
Goldaurum: Herb. Adiant. aur.
Goldbalsam: Spir. Lavandul. cps.
Goldblumen: 1. Flor. Calendul. 2. Flor. Stoechados.

Goldblumenessig: Acet. aromat.
Goldengänserich: Hrb. Alchem.
Goldenmundkraut: Herb. Virg.
Goldenrautenkraut: Hrb. Virg.
Golderlingsschaalen: Cortex Aurant. fruct.
Goldgilgen: Bulb. Asphodeli.
Goldglätte: Lithargyrum.
Goldglätteessig: Liquor Plumbi subacet.
Goldglätteöl: Liq. Plumb. subac.
Goldgummibandpflaster: Empl. Litharg. comp.
Goldhaar: Herb. Adianti aurei.
Goldhonig: Mel. depuratum.
Goldklee: Herb. Hepaticae.
Goldkrautsaft: Sir. Chamomill.
Goldkrautsalbe: Ungt. Linariae.
Goldlack: Herb. Cheiri.
Goldleim: Borax.
Goldmilz: Herb. Chrysosplenii.
Goldmyrrhe: Myrrha.
Goldmyrrhentropfen: Tinctura Myrrhae.
Goldn. Adersalbe: Ugt. flavum.
— **Widerthon:** Herb. Adianti.
— **Wildnisskraut:** Herb. Ivae moschatae.
Goldpflaster: Empl. fuscum.
Goldpulver: 1. Pulv. epileptic. c. Aur. fol. 2. Pulv. Magnes. c. Rheo. 3. Rad. Rhei pulv.
Goldraute: Herb. Virgaureae.
Goldrinde: Cort. Frangulae.
Goldrosen: Flor. Calendulae.
Goldrosensalbe: Ungt. flavum.
Goldruthe: Herb. Virgaureae.
Goldsalz: 1. Auro-Natr. chlor. 2. Aur. chlorat. 3. Ammon. chlorat. ferrat.

Goldscheidewasser: Acidum chloronitricum.
Goldschlägerhäutchen: Empl. animale.
Goldschwefel: Stib. sulf aurant.
Goldstengelthee: Herb.Virgaur.
Goldtinctur- oder -tropfen: 1. Essent. dulcis. 2. Tct. amara. 3. Tct. aromat. 4. Tct. Corallor. 5. Tinct. Ferr. chlor. aetherea.
Goldwiderthon: Herb. Adiant.
Goldwurzkraut: Herb. Chelid.
Goldwurzel: 1. Bulb. Asphodeli. 2. Bulb. Victorial. rot. 3. Rhiz. Curcumae. 4. Rhiz. Tormentill.
Goldwurzelsalbe: Ungt flavum.
— in Stangen: Empl. oxycroc.
Goldzwiebel: Bulb. Asphodeli.
Gollaun: Alumen pulveratum.
Gollenkraut: Herb. Millefolii.
Gommeline: Dextrin.
Gor: Herb. Millefolii.
Gordhahn: Herb. Abrotani.
Gorgenwurz: Rhiz. Curcum. tot.
Gorgone: Rhiz. Curcumae pulv.
Gorgonenwurzel: Rhiz. Galang.
Goronitzel: Zincum sulfuricum.
Gosfett: Adeps.
Gospflaster: Empl. saponatum.
Gottesandachtspulver: Pulv. pro equis virid.
Gottesgabe: Herb. Chelidonii.
Gottesgnadenkraut: 1. Herb. Galeopsid. 2. Herb. Gratiolae.
Gottesgnadenpflaster: Empl. Meliloti.
Gotteshand: Herb. Millefolii.
Gotteshandpflaster: Empl.fusc.
Gottesheil: Herb. Prunellae.

Gotteshülfe: 1. Herb. Gratiolae. 2. Herb. Marrubii.
Gotteskundenpflaster: Empl. Meliloti.
Gottesmutterthee: Herb. Marrubii.
Gottvergess, schwarzer: Hrb. Ballotae.
—, weisser: Herb. Marrubii.
Gottvergessenthee: 1. Folia Trifol. fibr. 2. Herb. Veronicae. 3. Rad. Succisae.
Gottvergissmeinnichtöl: Ol. Hyoscyami.
Goulards Salbe: Ungt. Plumbi.
— Wasser: Aq.PlumbiGoulardi.
Grabekraut: Herb. Absinthii.
Grafenpulver: Plv. Magnes. c. Rheo.
Gräfingsfett: Adeps.
Graenesalbe: Ungt. ctr. pedicul.
Gräntze: Herb. Ledi.
Grätenstein: Cetaceum.
Granadill: Sem. Tiglii.
Granatäpfelleder: Cortex Granat. fruct.
Granatblumen: Flores Granati.
Granatensaft: Sir. Rhoeados.
Granatenzucker: Sacchar. alb.
Granatillkörner: Grana Tiglii.
Granatrinde: Cortex Granati.
Granatstein: Fel Vitri.
Granawettholz: Lign. Juniperi.
Grandelbeerblätter: Folia Vaccin. Vidis Id.
Granzenblätter: Herb. Ledi.
Graphit: Plumbago.
Grapp: Rad. Rubiae tinct.
Grasbielkraut: Fol. Fragariae.
Grasblumen: Flor. Tunicae.

Graschelkraut: Herb. Chelidon.
Grasnägelein: Flor. Tunicae.
Grasnelken: Herb. Oreoselini.
Grasöl: 1. Ol. viride. 2. Ol. Hyoscyami.
Grasspiritus: 1. Spir. Angelicae comp. 2. Spir. Melissae comp.
Grasstaub: Lycopodium.
Graswasser: Aq. destillata.
— **für Hunde**: Aq. Sambuci c. Tartar. stibiat.
Graswurzel: Rhiz. Graminis.
—, **rothe**: Rhiz. Caricis.
Gratzbeerwurzel: Rad. Ononid.
Grau. Aschmannssalbe: Ungt. Zinci c. Bals. peruv. 10 : 1.
— **Butter**: Ungt. pediculor.
— **Driakel**: Elect. theriacale.
— **Dunst**: Tutia praeparata.
— **Eber**: Ungt. sulfurat. cps.
— **Kapuzinersalbe**: Ungt. Hydrarg. pedic.
— **Konducteurpulver**: Pulvis pro equis.
— **Krätzsalbe**: Ungt. sulfurat. comp.
— **Magnet**: Ferrum pulveratum.
— **Nervensalbe**: Ungt. Rosmar. comp.
— **Ohrensalbe**: Empl. Litharg. comp.
— **Pflaster**: Empl. Hydrargyri.
— **Pomade**: Ungt. Hydr. pedic.
— **Puder**: Pulv. contra pedicul.
— **Pulver**: 1. Pulv. Jalap. laxans. 2. Pulv. strumalis.
— **Rosssalbe**: Ungt. sulf. cp.
— **Salbe**: Ungt. Hydrarg. pedic.
— **Sand**: Pulv. contra pediculos.
— **Schwefel**: Sulfur griseum.

Grau. Sudensalbe: Ugt. sulfurat. comp.
— **Timotheus**: Stib. sulf. nigr.
— **Titius**: Tutia praeparata.
— **Vivat**: Ungt. Hydrarg. pedic.
Graubolsmannspulver: Pulv. epilept. niger.
Graugalmei: Lapis calaminar.
Grausenblumen: Flor. Spartii.
Grauspiessglanz: Stib. sulf. nigr.
Grauwasserpulver: Plv. laxans.
Grauweide: Herb. Spartii.
Grenader: Herb. Ballotae.
Greiserbeeren: Fruct. Myrtilli.
Grenadiertropfen: 1. Tinctura Chinae comp. 3. Tct. Chinoïdin.
Grenetillsamen: Sem. Tiglii.
Grenetine: Gelatina alba.
Grenetten: Fruct. Rhamni cath.
Grensing: 1. Herb. Clematidis. 2. Herb. Millefolii.
Grete, feine: Sem. Foenugraeci.
Greundreusensalv: Ugt. laurin.
Greunkinderpulver: Pulvis Liquiritiae comp.
Griakelbeere: Fruct. Juniperi.
Gricium: Sem. Foenugraeci.
Griech. Heusamen: Sem. Foenugraeci.
— **Leberkraut**: 1. Herb. Agrimoniae. 2. Herb. Hepaticae.
— **Nüsse**: Amygdalae.
— **Pech**: 1. Asphalt. 2. Colophonium.
— **Thee**: Fol. Salviae.
Griekensame: Sem. Foenugr.
Griemer, gelber: Rhiz. Curcum.
Grienöl: Ol. viride.
Grienspiritus: Spir. Sinapis.
Griesasche: Kali carbonicum.

Griesatenpulver: Plv. pro equis.
Griesgrau: Ungt. Tutiae.
Griesholz: Lign. nephriticum.
Grieskraut: Herb. Potentillae.
Griespulver: Pulv. carminativ.
Griesraute: Herb. Galegae.
Grieswurzel: Rad. Pareirae.
Griffelbeeren: Fruct. Myrtilli.
Grillen: Herb. Millefolii.
Grimmagblumen: Flor. Rhoead.
Grimmelpulver: Pulv. Magnes. c. Rheo.
Grimmert'sches Pflaster: Empl. fuscum in scatulis.
Grimmgritt: Sem. Foenugr. plv.
Grimmpulver: 1. Plv. carminat. 2. Pulv. Magnes. c. Rheo.
Grimmwasser: Aq. carminativa.
Grindbaum: Cort. Frangulae.
Grindheil: Herb. Veronicae.
Grindholz: Cort. Frangulae.
Grindkraut: 1. Herb. Fumariae. 2. Herb. Scabiosae.
Grindmagenblumen: Flores Rhoeados.
Grindpulver: Rhiz. Veratri pulv.
Grindrinde: Cort. Frangulae.
Grindsalbe: 1. Ungt. ctr. Pedic. 2. Ungt. ctr. Scab. 3. Ungt. Hydrarg. alb. 4. Ungt. Zinci.
Grindwurzel: 1. Rad. Bardanae. 2. Rad. Helen. 3. Rad. Lapathi. 4. Rad. Pyrethri. 5. Rhizoma Chinae. 6. Rhiz. Imperatoriae.
Grinitschblumen: Flor. Spartii.
Grinschenblumen: Flor. Spartii.
Grinsing: Herb. Millefolii.
Grischelblumen: Flor. Spartii.
Grischelthee: Herb. Burs. Past.
Griseum: Herb. Fumariae.

Groburach: Rad. Gentianae.
Gröllöl: Ol. Chamomillae.
Grönflanellenpflaster: Cerat. Aeruginis.
Grönflötverdentpflaster: Ceratum Aeruginis.
Grönsalv: Ungt. Populi.
Gröschelthee: Herb. Burs. Past.
Grogruersalbe: Ungt. Hydrarg. oxyd. rubr.
Gromenkriet: Ungt. sulfuratum.
Gronawett: Fruct. od. Lign. Jun.
Gronawettlatwerge: Succ. Jun.
Grossbathengel: 1. Herb. Primulae. 2. Herb: Veronicae.
Gross. Andorn: Herb. Stachydis.
— **Dorant**: Herb. Antirrhini.
— **Heinrich**: Rad. Helenii.
— **Kaulpappelblüthen**: Flores Malvae.
Grossluzian: Herb. Arnicae.
Grossnelken: Antophylli.
Grottenpulver: Rad. Helen. plv.
Gruattum: Avena excorticata.
Grülingskraut: Herb. Spartii.
Grün, dreimal: 1. Ungt. Populi. 2. Ungt. nervin.
Grünbeeren: Fruct. Rhamn. cath.
Grün. Abzug: Ungt. Populi.
— **Apostelöl**: Oxym. aeruginis.
— **Balsamthee**: Fol. Menthae crisp.
— **Butter**: 1. Ungt. Majoranae. 2. Ungt. nervinum. 3. Ungt. Populi.
— **Flanellpflaster**: Cerat. Aerug.
— **Flöthverdentpflaster**: Ceratum Aeruginis.
— **Flussverbandpflaster**: Ceratum Aeruginis.

Grün. Grenadiertropfen: Tct. Chinoïdin.
— Hegewald: Pulv. sternut. vir.
— Krauseminzenöl: Ol. viride.
— Mulljenpflaster:Cerat.viride.
— Muttersalbe: Ungt. Populi.
— Nervensalbe: Ungt. nervin. viride.
— Oel: 1. Ol. Aeruginis. 2. Ol. Chamomill. 3. Ol. Hyoscyami. 4. Ol. viride coct.
— Pappelsalbe: Ungt. Populi.
— Pflaster: Empl. Meliloti.
— Salbe: Ungt. Populi.
— Schutzpflaster: Empl. Melil.
— Sehnenöl: Ol. Hyoscyami.
— Seife: Sapo kalinus.
— Senf: Sem. Sinapis.
— Siegelwachs: Cerat. Aerugin.
— Umschlagkräuter: Species emollient.
— Unterhaltungssalbe: Ungt. Cantharid.
— Vertheilungssalbe: Ungt. flavum c. Ol. Lauri.
— Vitriol: Ferrum sulfuricum.
— Wachs: Ceratum Aeruginis.
— Wallnussschalen: Cortex Jugland. fruct.
— Weide: Pulv. pro Vaccis.
Grüngeist: 1. Spiritus armorar. 2. Spir. viridis.
Grünholz: Rad. Bardannae.
Grünkörner: Fuchsin (?).
Grünkraut: Herb. Basilici.
Grünkrautwurzel: Rhiz. Bistortae.
Grünlinblumen: Flor. Spartii.
Grünnelpulver: Pulv. Magnes. c. Rheo.
Grünöl: 1. Ol. Chamomill. 2. Ol. Hyoscyami. 3. Ol. viride.
Grünpulver: Pulv. Liquir. comp.
Grünsaatspiritus: Alcohol absolutus.
Grünschausamen: Sem. Foenugraec.
Grünsiegelpflaster: Ceratum Aeruginis.
Grünsingkraut: Herb. Millefol.
Grünspan: Aerugo.
Grünspanessig: Acid. acet. dilut.
Grünspankristall: Cupr. acetic. crist.
Grünspanliniment: Ugt. Aerug.
Grünspansalbe: Cerat. Aerugin.
Grünspiritus: Spir. coeruleus c. Tinct. Croci gtts. nonnull.
Grünspanwasser Liq. Aerugin.
Grünwollöl: Ol. Hyoscyami.
Grüsamenttropfen: Ol. Menth. crisp.
Grüttblomen: Flor. Millefolii.
Grundheil: 1. Herb. Hederae. 2. Herb. Millefolii. 3. Herb. Oreoselini.
Grundpflaster: Empl. fuscum.
Grundrebe: Herb. Hederae.
Grundsalbe, gelbe: Ungt.sulfur.
Grundwurzel: Rad. Lapathi.
Grut: Herb. Ledi.
Grützenkraut: Herb. Millefolii.
Guajakholz: Lign. Guajaci.
Guchheil: Herb. Anagallidis.
Guckelmehl: Pulv. contra insect.
Guckeslauch: Herb. Acetosell.
Güldenbalsam: 1. Ol. Terebinth. sulfurat. 2. Tinct. lignorum.
Güldengänserich: Hrb. Alchem.
Güldengünsel: Herb. Hederae.

Güldenhaarblumen: Flor. Stoechados.
Güldenhaarmoos: Hrb. Adianti.
Güldenherzpulver: Plv. epilept.
Güldenklee: Herb. Meliloti.
Güldenroman: Elect. Theriac.
Güldenwiderthon: Hrb. Adiant.
Güldenwunderkraut: Herba Virgaureae.
Günsel: Herb. Hederae.
Günzkraut: Stipit. Dulcamarae.
Gürtelkraut: Herb. Lycopodii.
Gürtelpulver: Lycopodium.
Gürtlerwasser: Acid. sulfur. dil.
Güsspflaster: Empl. saponatum.
Güstpflaster: Empl. defens. rubr.
Gugelkopf: Flor. Calendulae.
Gugger: Herb. Acetosellae.
Gugumerpomade: Ugt. Cucum.
Guimauvewurzel: Rad. Althae.
Guineakörner: Sem. Habzeliae.
Guineapfeffer: Grana Paradisi.
Gukdurchdentun: Herb. Heder.
Gulaschwasser: Aqua Plumbi Goulardi.
Guldengünsel: Herb. Hederae.
Guldenklee: Herb. Meliloti.
Guldenwederton: Hrb. Adianti.
Gulirwurzel: Rad. Aristol. cav.
Gumbetöl: Bals. Copaïvae.
Gummi, arabisches: Gummi arabicum.
Gummigtes Salz: Tart. boraxat.
Gummigutt: Gutti.
Gummijak: Lign. Guajaci.
Gummilack: Lacca in granis.
Gummilemium: Elemi.
Gummipapier: Percha lamellat.
Gummipasta: Pasta gummosa.
Gummipflaster: Empl. Lith. cp.

Gummipulver: Gummi arab. plv.
Gummisalbe: Empl. Lith. cps.
Gummischleim: Mucil. Gummi arab.
Gummistärke: Gummi arabic.
Gummitragantenpflaster: Empl. Litharg. comp.
Gummiwasser: Mucil. Gi. arab. c. Natr. carb.
Gundelkraut: Herb. Serpylli.
Gundelrebe: Herb. Hederae.
Gundermann: Herb. Hederae.
Gundermannsbutter: Unguent. Populi.
Gundling: Herb. Serpylli.
Gundrebe: Herb. Hederae.
Gundrum: Herb. Hederae.
Guniduni: Chinoïdin.
Gunkelblumen: Flor. Verbasci.
Gunnerle: Herb. Serpylli.
Gunsterthee: Herb. Hederae.
Gurgelkali, rothes: Kal. permanganicum.
—, weisses: Kal. chloricum.
Gurgelsalz: Alumen pulv.
Gurkemeh: Rhiz. Curcumae.
Gurkemeis: Rhiz. Curcumae.
Gurkendillsamen: Frct. Anethi.
Gurkenkönig: Herb. Boraginis.
Gurkenkraut: Herb. Boraginis.
Gurkenmehl: Rhiz. Curcum. plv.
Gurkensalbe: Ungt. leniens.
Gurkenschalen: Herb. Malvae.
Gurkenwurzel: 1. Rhiz. Caricis.
 2. Rhiz. Curcumae.
Gurtelkraut: 1. Herb. Abrotani.
 2. Herb. Artemisiae.
Gustrum: Fol. Ligustri.
Guterheinrich: Herb. Chenop.
Gutermann: Herb. Hederae.

Gutheil: Herb. Prunellae.
Gutvergess: Herb. Marrubii.
Gutwurz: Herb. Chelidonii.
Guzagagl: Tubera Salep.

Gwandlausschmiere: Unguent. Hydrarg. pedic.
Gypsjacob: Ungt. Aeruginis.
Gypswurzel: Rad. Saponar. alb.

H.

(Half = halb. Hemsken = Ameisen. Hillig = heilig.)

Haarbalsam, weisser: Ungt. pomadinum alb.
Haarfenchel: Fruct. Foeniculi.
Haarfett: Ungt. pomadinum.
Haarglied: Herb. Sideritidis.
Haarigekornwuth: Herb. Galeopsidis.
Haarlinsen: Sem. Lini.
Haarmoos: Herb. Adianti.
Haarnesseln: Herb. Urticae.
Haarpuder: Amylum.
Haarsalz: Alumen plumosum.
Haarscharmehl: Lycopodium.
Haarschwarz: Sol. Argent. nitr. ammoniat.
Haarstark: Rad. Peucedani.
Haarstrang: 1. Bulb. Victorial. long. 2. Rhiz. Graminis. 3. Rad. Mëu. 4. Rad. Peucedani. 5. Rad. Petroselini.
Haarwuchspomade, grüne: Ungt. Populi.
Haarwurmsalbe: Ungt. exsiccans.
Haarwurzeln: Sem. Cynosbati.
Habakuköl: 1. Ol. animale foet. 2. Ol. Cajeputi. 3. Ol. Cubebar. et Ol. Oliv. alb. 1:10. 4. Ol. Papaveris. 5. Ol. viride.
Habakuksalbe: Empl. Lith. spl.
Habakukstropfen: 1. Liquor Ammon. anis. 2. Tct. Asae foet.
Habenichts: Nihil. alb.
Haberkähm: Fruct. Cumini.
Haberlattig: Fol. Farfarae.
Habermeisterspiritus: Oleum Cumini mixt.
Habernessel: Herb. Urticae.
Haberstoff: Pulv. contra Pedicul.
Haberstroh: Rhiz. Graminis.
Habervorschuss: Spir. Frument.
Haberwurz: Rad. Scorzonerae.
Habi: Flor. Koso.
Habichstabich: Aq. Foeniculi.
Habichtskraut: Herb. Pilosell.
Habritter: Fruct. Cynosbati.
Hachelpflaster: Empl. Litharg. comp.
Hachelwurz: Rad. Ononidis.
Hachmutter: Umbilici marini.
Hackamatak: Res. Tacamahaca.
Hackebussade: Mixt. vuln. acid.
Hackelkraut: Herb. Pulsatillae.
Hackeln: Rad. Ononidis.
Hackelspektakel: Tacamahaca.
Hackenpotia: Mixt. vuln. acid.
Hackestierl: Stinc. marimus.
Hackmatack: Res. Tacamahaca.
Hackumhack und Mirummir: Tacamahaca et Myrrha āā.

Hackundmack: Tacamahac.
Hack- und Oesen-Pulver:
　　Sem. Foenugr. pulv.
Haddigbeeren: Fruct. Ebuli.
Haddigblumen: Flor. Sambuci.
Haderholz: Lign. Anacahuit.
Haderweiss: Calc. phosph. crud.
Haeckelsäftchen: Mel boraxat.
Hädernessel: Herb. Galeobdol.
Hädernesselgamander: Herb.
　　Hederae.
Hälmerchen: 1. Flor. Chamomill.
　2. Flor. Trifolii arvens.
Hämmerlein: Bulb. Victor. long.
Hämmigkraut: Herb. Hederae.
Hämorrhoidalansatz: Species
　　amarae.
Hämorrhoidalpillen: Pil. lax.
Hämorrhoidalpulver: 1. Pulv.
　Liquirit. comp. 2. Spec. amar.
Hämorrhoidalsalbe: 1. Ungt.
　flavum. 2. Ungt. Linariae.
Hämorrhoidalthee: Spec. lax.
Hämorrhoidaltinctur: 1. Tinct.
　Aloës comp. 2. Tinct. Lignor.
Hämorrhoidenöl: Ol. Olivar.
Händelkraut: Herb. Veronicae.
Händemehl: Farina Amygdalar.
Händlein: Tubera Salep.
Häringsöl: Ol. Jecoris Aselli.
Härmelchen: Flor. Chamomill.
Härtekali: Kal. ferrocyanatum.
Härtepulver: Kal. ferrocyanat.
Häselbeeren: Fruct. Myrtilli.
Häuserthee: Species laxantes.
Hafel: Pasta phosphorata.
Hafergiftblumen: Flor. Calcatr.
Hafergrütze: Frct. Aven. excort.
Haferkrautblumen: Flores
　　Rhoeados.
Haferkümmel: Fruct. Cumini.
Haferlattich: Fol. Farfarae.
Haferlinsenpulver: Sem. Lini
　　pulv.
Hafermännchen: Plv. ctr. Pedic.
Hafer, Polnisch.: Fruct. Cumin.
—, **Spanischer**: Plv. ctr. Pedic.
—, **Ungarischer**: Plv. ctr. Pedic.
Haferraute: Herb. Abrotani.
Hafersaat: Pulv. contra Pedicul.
Haferstaub: Plv. contra Pedicul.
Haferstoff: Pulv. contra Pedicul.
Haferstroh: Rhiz. Graminis.
Haferweiss: Alumen plumosum.
Haferwurzel: Rad. Scorzoner.
Hagamundiskraut: Herba
　　Agrimoniae.
Hagebuttenkerne: Sem. Cynosbati.
Hagebuttenöl: Ol. Olivarum.
Hagebuttensalbe: Ugt. flavum.
Hagebutzen: Fruct. Cynosbati.
Hagedornbeeren: Frct. Cynosb.
Hageibenblätter: Folia Taxi.
Hagemanns Saft: Elix. e Succ.
　　Liquiritiae.
Hagemark: Fruct. Cynosbati.
Hagemathenthee: Hrb. Heder.
Hahnebutten: Fruct. Cynosbati.
Hahnenbrod: Secale cornutum.
Hahnenfuss: Herb. Ranunculi.
Hahnenfussöl: Tinct. Spilanthis.
Hahnenfusswasser: Aq. destill.
Hahnenhödchen: Frct. Cynosb.
Hahnenöl: 1. Ol. Hyperici. 2. Ol.
　viride.
Hahnensporn: Secale cornutum.
Hahnenstein: Lapis Lyncis.
Hahnentritt: Herb. Anagallid.
Hahnkraut: Herb. Cannabis.

Hahns Wundbalsam: Tinct. Benzoës comp.
Haideblüthen: Flor. Millefolii.
Haideckerwurzel: Rhiz. Tormentillae.
Haideflachs: Herb. Linariae.
Haideflechte: Lichen Islandic.
Haidegras: Lichen Islandicus.
Haidekorn: Rhiz. Torment.
Haidentropfen: Tct. bezoardic.
Haidepfriem: Herb. Spartii.
Haidequendel: Herb. Serpyll.
Haiderosen: Flor. Rosae.
Haideschmuck: Herb. Genistae.
Haidewurzel: Rhiz. Tormentill.
Haidisch: Stipites Dulcamarae.
Haifischleber: Aloë.
Hainbutten: Fruct. Cynosbati.
Hainschwung: Hrb. Virgaureae.
Haipulver: Sem. Foen. graec. plv.
Haitpulver: Gummi arab. pulv.
Halbdiandersalbe: 1. Empl. Cerussae. 2. Empl. Lith. comp.
Halbegäule: Rad. Lapathi.
Halbmeistereipflaster: Empl. fusc. camph.
Halbpferd: Rad. Lapathi.
Halbrauten: Stipit. Dulcamarae.
Haldewangersalbe: Ugt. Zinci.
Halfmahndpflaster: Emplastr. Drouotti.
Hallalapulver: Pulv. Magnes. c. Rheo.
Halleluja: Herb. Acetosellae.
Hallepulver: Rad. Hellebori vir.
Hallers Sauer: Mixt. sulf. acida.
Hallesch. Tropfen: Tct. salina Hallensis.
— **Waisenhauspflaster:** Empl. fuscum camph.

Hallsches Lebenspulver: Pulv. epilept. ruber.
Hallunkenwurzel: Rad. Gent.
Halmerlthee: Flor. Chamomill.
Halsbräunepflaster: Emplastr. Tartar. stibiat.
Halskraut: Herb. Prunellae.
Halsmalven: Flor. Malv. arbor.
Halspulver: Corbio Spongiae.
Halsrosen: 1. Flor. Malv. arbor. 2. Flor. Rhoeados.
Halsschmiere: 1. Ungt. Kal. jod. 2. Ungt. Hydrarg. cin. dil.
Halstropfen: Tinct. Pimpinell.
Haltischpulver: Bolus rubr. Lign. Santali rubr. pulv. $\widehat{aa}$.
Halun: Alumen.
Halys Pulver: Pulv. gummosus.
Hamburger Essenz: Elixir Proprietat.
— **Kronenessenz:** Tinct. Aloës comp.
— **Lebensöl:** Mixt. oleos. balsam.
— **Ossenkrüz:** Empl. oxycroc.
— **Pflaster:** Empl. fusc. in bacul.
— **Stichpflaster:** Empl. stictic.
— **Stickschwede:** Empl. stictic.
— **Thee:** Species laxantes.
— **Tropfen:** 1. Tinct. Aloës cps. 2. Tinct. aromat. acid. 3. Tinct. coronalis.
— —, **weisse:** Spir. Aeth. nitros.
— **Weiss:** Cerussa.
— **Wunderessenz:** Mixt. oleos. bals. rubr.
Hambutten: Fruct. Cynosbati.
Hammeln: Flor. Chamomillae.
Hammelsmehl: Lycopodium.
Hammeltalg: Sebum.
Hammerwurz: Rhiz. Veratri.

Handblätter: Herb. Tormentill.
Handblumen: Herb. Cheiri.
Handschuhblumen: Flor. Prim.
Handschuherde: Talcum pulv.
Handschuhleder: Past. gumm.
Handtellersalbe: Ugt.Hydr.alb.
Handwurz: Rad. Helenii.
Hanf: Herb. Cannabis.
Hanföl: 1. Ol. Cannabis. 2. Ol. Hyosc. 3. Ol. Origani. 4. Ol. Papaveris.
Hanfpappeln: Flor. Malvae.
Hanfwurzel: Rad. Apocyni.
Haningwurz: Rad. Bryoniae.
Hannathee: Herb. Marrubii.
Hannoverwurz: Rhiz. Veratri.
Hanotterfett: 1. Adeps suill. 2. Ol. Jecoris Aselli.
Hanseatenöl: Mixt. vulner. acid.
Hansel am Weg: Herb. Poligoni.
Hansenöl: Ol. Hyperici.
Hans frag nicht danach: Ungt. contra Scabiem griseum.
Hans geh weg und komm nicht wieder: Ungt. ctr. Scab. gris.
Hans im Glück: Rhiz. Filicis.
Hans komm her: Ungt. contra Scabiem griseum.
Hans lach nicht: Ungt. contra Scabiem griseum.
Hans nichts nütz: Ungt. contra Scabiem griseum.
Hans steh wieder auf: Liquor Ammon. caust.
Hans thu mir nichts: Ungt. ctr. Scabiem griseum.
Hans was gehts dich an: Ungt. contra Scabiem griseum.
Hans was willst du: Ugt. contra Scabiem griseum.
Hans weiss nichts davon: Ugt. contra Scabiem griseum.
Harburger Lebensöl: Mixtura oleos. bals.
Hardrinde: Cort. Salicis.
Haripassari: Mixt. vuln. acid.
Harlekin: Tubera Salep.
Harlemer Balsam: Ol. Tereb. sulfurat.
— **Oel:** Ol. Terebinth. sulfurat.
Harlhau: Herb. Hyperici.
Harlins: Sem. Lini.
Harmeln: Flor. Chamomillae.
Harmonie: Liq. Ammon. caust.
Harmonium: Liq. Ammon. caust.
Harnischpulver: Rad. Gent. plv.
Harnkorn: Herb. Herniariae.
Harnkraut: 1. Fol. Uvae Ursi. 2. Herb. Acmellae. 3. Herb. Linariae. 4. Herb. Lycopodii.
Harnkrautwurzel: 1. Rhizom. Caricis. 2. Rad. Ononidis.
Harnwind: Herb. Herniariae.
Harrach: Herb. Scrofulariae.
Harrack: Liquor stypticus.
Harschar: Lycopodium.
Harstrangwurzel: Rad. Ononid.
Hartband: Empl. ad. rupturas.
Hartbostensalbe: Ungt. leniens.
Hartbruchpflaster: 1. Empl. ad rupturas. 2. Empl. oxycroc.
Harte Agtsteinsalbe: Ceratum Resin. Pini.
— **Palmsalbe:** Empl. Lithargyr.
Hartelheuwurz: Rad. Ononid.
Hartenau: Herb. Hyperici.
Harthagelkraut: Herb. Abrotan.
Harthaide: Herb. Ledi.
Harthechel: Rad. Ononidis.
Hartheu: Herb. Hyperici.

Hartkopf: Herb. Chaerophylli.
Hartnau: Herb. Hyperici.
Hartnessel: Herb. Urticae.
Hartpech: Pix navalis.
Hartpflaster: 1. Empl. oxycroc. 2. Empl. piceum. 3. Empl. ad rupturas.
Hartriegelbeere: Fruct. Ligust.
Hartriegelkraut: Fol. Ligustri.
Hartrinde: Cort. Salicis.
Hartsalbe: Empl. oxycroc.
Hartspankraut: 1. Hrb. Cardiac. 2. Herb. Chenopodii.
Hartspanöl: 1. Ol. Hyoscyami. 2. Ol. Rapae.
Hartspansalbe: 1. Ungt. Populi. 2. Ungt. Rosmar. comp.
Hartspantropfen: 1. Tinct. antipastica. 2. Tinct. aromatica.
Hartsteinöl: Ol. Succini.
Harz, Burgundisches: Res. Pin.
—, **gelbes oder gemeines:** Resina Pini.
Harzadeltropfen: Tct. Valerian.
Harzgespann: 1. Herb. Ballot. 2. Herb. Cardiacae.
Harzhorn: Liq. Ammon. caust.
Harzkörner: Olibanum.
Harzöl: Ol. Terebinthinae.
Harzpflaster: Cerat. Resin. Pini.
Harzsalbe: 1. Cera arborea. 2. Ungt. basilicum.
Harzvesicator: Empl. Canthar. perp.
Harz von Chinbaum: Chinoïd.
Haschisch: Herb. Cannab. Indic.
Hasegerf: Herb. Millefolii.
Haselbeeren: Fruct. Myrtilli.
Haselmünnich: Herb. Hepatic.
Haselmusch: Rhiz. Asari.

Haselnussöl: Ol. Amygdalarum.
Haselvoaltcher: Herb. Hepatic.
Haselwurz: Rhiz. Asari.
Hasenampfer: Herb. Acetosell.
Hasenauge: Rhiz. Caryophyllat.
Hasenblüthen: Flor. Spartii.
Hasenbramblumen: Flr. Spart.
Hasenfett: 1. Adeps. 2. Ungt. basilic. 3. Ungt. flavum.
Hasenfuss: Herb. Trifol. arvens.
Hasenfusswurzel: Rad. Pyreth.
Hasengalle: Fel Tauri.
Hasengarbe: Herb. Millefolii.
Hasengeilblumen: Flor. Spartii.
Hasenheideblumen: Flores Spartii.
Hasenklee: 1. Herb. Acetosellae. 2. Herb. Anthyllis. 3. Herb. Trifolii arvensis.
Hasenkohl: Herb. Acetosellae.
Hasenkraut: Herb. Hyperici.
Hasenöhrl: Flor. Gnaphalii.
Hasenohren: 1. Herb. Perfoliat. 2. Herb. Scabios. 3. Rhiz. Asari.
Hasenpappeln: 1. Flor. Malvae. vulg. 2. Rhiz. Asari.
Hasenpappelwurz: Radix Helenii.
Hasenpfötchen: 1. Flor. Gnaphalii. 2. Flor. Trifol. arvens.
Hasenpopo: 1. Lichen Pulmonar. 2. Lichen Islandicus.
Hasensprung: 1. Bolet. cervin. 2. Conchae praep. 3. Lycopod.
Haslinger: Rhiz. Asari.
Haspelwurzel: Bulb. Scillae.
Hassbeerensalbe: Ugt. Rosmar. comp.
Hasselfett: Ol. Jecoris Aselli.
Hatschapetschen: Frct. Cynosb.

Hattelhirse: Sem. Milii.
Haudermann: Herb. Hederae.
Haugenblumen: Flor. Chamom.
Hauhechel: Rad. Ononidis.
Haukstein, blauer: 1. Cupr. aluminat. 2. Cupr. sulfuricum.
—, **weisser:** Zincum sulfuricum.
Haumilbchenwurz: Rhiz. Bistortae.
Haupotensaat: Sem. Cynosbati.
Hauptessenz: Tinct. aromatica.
Hauptkopf: Rad. Eryngii.
Hauptkräuter: Species aromat.
Hauptmagengliederbalsam: Mixt. oleos. balsam.
Hauptpflaster: Empl. opiatum.
Hauptpillen: Pilulae laxantes.
Hauptstärke: Pulv. sternutator.
Hauptundflusspulver: Pulvis aromaticus.
Hauptundflussschnupfpulver Pulv. sternutator.
Hauptundmagenbalsam: Mixt. oleos. balsam.
Hauptundschlagwasser: 1. Aq. aromatica. 2. Aq. Melissae. 3. Spir. odoratus.
Hauptwasser: 1. Aq. aromatica. 2. Liq. Ammon. caust. 3. Spir. odoratus. 4. Spiritus saponatus. 5. Spir. Vini Gallici.
Hauptwurzelsalbe: Ungt. contra Scabiem.
Hausenblase: Colla piscium.
Hauserthee: Species laxantes.
Hauslaubsaft: Sir. Althaeae.
Hauslauch: Herb. Sedi.
Hauslauchsaft: Sir. Liquiritiae.
Hausminze: Fol. Menth. pip.
Hauspflaster: Empl. fusc. camph.

Hauspillen: Pilulae laxantes.
Haussaft: Sir. Rhamni cathart.
Hausseife: Sapo domesticus.
Hausthee: Spec. nutrientes.
Hauswirbel: Flor. Calendulae.
Hauswunderthee: Herb. Violae tricol.
Hauswurzel: 1. Rad. Carlinae. 2. Rad. Helenii. 3. Rhiz. Asari.
Hauswurzelöl: Ol. Amygdalar.
—, **rothes:** Ol. Hyperici.
Hauswurzelsaft: 1. Mel rosatum. 2. Sir. Althaeae.
Hautpflaster: Empl. Anglicum.
Hautsalbe: Ungt. leniens.
Hautschmiere: Vaselin. flav.
Havannahonig: Mel American.
Hawersamen: Sem. Avenae.
Hawerstoff: Pulv. contra Pedicul.
Hawodeln: Fruct. Cynosbati.
Hebräische Salbe: Ugt. diachyl.
Hebscheben: Fruct. Cynosbati.
Hechelwurz: Rad. Ononidis.
Hechtfett: Ol. Jecoris Aselli.
Hechtgalle: Talcum venetum.
Hechtgebick: Conchae praep.
Hechtkiemen: Conchae praep.
Hechtkümmel: Plv. Liquir. cps.
Hechtsalbe: Ungt. cereum.
Hechtsteinpulver: Ossa Sepiae pulv.
Hechtzahn: 1. Conch. praeparat. 2. Oss. Sepiae.
Heckdornblüthen: Flr. Acaciae.
Heckenundsecken: Blb. Victor. long. et rotund.
Heckholz: Fol. Ligustri.
Heckmännchen: Rad. Mandrag.
Heckpflaster: Empl. adhaesiv.

Heddernessel: 1. Flor. Lamii.
2. Herba Galeopsidis. 3. Rad.
Ononidis.
Hedeckenpulver: Rhizom. Tormentillae pulv.
Hederich: Herb. Hederae.
Hederichsaft: Sir. Althaeae.
Hederweiss: Calc. phosph. crud.
Hedwigpapillanensaft: Sirup Aurant. flor.
Heemskensprit: Spir. Formicar.
Heermännle: Flor. Chamomillae.
Heeundhee: Rad. Gentianae et Rad. Angel. ãa.
Heeundsee: Bulbus Victorialis long. et rot.
Hefenbranntwein: Spirit. Frumenti.
Heft: Empl. adhaesivum.
Heftkraut: Herb. Alchemillae.
Heftpapier: Empl. Anglicum.
Hegemark: Fruct. Cynosbati.
Heideckerwurzel: Rhiz. Tormentillae.
Heidekraut: Flor. Millefolii.
Heidelbeerblätter: Fol. Uv. Urs.
Heidelbeeren: Fruct. Myrtilli.
Heidelbeersaft: 1. Sir. Myrtilli.
2. Sir. Mororum.
Heidelblumen: Flor. Stoechad.
Heideln: Herb. Euphrasiae.
Heidenblumen: Flr. Carthusian.
Heidenflachs: Herb. Linariae.
Heidennüsse: Sem. Pichurim.
Heidepfriemblumen: Flores Spartii.
Heidemannsches Pulver: Plv. equorum.
Heidnischwundbalsam: Bals. Peruvian.
Heidnischwundkraut: 1. Herb. Chenopodii. 2. Herb. Virgaur.
Heikenundseiken: Bulb. Vict. long. et rotund.
Heilallerschäden oder Heilallerwelt: 1. Herb. Agrimon.
2. Hrb. Oreosel. 3. Hrb. Veronic.
4. Rhiz. Caryophyllat.
Heilandbeeren: Fruct. Ebuli.
Heil aus dem Grund: 1. Herb. Abrotani. 2. Herb. Oreoselini.
3. Herb. Potentillae.
Heilbalsam: 1. Bals. Peruvian.
2. Tinct. Benzoës comp.
Heilblumen: Flor. Stoechados.
Heildistel: Herb. Cardui bened.
Heilende Medicin: 1. Aq. Vitae purgans. 2. Tct. Aloës comp.
Heilessig: Mixt. vulnerar. acid.
Heilgift: Rhiz. Zedoariae.
Heilgrundsalbe: Ugt. oxygenat.
Heilig. Rübe: Rad. Bryoniae.
— **Zeitwurzel:** Rad. Angelicae.
Heiligdingpflaster oder -schwede: 1. Empl. Litharg. simpl. 2. Empl. saponatum.
Heiligdingpulver: Plv. erysip.
Heilige Christwurzel: Radix Bardanae.
Heiligenbitter: 1. Extract. Absinthii. 2. Extr. Aloës. 3. Extr. Gentianae. 4. Species amarae.
5. Stipit. Dulcamar. 6. Tci. Aloës.
Heiligengeistwurzel: Radix Angelicae.
Heiligenharz: Resina Guajaci.
Heiligenhauptwasser: Aqua vulnerar. spir.
Heiligenholz: Lignum Guajaci.
Heiligenpflaster: Empl. fuscum.

Heiligenstein: Cupr. aluminat.
Heiligenwasser: Spir. odor. Col.
Heiligenwurzel: 1. Radix Angelicae. 2. Rhiz. Polypodii.
Heiligheu: Viscum album.
Heiligholz: Lignum Guajaci.
Heiligkraut: 1. Fol. Althaeae. 2. Herb. Verbenae.
Heiligöl: Ol. Ricini.
Heilkräftige Medicin: Aqua Vitae purgans.
Heilkraut: Herb. Sphondilii.
Heiloder: Flor. Sambuci.
Heilöl: 1. Bals. Peruvian. 2. Ol. carbolicum. 3. Ol. Hyoscyami.
Heilpflaster: 1. Cerat. Res. Pini. 2. Empl. Ceruss. 3. Empl. Lith. —, schwarzes: Empl.fusc.camph.
Heilpulver: Pulv. Liquir. comp.
— für's Vieh: Pulv. pro equis.
Heilrauf: Herb. Hederae.
Heilsalbe: 1. Ugt. carbolic. 2. Ugt. cereum. 3. Ungt. Plumbi.
—, schwarze: Ungt. basilic. fusc.
Heilstein: Cuprum aluminatum.
Heiltropfen: Tinct. Chinoïdin.
Heilumdiewelt: 1. Herb. Oreoselini. 2. Herb. Veronicae.
Heilundflusspflaster: Emplast. fuscum.
Heilundwundbalsam: 1. Bals. Peruvian. 2. Tct. Aloës. Tct. Myrrh. āā. 3. Tct. Benzoës cps.
Heilundzugpflaster: Emplastr. Litharg. comp.
Heilundzugsalbe: Ugt. basilic.
Heilwasser: 1. Aq. carbolisata. 2. Aq. vuln. 3. Mixt. vuln. acid.
—, weisses: Aq. vulnerar. spirit.
Heilwundkraut: Herb. Virgaur.

Heilwurz: 1. Radix Althaeae. 2. Rad. Consol. 3. Rhiz. Torment.
Heilwurzblumen: 1. Flor. Althaeae. 2. Flor. Arnicae.
Heimbutten: Fruct. Cynosbati.
Heim's Spiritus: Mixt. oleos. balsam. et Linim. sap. camph. āā.
Heinisch: Fol. Althaeae.
Heinrich, guter, rother oder stolzer: Herb. Chenopod. bon. Henr.
Heinscher Thee: Fol. Menth. pip. et Fol. Trifol. āā.
Heinzelmännchen: Rad.Mandr.
Heinzerln: Fruct. Cynosbati.
Heirathswurzel: Tubera Salep.
Heiserkeitspastillen:Trochisci Ammon. chlor.
Heiternesseln: Herb. Urticae.
Heitmann'sches Pulver: Plv. equorum.
Heiundsei: Bulb.Vict. long. et rot.
Heizelpulver: Pulv. pro porcis.
Heizwurzel: Rhiz. Tormentill.
Hekenundseken: Bulb. Victor.
Helderblumen: Flor. Sambuci.
Heldingpflaster: Empl.sap.rubr.
Helenenwurzel: Rad. Helenii.
Helfenbein: Ebur praeparatum.
Helftkraut: Herb. Alchemillae.
Helgoländer Pflaster: 1. Chart. resinosa. 2. Empl. fuscum.
Hellebersalbe: Ungt. contra Scabiem gris.
Helmbusch: Rad. Aristolochiac.
Helmerchen: 1. Flor. Chamomill. 2. Flor. Trifolii arvensis.
Helmgiftkraut: Herb. Aconiti.
Helmkraut: 1. Herb. Scrofular. 2. Hrb. Scutellar. 3. Hrb. Utricul.

Helmrigen: Flor. Chamomillae.
Hemdenknöpfe: 1. Flor. Tanaceti. 2. Rotul. Succi Liquirit.
Hemisch: Folia Althaeae.
Hemmerwurz: Rhiz. Veratri.
Hemstwurzel: Rad. Althaeae.
Henest: Fol. Althaeae.
Heng: Mel crudum.
Hengelsalbe: Empl. Litharg. cps.
Henig: Mel crudum.
Henipsamen: Fruct. Cannabis.
Henne, fette: Herb. Sedi.
Hennengalle: Rad. Peucedani.
Hennenpfeffer: Fruct. Capsici.
Hepperstaul: Fol. Trifol. fibrin.
Herbishöfle: Fruct. Berberidis.
Herbstrosen: Flor. Malvae arb.
Herbstzahnsalbe: Ugt. Plumbi.
Herdekern: Rhiz. Tormentillae.
Herdrauch: Herb. Fumariae.
Herkules: Sem. Cucurbitae.
Herlitzen: Fruct. Corni.
Hermannsstein: Lap. calaminar.
Hermannsthee: Spec. laxantes.
Hermchen, Hermeln, Hermichen, Hermligen, Hermüntzel, Hermunel: Flor. Chamomillae.
Hernschen: Fruct. Corni masc.
Herrenblümli: Flor. Convallar.
Herrenkümmel: Frct. Ajowan.
Herrenleder: Pasta Liquiritiae.
Herrensalbe: Ungt. leniens.
Herrgottbart: Herb. Spiraeae.
Herrgottholz: Lign. Guajaci.
Herrgottkraut: Herb. Abrotani.
Herrgottmantel: 1. Herb. Alch. 2. Herb. Hederae.
Herrgottstroh: Herb. Galii.
Herrjemerschnee: Carrageen.

Herrnlöffelkraut: Hrb. Rorell.
Herum: Mel rosatum boraxatum.
Herzadeltropfen: Tct. Valerian.
Herzbetonien: Herb. Betonicae.
Herzblüthen: Flor. Millefolii.
Herzbrandkraut: Hrb. Agrimon.
Herzbrenn: Ungt. flavum.
Herzelkraut: Herb. Burs. pastor.
Herzengleich: Herb. Pulegii.
Herzfreud: 1. Herb. Asperulae. 2. Hrb. Boragin. 3. Hrb. Hepatic.
Herzgespan: Herb. Ballotae.
Herzgespansalbe, grüne: Ugt. nervinum.
—, **rothe:** Ungt. rubrum.
Herzgespantropfen: Tinctura carminativá.
Herzgespanwasser: Aq. aromat.
Herzgesperr: Ungt. flavum.
Herzgleich: Herb. Pulegii.
Herzgras: Herb. Cerastii.
Herzhasenpulver: Sang. Hirci pulv.
Herzkohl: Herb. Acetosellae.
Herzkrampftropfen: Tinctura Valerian. aeth.
Herzkraut: Fol. Melissae.
Herzlämmleintropfen: Oleum Terebinth. sulf.
Herzleberkraut: Herb. Hepatic.
Herzleuchte: Flor. Malv. arbor.
Herzminze: Herb. Pulegii.
Herzog-Christoph-Pflaster: 1. Empl. Consolid. 2. Empl. Picis extens.
Herzog-Friedrichs-Pflaster: Empl. saponat.
Herzogs-Augensalbe: Ungt. ophthalm. comp.
Herzogsalbe, weisse: Ugt. Zinc.

Herzog-Ulrichs-Pflaster:
Empl. saponat.
Herzpestilenzwurz: Rhiz. Filic.
Herzpolei: Herb. Pulegii.
Herzpulver für Kinder: Plv. Magnes. c. Rheo.
—, **gelbes:** Pulv. pueror. citrin.
—, **goldenes:** Plv. epilept. March.
—, **graues:** Pulv. bezoardicus.
—, **grünes:** Pulv. Liquir. comp.
— **mit Flunkern:** Pulv. epilept. nigr. c. Aur. fol.
—, **rothes:** 1. Plv. cephali c. Mich. 2. Pulv. temperans rubr.
—, **weisses:** Pulv. epilept. March.
Herzspanöl: 1. Ol. Chamomill. aether. dilut. 2. Ol. Hyoscyami.
Herzspansalbe: Ungt. nervinum.
Herzspanthee: Spec. infant. c. Fruct. Anisi.
Herzspantropfen: 1. Tct. antispastica. 2. Tinct. aromatica.
Herzspanwasser: 1. Aq. aromat. 2. Spir. Angelicae comp.
Herzsperrsalbe: Ungt. nervin.
Herzstärke: 1. Rotul. Menth. pip. 2. Confect. Zingib.
Herzstärkung: Aq. carminat. reg.
Herzstärkungstropfen: Tinct. Lavendul. aromat.
Herzthee: Herb. Burs. Pastoris.
Herztinctur: 1. Essentia dulcis. 2. Tinct. Lignorum.
Herztropfen od. Herz- und Lobtinctur: 1. Tinct. aromat. 2. Tct. carmin. 3. Tct. Cinnam. 4. Tinct. Lignorum. 5. Mixt. oleos. bals. rubr.
Herztrost: Fol. Melissae.

Herzundgeblütstropfen: Essentia dulcis.
Herzundhautpulver: Pulvis cephalicus.
Herzwurzel: 1. Stipit. Dulcamar. 2. Rad. Mëu.
Hesterich's Pulver: Pulv. Liquiritiae comp.
Hetschepetsch: Fret. Cynosbati.
Hetscherkorn: Sem. Cynosbati.
Heubeeren: Fruct. Myrtilli.
Heublumen: 1. Flor. Meliloti. 2. Hrb. Serpylli. 3. Spec. arom.
—, **Kneipp's:** Flor. Geaminis.
Heudieb: Herb. Plantaginis.
Heudorn: Rad. Ononidis.
Heufoten: Fruct. Cynosbati.
Heuhechel: Rad. Ononidis.
Heundse: Bulb. Vict. long. et rot.
Heupulver: Sem. Foen. graec. plv.
Heusamen: 1. Sem. Graminum. 2. Sem. Psyllii.
—, **Griechischer:** Sem. Foenugr.
Heuschkel's Augensalbe: Ugt. Zinci.
Heuzberger Puppen: Spez. amarae.
Hexenbaum: Cort. Pruni Padi.
Hexenbesen: Viscum album.
Hexenkörner: Sem. Paeoniae.
Hexenkraut: Herb. Lycopodii.
Hexenmehl: Lycopodium.
Hexenpulver: Pulv. pro equis.
Hexenrauch: Oliban., Asa foetida et Sem. Nigellae aa.
Hexenspiritus: Spir. sap. camph.
Hexenspitzet: Bolet. cervinus.
Hexenstein: Argent. nitricum.
Hexenwiderruf: Herb. Adiant.
Hexenwurzel: Rhiz. Filicis.

Hjárners Lebenselixir: Tinct. Aloës comp.
Hibisch: Fol. Althaeae.
Hickerpicker: Species amarae.
Hickundhack: Tacamahaca.
Hiften: Fruct. Cynosbati.
Hiftensamen: Sem. Cynosbati.
Hildebrands Pflaster: Ungt. basilicum.
Hilfkraut: Fol. Althaeae.
Hilse: Folia Ilicis.
Himbeeressig: Acet. Rubi Idaei.
Himbeersaft: Sir. Rubi Idaei.
Himbeersalbe: Cerat. Cetac. rbr.
Himly'sche Salbe: Ungt. ophthalm. comp.
Himmelbeeren: Fruct. Rubi Id.
Himmelblauer Spiritus: Spir. coeruleus.
Himmelblümli: Herb. Centaur.
Himmelblüthen: Flor. Acaciae.
Himmelblumen: Flor. Verbasci.
Himmelbrand: 1. Flor. Acaciae. 2. Flor. Verbasci.
Himmelbrandöl: Ol. flavum.
Himmelbrandsalbe: Ungt. flav.
Himmelbrandthee: 1. Fol. Farfarae. 2. Flor. Verbasci.
Himmelbrod: Manna.
Himmeldill: Rad. Peucedani.
Himmelfahrt: 1. Flor. Gnaphalii. 2. Herb. Polygalae.
Himmelgalle: Rad. Peucedani.
Himmelkehr: Herb. Artemisiae.
Himmelkerze: Flor. Verbasci.
Himmelleiter: Herb. Polemon.
Himmelsalbe, rothe: Ungt. ophthalm. rubr.
Himmelschlüssel: Flor. Primul.
Himmelschmetten: Ugt. lenien.
Himmelschwert: Rhiz. Iridis.
Himmelssegentropfen: Tinct. Rhei vinos.
Himmelstein, blauer: Cuprum aluminatum.
— **weisser**: Zincum sulfuricum.
Himmelstengel: Rad. Gentian.
Himmelthau: Herb. Rorellae.
Himmeltraut: Flor. Verbasci.
Himmelwurz: Rad. Helleb. nigr.
Himmlisch. Dreiäcker: Elect. Theriacale.
Hindbeersaft: Sir. Rubi Idaei.
Hindeg: Rad. Cichorii.
Hindischkrautstengel: Stipit. Dulcamarae.
Hindläuftenkraut: Hrb. Cichor.
Hindlaufwurzel: Rad. Cichorii.
Hinfen: Fruct. Cynosbati.
Hinfenkörner: Sem. Cynosbati.
Hingischgummi: Asa foetida.
Hinkbeersaft: Sir. Rubi Idaei.
Hinsckkrautholz: Stip. Dulcam.
Hinschpulver: Pulv. pro vaccis.
Hinschstengel: Stip. Dulcamar.
Hintelensaft: Sir. Rubi Idaei.
Hinterhopfen: Herb. Hyssopi.
Hintlauf gegen Asthma: Liq. Ammon. anis.
Hinundher: 1. Chinoidin. 2. Rhiz. Zingiberis.
Hinundhertropfen: Tct. triplex.
Hinzenthee: Herb. Millefolii.
Hippekras: Spec.pr.vin.Hippokr.
Hippstein: Argent. nitricum.
Hirdenettel: Herb. Urticae.
Hirnkraut: Herb. Basilici.
Hirnpulver: Pulv. sternutator.
Hirnschalblumen: Flr. Rhoead.
Hirnschnalz: Flor. Rhoeados.

Hirrernettelthee: Herb. Urtic.
Hirschaugensalbe: 1. Ugt. Hydrarg. oxyd. rubr. 2. Ugt. Zinci.
Hirschbeeren: Fruct. Rhamni.
Hirschbrunst: Bolet. cervinus.
Hirschdornbeeren: Fructus Rhamni.
Hirschenzähn: Collapiscium.
Hirschfett: Sebum.
Hirschfussthee: Fol. Trifol. fibr.
Hirschgeil: Liq. Am. carb. pyrool.
Hirschgeiltropfen: Tct. Castor.
Hirschgeist: Liq. Ammon. carb. pyrool.
Hirschgespann: Herb. Potentill.
Hirschgrallen: Bolet. cervinus.
Hirschgretten: Bolet. cervinus.
Hirschhorn, geraspelt: Cornu Cervi raspat.
—, präparirtes: Cornu Cervi praep.
—, rothes: Caput mortuum.
—, schwarzgebrannt: Carbo ossium.
—, weissgebrannt: Conch. praep.
Hirschhorngeist: Liq. Ammon. carb. pyrool.
Hirschhornknochenspiritus: Liq. amm. caust.
Hirschhornöl: Ol. animale foet.
Hirschhornsalz: Amm. carbon.
Hirschhornspähne: Cornu Cervi raspatum.
Hirschhornspiritus: Liq. Am. carb. pyrooleos.
— mit Agsteinöl: Liq. Ammon. succini.
Hirschhorntropfen: Liq. Am. carb. pyrooleos.
Hirschinselt: Sebum.

Hirschklee: 1. Herb. Eupatorii. 2. Herb. Hepaticae.
Hirschkörner: Bolet. cervinus.
Hirschkohl: Lichen Pulmonar.
Hirschkrallen: Fung. cervinus.
Hirschkrautstengel: Stipites Dulcamarae.
Hirschkugeln: Bolet. cervinus.
Hirschlaugenspiritus: Liquor Ammon. caust. spir.
Hirschleber: Sang. Hirci pulv.
Hirschluffen: Boletus cervinus.
Hirschlunge: Lichen Pulmonar.
Hirschongel: Sebum.
Hirschpetersilie: Herb. Oreosel.
Hirschpilz: Boletus cervinus.
Hirschsprung: Bolet. cervinus.
Hirschstengel: Stip. Dulcamar.
Hirschtalg: Sebum.
Hirschtinctur: Liq. Am. pyrool.
Hirschunschlitt: Sebum.
Hirschwundkraut: Hrb. Eupat.
Hirschwurzel: 1. Rad. Gentian. 2. Rad. Helenii. 3. Rad. Peucedani. 4. Rhiz. Polypodii.
Hirschwurzelvogelnest: Rad. Oreoselini.
Hirschzehen: Bolet. cervinus.
Hirschzehnwurzel: Rhiz. Filic.
Hirschzunge: Hrb. Scolopendr.
Hirsedornbeeren: Frct. Rhamn.
Hirsensaat: Sem. Cynosbati.
Hirtentäschel: Herb. Burs. Past.
Hirtzwurzel: Rad. Dictamni.
Hirzezung: Herb. Scolopendrii.
Hitschelblüthen: Flor. Sambuc.
Hitschelsaft: Succ. Samb. insp.
Hitzpulver: 1. Pulv. Magnesiae c. Rheo. 2. Pulv. temperans.
Hoaflotcher: Fol. Farfarae.

Hoarber: Fruct. Myrtilli.
Hocheschenrinde: Cort. Fraxin.
Hochkrautsamen: Frct. Anethi.
Hochleuchten: Flr. Malv. arbor.
Hochstein, blauer: 1. Cuprum sulfuric. ammoniat. 2. Cuprum sulfuricum.
—, **weisser:** Zinc. sulfuric.
Hochwürdenpflaster: Empl. Canthar. perp.
Hochwurz: Rad. Gentianae.
Hodensalbe: Ungt. Jodi fusc.
Hodenwurz: Tubera Salep.
Höftwater: Aq. aromat. spirit.
Högen: Fruct. Cynosbati.
Höllenrock: Flor. Carthami.
Höllenstein: Argent. nitricum.
Höllischwasser: Spirit. Colon.
Hörfrö: Sem. Lini.
Hörlitzen: Fruct. Corni.
Hörnisschen: Fruct. Corni.
Hofblätter: Fol. Farfarae.
Hoffahrtpulver: Plv. pro Equis.
Hoffmanns Geist: Spir. aether.
— —, **gelber:** Mixt. oleos. bals.
— **Gichttropfen, braune:** Elix. Aurant. comp.
— —, **gelbe:** Mixt. oleos. balsam.
— **Lebensbalsam:** Mixt. ol. bals.
— **Liquor:** Spiritus aethereus.
— **Magentropfen:** Elix. Aurant. comp.
— **Tropfen, braune:** Tinct. Valerianae aetherea.
— —, **gelbe:** Tinct. Ferr. chlor. aether.
— —, **schwarze:** Elix. Aur. cp.
— —, **weisse:** Spirit. aethereus.
— **Zahntropfen:** Tinct. Guajaci e resin. c. Ol. Menth. pip.

Hoffmanns Zweipfennigtropfen: Tinct. Chinoïdini.
Hoflattken: Fol. Farfarae.
Hoflattkensaft: Sir. Althaeae.
Hoflodenpulver: Fol. Farf. plv.
Hofrautenblätter: Herb. Rutae.
Hofrauterkraut: Herb. Abrot.
Hohlbeerensaft: Sir. Rubi Idaei.
Hohldürekraut: Herb. Galeops.
Hohlwurzel: Rad. Aristol. cav.
Hohlzahn: Herb. Galeopsidis.
Hohlzahnpulver: Rhiz. Irid. plv.
Hohlzahnwurzel: Rad. Taraxac.
Hoidklover: Herb. Trifol. alb.
Holangenwurzel: Rhiz. Galang.
Holbeeressig: Acet. Rubi Idaei.
Holderblüthe: Flor. Sambuci.
Holderknopf: Flor. Sambuci.
Holdermark: Lign. Juniperi.
Holdermüsel: Succ. Sambuci.
Holdersalbe: Balsam. Arnicae.
Holderschwämmle: Fungus Sambuci.
Holdersulz: Succ. Sambuci.
Holländ. Kräuterthee: Rad. Alth., Rad. Liquirit., Rhizom. Gram., Stip. Dulc. et Lignum Quass. ãã. pts. aequ.
— **Pflaster:** Emplastr. fuscum.
— **Säure:** Mixt. sulfurica acida.
— **Tropfen:** Ol. Terebinth. sulf.
Hollerblüthe: Flor. Sambuci.
Hollerlatwerge, -mandl, -pflaster oder Sulz: Succ. Sambuci.
Hollernthee: Flor. Sambuci.
Hollunderblumen: Flor. Samb.
Hollunderblumenöl: Ol. Olivar. alb.
Hollunderessig: Acet. aromat.

Hollunderkernöl: Ol. Papaver.
Hollunderpflaster: 1. Empl. fuscum. 2. Empl. Lithargyri simpl. 3. Succ. Sambuci.
Hollundersalbe: Succ. Sambuci insp.
Hollunderschwamm: Fungus Sambuci.
Hollunderwurzel: Rad. Ebuli.
Holsteiner Panacee: Kali sulfuricum.
Holtmannspulver: Pulv. fumalis foetid.
Holtwort: Tub. Corydalis.
Holwortel: Rhizom. Imperator.
Holzäpfel: Fruct. Mali immat.
Holzallerheiligen: Lign. Guaj.
Holzbrustthee: Rad. Liquirit., Rad. Althaeae ãa.
Holz, heiliges: Lign. Guajaci.
—, indianisches: Lign. Guajaci.
Holzaschensalz: Kali carbon.
Holzblumen: Herb. Hepaticae.
Holzessenz: Tinct. Pini comp.
Holzessig: Acetum pyrolignos.
Holzgeist, saurer: Acet. pyrolig.
Holzkassie: Cort. Cassiae lign.
Holzklee: Herb. Acetosellae.
Holzmangold: Herb. Pyrolae.
Holzrinde, faule: Cort. Frangul.
Holzsäure: Acet. pyrolign. crud.
Holzthee, ungemischter: Rad. Sarsaparillae.
—, zusammengesetzter: Spec. Lignor.
Holztheer: Pix liquida.
Holztinktur: Tinct. Lignorum.
Holztrank: Spec. Lignorum.
Holztropfen: Tinct. Lignorum.
Holzwurzel: Rhiz. Veratri.

Holzzahn: Herb. Galeopsidis.
Holzzimmt: Cort. Cassiae lign.
Homberg's sches Salz: Ac. boric.
Homerianathee: Herb. Polygoni avicularis.
Honefsamen: Fruct. Cannabis.
Honig, weisser: Mel album.
Honigbalsam: Ungt. Elemi.
Honigblümel: Flor. Stoechados.
Honigblumenwasser: Aq. Mel.
Honigessig: Oxymel simplex.
Honigklee: Herb. Meliloti.
Honigpflaster: 1. Cerat. Resinae Pini. 2. Empl. Litharg. comp. 3. Empl. Meliloti. 4. Mel c. Farin. Fabar. ãa.
Honigsalbe: Ungt. cereum.
Honigsugel: Flor. Lamii alb.
Honigthee: Flor. Tiliae.
Honnisügele: Flor. Lamii alb.
Hopfen: Strobuli Lupuli.
—, Spanischer: Hrb. Orig. Cret.
Hopfengeist: Spiritus.
Hopfenmehl: Glandulae Lupuli.
Hopfenöl, Spanisches: Oleum Origani Cret.
Hopfenstaub: Glandulae Lupuli.
Hopfenwurzel: Rad Taraxaci.
Hopfenzapfen: Strobuli Lupuli.
Hoppelgeist: Spirit. aromat.
Hoppenthalerpflaster: Empl. fuscum.
Hornkümmel: Flor. Calcatripp.
Hornrosen: Flor. Rosae.
Hornsalbe: 1. Ungt. flavum. 2. Ungt. Plumbi.
Hornsensenöl: Ol. contra Luëm.
Hornspähne: Corn. Cervi raspat.
Hornthee: Carrageen.
Hornsamen: Sem. Lini.

Horstisch. Augenwasser: Aq. ophthalmic. flav.
Hosarius: Spir. Formicarum.
Hosendall: Rad. Asparagi.
Hosenknöpfle: Troch. Succ. Liq.
Hosenschissern: Herb. Pulmon.
Hospitalpflaster: Empl. fusc.
Hottentottenpflaster: Ceratum Aeruginis.
Huder: Herb. Hederae.
Huderich: Herb. Hederae.
Hüffeltekern: Sem. Cynosbati.
Hüfften: Fruct. Cynosbati.
Hüflatti: Fol. Farfarae.
Hügels Augensalbe: Unguent. ophthalmic. comp.
Hühnerauge: Herb. Plantaginis.
Hühneraugenpflaster: 1. Cerat. Aeruginis. 2. Empl ad clavos pedum. 3. Empl. saponatum.
Hühneraugenrinde: Cortex Frangulae.
Hühnerblind: Flor. Primulae.
Hühnerdarm: 1. Herb. Anagall. 2. Herb. Serpylli.
Hühnerdarmöl: 1. Ol. Chamom. 2. Ol. Hyoscyami. 3. Ol. Oliv. et Ol. Serpylli 10 : 1.
Hühnerdarmsaft: 1. Sir. Chamomillae. 2. Sir. Papaveris.
Hühnerfett: Ungt. Cetacei.
Hühnerklee: Herb. Serpylli.
Hühnerkull: Herb. Serpylli.
Hühnermagen: Pepsin.
Hühnernelken: 1. Flor. Calendulae. 2. Herb. Centaurii.
Hühnernessel: Flor. Lamii alb.
Hühnerquäle: Herb. Stellariae.
Hühnerraute: Herb. Veronicae.
Hühnerserb: Herb. Polygoni.
Hühnertritt: Herb. Anagallidis.
Hühnerwurz: 1. Rhiz. Torment. 2. Rhiz. Veratri.
Hühnerwurzel: Rhiz. Torment.
Hülsebusch: Fol. Ilicis.
Hülsedorn: Fol. Ilicis.
Hülskrapp: Fol. Ilicis.
Hüsblos: Colla piscium.
Hütschelblumen: Flor. Sambuc.
Hütschelsaft: Succ. Sambuci.
Hüttenkatze: Acid. arsenicos.
Hüttennichts: Nihilum album.
Hüttenrauch: Arsenic. alb.
Hufbalsam: Tinct. Aloës.
Hufblätter: Fol. Farfarae.
Hufeland's Augenbalsam: 1. Ungt. Hydrarg. oxyd. rubr. 2. Ungt. ophthalm. comp.
— **Augensalbe:** Ungt. ophthalm. comp.
— **Balsam:** Bals. Peruvian.
— **Brustpulver:** Pulv. Liquirit. comp.
— **Kinderpulver:** Pulv. Magn. c. Rheo.
— **Tropfen:** Elixir e Succo Liq.
Huffelen: Fol. Farfarae.
Huflattigblätter: Fol. Farfarae.
Huflattigpastillen: Troch. pect.
Huflattigpflaster: Empl. Melil.
Huflattigsalbe: 1. Ungt. flavum. 2. Ungt. viride.
Huflattigsaft: Sir. Althaeae.
Huflor: Ol. Lauri.
Hufnägelsalbe: Cerat. Aerugin.
Hufsalbe: 1. Ungt. acre. 2. Ungt. flavum. 3. Vaselinum flavum.
Hufspahn: Cornu Cervi raspat.
Hufüele: Sem. Cynosbati.
Huhackeln: Rad. Ononidis.

Huhefe: Sem. Cynosbati.
Huhicke: Sem. Cynosbati.
Hulla: Flor. Sambuci.
Hulsdornthee: Fol. Ilicis.
Hummelhonig: Mel depuratum.
— für die Augen: Ol. Oliv. alb.
Hummelöl: Ol. Origani Cretic.
Hundauge: Herb. Plantaginis.
Hundbaumrinde: Cort. Frangul.
Hundbeeren: Fruct. Rhamni.
Hundblumen: Flor. Farfarae.
Hundblumenhonig: Mellago Taraxaci.
Hundblumenkraut: 1. Flores Chamom. Rom. 2. Radix Taraxaci c. Herb.
Hundertjähriger Mauerthee: Herb. Oreoselini.
Hundertkopf: Rad. Eryngii.
Hundfett: Adeps.
Hundgesicht: Sem. Psyllii.
· Hundgras: Rhiz. Graminis.
Hundgraswurzel: Rhiz. Gram.
Hundkohl: Rad. Apocyni.
Hundkoth, weisser: Graec. alb.
Hundkragen: Herb. Hederae.
Hundkürbis: Rad. Bryoniae.
Hundläuft: Herb. Hederae.
Hundlattich: Herb. Taraxaci.
Hundmethode: Elect. Theriac.
Hundnase: Herb. Linariae.
Hundnelke: Rad. Saponariae.
Hundnessel: Flor. Lamii.
Hundpulver: Pulv. pro equis.
—, gelbes: Sulfur sublimatum.
Hundquecken: Rhiz. Graminis.
Hundrebe: Herb. Saxifragae.
Hundrippe: Herb. Plantaginis.
Hundrosen: Flor. Rosae canin.
Hundrübe: Rad. Carlinae.

Hundrücken: Rhiz. Graminis.
Hundslungensaft: Sir. Rhoead.
Hundsporn: Rad. Carlinae.
Hundsträubel: Tubera Salep.
Hundstille: Herb. Matricariae.
Hundveilchen: Hrb. Viol. tricol.
Hundweizen: Rhiz. Graminis.
Hundwürger: Rad. Apocyni.
Hundzahn: Herb. Taraxaci.
Hundzorn: Sem. Milii.
Hundzungenwurzel: Radix Cynoglossi.
Hungerampfer: Herb. Acetosae.
Hungerblumen: Flr. Chrysanth.
Hungerkorn: Secale cornutum.
Hungerkraut: 1. Herb. Viol. tricol. 2. Herb. Trifolii arvensis.
Hungerthee: Herb. Burs. Pastor.
Hungerwurzel: Rad. Lapathi.
Hunk: Mel crudum.
Hunnenschritt: Rad. Gentianae.
Huppedelduk: Lin. sap. camph.
Hupuf: Flor. Sambuci.
Hupufdemaid: Flor. Sambuci.
Hurberitzenwurzel: Rad. Bard.
Hurenpomade: Ugt. Hydr. pedic.
Hurre: Herb. Hederae.
Hurschur: Lycopodium.
Hurtigundgeschwind: 1.Linim. ammon. 2. Liq. Ammon. caust. 3. Tinct. Guajaci ammon.
Husarenpulver: Plv. ctr. pedic.
Husarensalbe: Ugt. Hydr. pedic.
Husarenspiritus: Spir. resolv.
Husarenwasser: Aq. muscarum.
Huschsalbe: Ungt. cereum.
Husko, pulverisirt: Succ. Liq. pulv.
Huslottblattpulver: Fol. Farfarae pulv.

Hustenblätter: Folia Farfarae.
Hustenelixir: Elix. e Succo Liq.
Hustenhilfwurzel: Rhizom. Graminis.
Hustenkraut: Fol. Farfarae.
Hustenkuchen: Succ. Liq. crud.
Hustenleder: Pasta gummosa.
Hustenpaste: Pasta gummosa.
Hustenplätzchen: Troch. pect.
Hustenpulver: Pulv. Liq. comp.
Hustensaft, brauner: Sir. Liq.
—, **gelber:** 1. Oxymel Scillae. 2. Sir. Scillae.
—, **weisser:** Sir. Althaeae.
Hustenthee: Species pectorales.
Hustentropfen, schwarze: Elix. e succo Liquirit.
—, **weisse:** Liq. Ammon. anisat.

Hustenwurzel: Rad. Althaeae.
Hutpflaster: Empl. Anglicum.
Hutschenreutersalbe: Ungt. viride.
Huwaldspflaster: Empl. Lith. comp.
Huwaldstropfen: Tinct. Valer. aeth. c. Tinct. Chinoïdin. comp. 1+9.
Huxenkruxenpflaster: Empl. oxycroceum.
Hyacinthensalbe: Ugt. Kal. jod.
Hydrich, weisser: Acid. arsen.
Hykriberi: Spec. Hierae picrae.
Hypericumöl: Ol. Alcannae.
Hypoakanna: Rad. Ipecacuanh.
Hypocistensaft: Succ. Sorbor.
Hyssop: Herb. Hyssopi.

I und J.

(Iben = Eiben. Imben = Bienen.)

Jachandelbeeren: Frct. Junip.
Jachandelöl: Ol. Juniperi Ligni.
Jachandelsaft: Succus Juniperi.
Jachandelwasser: Aq. Juniperi.
Jachaneltagsbeeren: Fructus Juniperi.
Jachelbeeren: Fruct. Juniperi.
Jachelpflaster: Empl. Litharg. spl.
Jachelspitzen: Turiones Pini.
Jachimsalbe: Empl. Litharg. cps.
Jackengeist: Liq. Amm. caust.
Jägeles Pflaster: Empl. Lith.cps.
Jägerpulver: Pulv. Liquir. comp.
Jäger'sches Pflaster: Empl. Cantharid. perp.

Jänzenwurz: Rad. Gentianae.
Jäuse: Herb. Centaurii.
Jafnamoos: Agar-Agar.
Jagdendüwel: Pulv. pro equis.
Jagdspiritus: Spir. sap. camph.
Jagemichel: Herb. Hyperici.
Jageteufel: Ungt. corallorum.
Jageteufelkraut: Hrb. Hyperic.
Jahnspflaster: Empl. Lith. cps.
Jakob: Oxymel aeruginis.
Jakobisalbe: Ungt. potab. rubr.
Jakobsbalsam: Bals. Peruvian.
Jakobskreuzkraut: Hrb. Jacob.
Jakobsleiter: Herb. Polemonii.
Jakobsöl: Ol. rubrum.
Jakobspflaster: Cerat. aerugin.

Jakobstropfen: Tct. odontalg.
Jakuslapuk: Folia Uvae Ursi.
Jakuspapuk: Folia Uvae Ursi.
Jalapenharz: Resina Jalapae.
Jalapenöl: Ol. Ricini.
Jalapenrinde: Tubera Jalapae.
Jamaikaholz: Lignum Guajaci.
Jamaikanische Wurmrinde: Cort. Geoffroyae Jamaïcensis.
Jamaikapfeffer: Fruct. Amomi.
Jambuskraut: Spec. Jambusae.
Jamesthee: Herb. Ledi.
Jammerblumen: Flor. Rhoead.
Jammerpulver: 1. Plv. epilept. 2. Tubera Jalapae pulv.
Jandelsaft: Succ. Juniperi insp.
Janelausenöl: Ol. Hyperici.
Janinchensalbe: Ungt. Canthar.
Janinischpflaster: Empl. Canth. perp.
Jannsbärsalbe: 1. Cerat. Cetacei rubrum. 2. Sirup. Ribium.
Janzerwurz: Rad. Gentianae.
Japanholz: Lign. Fernambuci.
Japanische Erde: Catechu.
Jase: Herb. Millefolii.
Jassiensalbe: Ungt. contra scab.
Javellewasser: Liq. Natri hypochlorosi.
Javell'sche Lauge: Liq. Natri hypochlorosi.
Javell'scher Kalk: Calc. hypochloros.
Ibarach: Herb. Chaerophylli.
Ibenblätter: Folia Taxi.
Ibisch: Rad. Althaeae.
Ibischpappel: Fol. Althaeae.
Ibsche: Rad. Althaeae.
Ich frag nicht danach: Ungt. contra scabiem.
Ich mach mir nichts draus: Ungt. contra scabiem.
Idee: Rad. Althaeae.
Idiaton: Tinct. odontalgica.
Jebgab: Oxymel aeruginis.
Jeckwitzsaft: Sir.Senn.c.Manna.
Jees Christkoken: Troch. Liquiritiae nigr.
Jehovatropfen: Tinct. Rhei aq.
Jehrbalsamtropfen: Balsam. Peruvian.
Jelängerjefreundlicher: Rad. Saponar. alb.
Jelängerjelieber: 1. Herba Teucrii. 2. Herb. Viol. tricol. 3. Stipit. Dulcamarae.
Jenaer Tropfen: Tct. Aloës cps.
Jeparalthee: Rad. Sarsaparillae.
Jerichorosen: Herb. Caprifolii.
Jernitzelixir: Tinct. Aloës cps.
Jerusalemer Balsam: 1. Ol. Myristicae. 2. Tct. Benz. comp. 3. Mixt. obeos balsam.
— Spiritus: Spir. Angelic. comp.
— Tropfen: Elix. succi Liquir.
Jeschwitzer Brustsaft: Sir. Sennae c. Manna.
Jesuim: Rad. Gentianae.
Jesuitenkräuter: Spec. amarae.
Jesuiterbalsam: Bals. Copaiv.
Jesuiterpulver: 1. Cort. Chinae pulv. 2. Pulv. contra pedicul.
Jesuiterspecies: Spec. amarae.
Jesuiterthee: Herb. Chenopod.
Jesuitertropfen: Bals. Copaiv.
Jesuschristkoken: Troch. bech. nigri.
Jesuschristussalbe: Empl. fusc.
Jesuschristwurz: Rad. Lapathi.
Jesusknäblein: Hrb. Viol. tricol.

Jesuslein: Herb. Violae tricolor.
Jesuswurzel: Rhiz. Tormentill.
Jesuwunderkraut: Herb. Hyperici.
Jesuwunderthee: Herb. Matric.
Jewerwurzel: Rad. Carlinae.
Ifblätter: Folia Taxi.
Igelfett: Adeps.
Igelkrautwurzel: Rhiz. Caryophyllat.
Ihlgras: Herb. Polygoni.
Ihrenspries: Herb. Veronicae.
Jibsjakob: Mel. rosat. boraxat.
Jichtkrut: Herb. Ranunculi.
Jip-Fass: Mel rosat boraxat.
Ikunddu: Chinoïdin.
Ilen: Hirudines.
Ilenblätter: Herb. Ranunculi.
Ilexblätter: Folia Ilicis.
Ilgen: Flor. Lilii.
Ilgenöl: Ol. Olivarum album.
Ilkenpulver: Rad. Helenii pulv.
Ilmenrinde: Cortex Ulmi.
Ilop: Folia Helicis.
Ilsem: Herba Absinthii.
Imbenschmalz: Cerat. Terebin.
Imber, Imberklauen, Imberzehen: Rhizom. Zingiberis.
Immenblatt: Fol. Melissae.
Immenkraut: Herba Thymi.
Immer: Rhizom. Zingiberis.
Immergrün: 1. Herb. Pyrolae. 2. Herba Vincae.
Immergrünöl: 1. Oleum Gaultheriae. 2. Ol. Hyoscyami.
Immerschön: Flor. Stoechados.
Immerwährend. Blasenzug: Empl. Canth. perp.
— **Pflaster:** Empl. Canth. perp.
Immortellen: Flor. Stoechados.

Indian. Augenbalsam: Mixt. oleos. balsam.
— **Balsam, weisser:** Ol. Olivar. album.
— **Bolesein:** Rad. Helenii.
— **Farnkraut:** Herb. Acmellae.
— **Holz:** Lign. Guajaci.
— **Lungenpulver:** Plv. Liq. cps.
— **Nüsse:** Fructus Cocculi.
— **Schakalpulver:** Cort. Chinae pulv.
— **Schmalz:** Cetaceum.
Indianerwurzel: Rad. Gentianae.
Indig: Indigo.
Indigkraut: Herba Isatis.
Indisch. Balsam: Bals. Peruv.
— **Pfeffer:** Fructus Capsici.
— **Pflanzenpapier:** Charta vegetab. Indica.
— **Spicanard:** Radix Nardi.
— **Tabak:** Herba Lobeliae.
Ingberimber: Rhiz. Zingiberis.
Ingbluem: Flor. Calendulae.
Ingwer, Ingwerklauen, Ingwerzehen: Rhiz. Zingiberis.
Ingwer, deutscher: Tub. Ari.
—, **gelber:** Rhizom. Curcumae.
Inkumsöl: Balsam. Peruvianum.
Innocenzkraut: Herb. Polygoni.
Innstaub: Lycopodium.
Inschottsalbe: Ungt. Althaeae.
Inseckundpolthee: Herb. Pulegii et Herb. Hyssopi āā.
Insektenpulver: Flor. Pyrethri pulv.
Insektensalbe: Ungt. ctr. pedic.
Insektentinctur: Tct. Pyrethri.
Inselsalbe: Ceratum Cetacei.
—, **braune:** Ceratum fuscum.
Inselt: Sebum.

Instrianswurzel: Rad. Gentian.
Intendanturtropfen: Tinctura Chinoidin.
Invalidenpflaster: Emplastr. ad rupturas.
Inventurtropfen: Tct. Chinoid.
Inwand: Ungt. ctr. pediculos.
Inzian: Radix Gentianae.
—, weisser: Conchae praeparat.
Joachimspflaster: Empl. Lith. comp.
Joachimssalbe: Ungt. diachylon.
Jochenbeersaft: Succ. Sambuci.
Jochheil: Herb. Anagallidis.
Jodina: 1. Tct. strumalis. 2. Tct. Jodi dilut.
Jodsalbe: Ungt. Kalii jodati.
Jöcksalv: Ungt. contra scabiem.
Johandeln: Fruct. Juniperi.
Johandelsaft: Succ. Junip. insp.
Johannisbeerblätter: Folia Ribis nigri.
Johannisbeeröl: Ol. Hyperici.
Johannisbeerspiritus: Spirit. Serpylli.
Johannisbeerwurzel: Rhizom. Filicis.
Johannisblumen: 1. Flor. Arnicae. 2. Flor. Hyperici. 3. Flor. Leucanthemi. 4. Flor. Primulae.
Johannisblumenöl: Ol.Hyperic.
Johannisblumenspiritus: Tct. Arnicae.
Johannisblut: Herb. Hyperici.
Johannisbrod: Fruct. Ceraton.
Johannisgeist: Spir. Juniperi.
Johannisgürtel: Herb. Artemis.
Johannishäupteln: Blb.Vict.rot.
Johannishand: Rhiz. Filicis.
Johannishaupt: Tubera Ari.

Johannisherzbluttropfen: Mixt. oleos. balsam.
Johannisholz: Lign. Juniperi.
Johanniskerzen: Flor. Verbasci.
Johanniskraut: Herb. Hyperici.
Johanniskrautblumen: Flores Arnicae.
Johanniskrauttinctur: Tinct. Arnicae.
Johannismuttertropfen: Tct. Valerianae aetherea.
Johannisöl: 1. Ol. Alcannae. 2. Ol. Hyperici. 3. Ol. Petrae rubr.
—, schwarzes: Ol. Philosophor.
Johannisohr: Fung. Sambuci.
Johannispappeln: Hrb. Malvae.
Johannispatscheln: Rhiz. Filic.
Johannispestilenzwurz: Rhiz. Filicis.
Johannissaft: 1. Sirup Ribium. 2. Sir. Papav. 3. Sir. Rhoead. 4. Succ. Juniperi.
Johannisschafe: Fruct. Ceratoniae.
Johanniswedel: Hrb. Ulmariae.
Johanniswurzel: Rhiz. Filicis.
Johannsinkrut: Herb. Hyperic.
Johannweissnichtsdavon: Ungt. ctr. pediculos.
Jokeysalbe: Ungt. contra pedic.
Jonasöl: Ol. Jecoris Aselli.
Josefsalbe: Ungt. ophthalm. cps.
Josefskraut: Herb. Hyssopi.
Joujou: Pasta Liquiritae rubr.
Iperrinde: Cortex Ulmi.
Iporto: Tinct. odontalgica.
Ipper: Rhizom. Zingiberis.
Irisblüthe: Crocus.
Iritzenwurzeln: Rhiz. Iridis.
Irländisch Moos: Carrageen.

Irrbeerblätter: Fol. Belladonn.
Isaakpulver: Rhiz. Veratri pulv.
Isbäredreck: Pasta gummosa.
Isehüt: Flor. Aconiti.
Iserkraut: Herb. Verbenae.
Isipo: Herb. Hyssopi.
Isländisch Moos: Lich. Islandic.
— **Perlmoos**: Carrageen.
Isop, Ispen, Israël: Herba Hyssopi.
Italien. Pillen: Pilul. aloëticae ferrat.
— **Pimpinelle**: Rad. Sanguisorb.
— **Rinde**: Cortex Chinae.
— **Thee**: Spec. laxant. St. Germ.
Itjemöhsmeer: Ol. comp. nigr.
Jubandsalbe: Ungt. Hydr. ped.
Juchhannelbeeren: Frct. Junip.
Juchhei: Herb. Anagallidis.
Juchtenöl: Oleum Rusci.
Juckpulver: 1. Alumen plumos. 2. Pili Stizolobii.
Jucksalbe: Ungt. contra scabiem.
Judaskirschen: Frct. Alkekeng.
Judaskuss: Fruct. Alkekengi.
Judasohren: Fung. Sambuci.
Judassinohr: Fung. Sambuci.
Judenäpfel: Fructus Citri.
Judenbrod: Manna.
Judendeckel: Fruct. Alkekengi.
Judendorn: Stipit. Dulcamarae.
Judenharz: Asphalt.
Judenhütchen: Frct. Alkekengi.
Judenkirschen: Frct. Alkekeng.
Judenkraut: Herb. Millefolii.
Judenleim: Asphalt.
Judenohren: Fungus Sambuci.
Judenpech: Asphaltum.
—, **weisses**: Alumen plumosum.
Judenpfeffer: Fructus Amomi.

Judenpulver: 1. Plv. ctr. pedic. 2. Nihil. alb.
Judenruthe: Herba Spartii.
Judensalbe: Ungt. Hydrarg. citr.
Judenschwamm: Fung. Samb.
Judenseife: Ungt. Hydrarg. citr.
Judenstaub: Pulv. contra pedic.
Judenstoff: Pulv. contra pedicul.
Judenweihrauch: Styrax calam.
Judenwurzel: Radix Vincetox.
Judeschmeer: Ungt. diachylon.
Jünglingsblumen: Flor. Stoech.
Jürgenmölleröl: Spirit. camph. Ol. Terebinthin. Ol. Lini a͡a.
Juffern: Flor. Rhoeados.
Jujube: Pasta Liquiritae rubr.
Jujuben: Fructus Jujubae.
Julawasser: Aq. Plumbi Goul.
Junctum: Ungt. contra scabiem.
Jungeblume: Herba Taraxaci.
Jungenmölleröl: Oleum Poeli.
Jungfergehweg: 1. Ungt. contra scab. 2. Ungt. sulfurat. comp.
Jungfernblüthen: Herb. Rorell.
Jungfernblume: Flor. Stoechad.
Jungfernblut: Resina Draconis.
Jungfernbrauen: Herb. Millefol.
Jungfernbutter: Ugt. opht. rubr.
Jungferneis: Glacies Mariae.
Jungfernfett: Ungt. Hydr. citr.
Jungfernglas: Glacies Mariae.
Jungferngras: Herb. Herniariae.
Jungferngrün: Herba Vincae.
Jungfernhaar: Herb. Adiant. aur.
Jungfernharz: 1. Benzoë. 2. Res. Pini alb.
Jungfernhonig: Mel album.
Jungfernkraut: 1. Herb. Adiant. aur. 2. Hrb. Artemisiae. 3. Hrb. Hederae. 4. Herba Millefolii.

Jungfernleder, braunes: Pasta Liquiritiae.
—, **weisses**: Pasta gummosa.
Jungfernmehl: Magnes. carbon.
Jungfernmilch: Aq. Rosae benzoinata 1:10.
Jungfernmoos: Herba Adianti.
Jungfernöl: Ol. Olivar. album.
Jungfernpulver: Plv. menstrual.
Jungfernsalbe: Ungt. leniens.
Jungfernschmätzel: Trochisci santonini.
Jungfernschmiere, eingemachte: Ungt. Hydrarg. alb.
Jungfernschwarm: Cera alba.
Jungfernschwefel: Sulf. subl.
Jungfernteint: Aq. Ros. benzoin.
Jungferntritt: Herb. Polygoni.
Jungferntrost: Hrb. Herniariae.
Jungfernwachs: Cera alba.
Jungfernwasser: Aqua Rosae benzoinat.
Jungfernweck: Rad. Peucedani.

Jungfernweiss: 1. Alumen plumos. 2. Cerussa.
Jungfernzucht: Herb. Serpylli.
Jungferschweigstill: Ungt. contra scabiem.
Jungferthumirnichts: Ungt. contra scabiem.
Jungharz: Resina Pini.
Juniduni: Chinoïdin.
Junipulver: Pulvis pro equis.
Junkerkraut: Herb. Origan. Cret.
Junkertropfen: Tct. Guajac. res.
Junothränen: Herba Verbenae.
Jupiterblumen: Flor. Calcatrip.
Jurgenkrautwurzel: Rad. Valer.
Justizhütchen: Troch. ctr. verm.
Juwelierroth: Ferr. oxyd. rubr.
Ivierke: Herba Hederae.
Iwakraut: Herb. Ivae moschat.
Iwisch: Radix Althaeae.
Ixaxum: Oxymel aeruginis.
Ixnixsaturniustropfen: Liquor Plumbi subacet.

K.

(Siehe auch unter C.)

(Köhl = Kühl. Kohm = Kümmel. Kooken = Kuchen. Kopper = Kupfer. Krachenäuge = Hühnerauge. Kraide oder Kraut = Mus. Kräutig, Krokt, Krüt = Kraut. Krittel = Kräutchen. Krüter = Kräuter. Krüz = Kreuz. Küchelchen, Kügelchen = Trochisci.)

Kabeljauöl: 1. Ol. Jecor. Aselli. 2. Ol. Philosophorum.
Kabetbeeren: Fructus Juniperi.
Kachelblumen: Flor. Millefolii.
Kachinkawurzel: 1. Radix Caïncae. 2. Rhizom. Chinae.
Kackemoos: Carrageen.
Kaddigbeeren: Fruct. Juniperi.

Kaddigholz: Lign. Juniperi.
Kaddigmus: Succ. Junip. insp.
Kademum: Fructus Cardamomi.
Kadeöl: Ol. Juniperi empyreum.
Käferpflaster: Empl. Cantharid.
Käfersalbe: Ungt. Canthar. acre.
Käferspiritus: Tinct. Formicar.
Kähmund: Boletus cervinus.

Köketöl: Oleum Rapae.
Käkinaspähn: Cort. Chin. conc.
Kälberkern: Herb. Chaerophyll.
Kälberkropf: Herb.Chaerophyll.
Kälberlab: Stomachus vitullin.
Käm: Fructus Carvi.
Kämölje: Oleum Carvi.
Kämpfer: Camphora.
Käppernickel: Radix Mëu.
Käsekraut, -malven, -pappel: Folia Malvae.
Käslab: Herba Galii.
Käsleiblesthee: Folia Malvae.
Käslein: Folia Malvae.
Kästensaft: Sirup. Castaneae.
Käsundbrod: Herb. Acetosellae.
Kätzchenthee: Flor.Stoechados.
Kätzelkraut: Herb. Trifol. arv.
Kaffeegeist: Spirit. camphorat.
Kaffeepulver: Plv.Jalap.laxans.
Kaffer: Camphora.
Kageröl: Oleum viride.
Kahlholz: Folia Ligustri.
Kahnel: Cortex Cinnamomi.
Kailkenblumen: Flor. Sambuci.
Kailkenmus: Succ. Samb. insp.
Kainritz: Herba Galii.
Kaiseraugenlicht: 1. Zinc. sulf. 2. Nihil. alb.
Kaiseraugenlichtpulver: 1. Plv. sternut. alb. 2. Nihil. alb.
Kaiseraugenlichtsalbe: 1.Ugt. ophthalmic. 2. Ungt. Zinci.
Kaiserbutter: Ungt. flavum.
Kaisercarolushauptwasser od. Kaiserkarlquinthöhftwater: 1 Aq. aromat. spirit. 2. Aq. vulnerar. spir. 3. Liq. Ammonii caust. 4. Spir. Lavandulae. 5. Spir. Meliss. comp. 6. Spirit. odoratus.
Kaiserkerzen: Flor. Verbasci.
Kaiserliche Ruhr- u. Magentropfen: Tinct. amara.
Kaiserpflaster: Empl. stictic.
Kaiserpillen: Pil. laxant. Tittm.
Kaiserpulver: 1. Pulv. aromat. c. sacch. 2. Pulv. fumalis.
Kaiserrauch: Pulv. fumalis.
Kaisersalat: Herba Dracunculi.
Kaisersalbe: 1. Ungt. basilic. 2. Ungt. ophthalm. rubr.
Kaiserspiritus: Spir. resolvens.
Kaiserthee: Thea Chinensis.
Kaisertropfen: 1. Tinct. Aloës comp. 2. Tinct. Chinoïdin.
Kaiserwasser: Aq. Coloniensis.
Kaiserwurz: Rhiz. Imperatoriae.
Kaju: Anarcardia.
Kakau: Cacao deoleat.
Kakerlaken: Blatta orientalis.
Kaktuskörner: Coccionellae.
Kaktuspinititus: Hrb. Card. ben.
Kalambak: Lignum Aloës.
Kalanner: Fructus Coriandri.
Kalappusbutter: Oleum Cocos.
Kalappusöl: Oleum Cajeputi.
Kalbsauge: Flor. Bellidis.
Kalbsfuss: Rhizoma Ari.
Kalbskümmel: Herb. Saturejae.
Kaltsledersalz: Sal Carol. fract.
Kalbsnase: Herb. Antirrhini.
Kalbswurz: Rhizoma Ari.
Kalenderpflaster: Empl. fusc.
Kalendertropfen: Tct. univers.
Kalfonig: Colophonium.
Kalfun: Colophonium.
Kali, blausaures: Kalium ferrocyanat. flav.

Kali, gemeines: Kali carbonic.
— **zum Beizen:** Kali dichromic.
— **zum Gurgeln:** Kali chloric.
— **zum Härten:** Kal. ferrocyan. flavum.
Kaliätzstein: Kali causticum.
Kaliaturholz: Lign. Santal. rubr.
Kalikblumen: Flor. Millefolii.
Kaliöl: Liq. Kali carbonicum.
Kalischwefelleber: Kalium sulfuratum.
Kalittenstein: Zinc. sulfuricum.
Kalitzenbeize: Cupr. sulf. crud.
Kaliwasserglas: Liq.Kal.silicic.
Kalkanth, grüner: Ferrum sulfuricum.
—, **weisser:** Zincum sulfuricum.
Kalkwasser: Aq. Calcariae.
Kallabeerensalbe: Ungt. potab.
Kalm: Fructus Carvi.
Kalmus: Rhizoma Calami.
—, **falscher:** Rhiz. Pseudacori.
—, **überzogener:** Conf. Calami.
Kalmusessenz: Tinct. Calami.
Kalmusgerten: Rhiz. Caricis.
Kalmuspeter: Rhizoma Caricis.
Kalmusstein: Lap. calam. praep.
Kalmuszucker: Confect. Calami.
Kalteplas: Spec. ad cataplasma.
Kaltequinte: Fruct. Colocynth.
Kaltfeuer: Acidum nitricum.
Kalumback: Lignum Aloës.
Kalwe: Aloë et Rhiz. Calami aa.
Kamander: 1. Herba Scordii. 2. Herb. Veronicae.
Kamanitöl: Oleum Hyoscyami.
Kamarittersalbe: Ungt. flavum.
Kambogium: Gutti.
Kameeldreck: Asa foetida.
Kameelhaare: Penghaw. Djambi.
Kameelheustroh: Hrb. Foenic.
Kameelspehn: Pulv. ctr. pedic.
Kamelgen: Flor. Chamom. vulg.
Kameelheumannsort: Herba Schoenanthi.
Kamferaugensalbe: Unguent. ophthalm. comp.
Kamferbalsam: Linim. sapon. camph.
Kamfergeist: Spirit. camphorat.
—, **gelber:** Spir. camph. crocat.
Kamferkraut: 1. Hrb. Abrotani. 2. Herba Absinthii.
Kamferkugeln: Glob. ad Erysip.
Kamferliniment: Linim. amm. camphorat.
Kamferöl: Oleum camphoratum.
Kamferpflaster: 1. Empl. fusc. camph. 2. Empl. sapon. camph.
Kamfersalbe, flüchtige: Lin. ammoniat. camphor.
Kamferseifenspiritus: Spirit. saponat. camphor.
Kamfertropfen: 1. Spirit. aeth. camph. 2. Tct. anticholer. 3. Tct. camphor.
Kamferwein: Vinum camphorat.
Kamferwurzel: 1. Rhiz. Asari. Rhizoma Galangae.
Kamillen: Flor. Chamomillae.
Kamillenöl: Oleum viride.
Kamillensaft: Sir. Chamomillae.
Kamillentropfen: Tct. Chamom.
Kamisolöl: Oleum carbolicum.
Kammerblumen: Flr. Chamom.
Kammfett: Ol. pedum Tauri.
Kampaschen: Fructus Vanillae.
Kamprinde: Cortex Salicis.
Kamynian: Benzoë.
Kanarienbutter: Ungt. flavum.

Kanarienholz: 1. Lign. Juniperi. 2. Lign. Santal. alb.
Kanarienpflaster: Empl. sapon.
Kanariensamen: Sem. Canar.
Kanarientropfen: Tct. Cinnam.
Kanarienzucker: Sacch.alb.plv.
Kandelkraut: Herba Serpylli.
Kandelwisch: Herba Equiseti.
Kandelzucker: Sacchar. cristall.
Kandiol: Fructus Ceratoniae.
Kandisblüthen: Flor. Acaciae.
Kandiszucker: Saccharum crist.
Kanehl: Cort. Cinnamom. Cass.
—, **weisser:** Cort. Canellae alb.
Kanehlblüthe: Flor. Cassiae.
Kanehlsteinpulver: Lapis calaminar. pulv.
Kaninchenpflaster: Empl. Cantharid.
Kaninchenwurz: Rhiz. Calami.
Kanisselstein: Zinc. sulfur.
Kanisterpflaster: Empl. oxycr.
Kannenkraut: Herba Equiseti.
Kantelbaum: Folia Taxi.
Kantenkraut: Herba Equiseti.
Kantorbalsam: Ugt. ophth. rbr.
Kanzleipulzer: Plv. Liquir. cps.
Kapaunenfett: Adeps.
Kapernöl: 1. Ol. viride. 2. Ol. Amygdalar.
Kapillärkraut: Herba Adianti.
Kapillärsaft: Sir. Aurantii flor.
Kapiribalsam: Bals. Copaivae.
Kaplaneithee: Herba Marrubii.
Kappedutzöl: Oleum Cajeputi.
Kappelblumen: Flor. Calcatrip.
Kappenpfeffer: Fruct. Capsici.
Kappernickwurzel: Rad. Mëu.
Kapretiensaft: Sir. Aurant. flor.
Kapselöl: Ol. Hyoscyami coct.

Kapuzinerbalsam: Tinctura Benzoës comp.
Kapuzinerkresse: Hrb. Nasturt.
Kapuzinerpillen: Pil. laxantes.
Kapuzinerpulver oder -Saat: Pulv. contra pediculos.
Kapuzinersalbe: Ugt. Hydrarg. pedic.
—, **rothe:** Ungt. Hydrarg. rubr.
—, **weisse:** Ungt. Hydrarg. alb.
Kapuzinersamen: Pulv. contra pediculos.
Kapuzinerstaub: Plv. ctr. pedic.
Kapuzinerstein: Cupr. alumin.
Kapuzinertropfen: Tct. Benz. comp.
Karabe: Succinum raspatum.
Karaffelwurz: Rhiz. Caryophill.
Karaktuspulver: Plv. pro equis rubr.
Karascheenmoos: Carrageen.
Karbei: Fructus Carvi.
Karbendikt: Hrb. Cardui bened.
Kardamömeln: Frct. Cardamom.
Kardemum: Fruct. Cardamomi.
Kardendistel: Herba Dipsaci.
Kardiktenkraut: Hrb. Card. ben.
Kardobenediktenkraut: Herb. Cardui bened.
Kardobenediktenöl: 1. Oleum Papaveris. 2. Oleum viride.
Kardobenediktensalz: Kali carbonicum.
Kardobenediktenwurzel: Radix Cardui bened.
Karlkönigstropfen: Mixt. oleos. balsamica.
Karlsbader Salz: Sal Carol. fact.
— **Tropfen:** Tinct. Rhei vin., Tinct. Chinae comp. ãã. pts.

Karlskirchenharz: Olibanum.
Karlswurzel: Radix Carlinae.
Karmelitergeist: Spir. Melissae comp.
Karmeliterpflaster: Empl. fusc.
Karmeliterstein: Zinc. sulfuric.
Karmelitertropfen: Spir. Melissae comp.
Karmeliterwasser: Spiritus Meliss. comp. dilut.
Karmes: Rhizoma Calami.
Karminativtropfen: Tinct. carminativ.
Karmsen: Rhizoma Calami.
Karnickelpflaster: Empl. Cantharid. perp.
Karniffel: Coccionella.
Karnille: Flor. Chamomillae.
Karnissel, weisser: Zinc. sulf.
Karobbe: Fructus Ceratoniae.
Karolinenwurzel: Rad. Carlin.
Karonktuspulver: Pulvis pro equis.
Karonyrinde: Cort. Angosturae.
Karpfenstein: 1. Cornu Cervi ust. 2. Lap. Pumicis pulv.
Karponett: Herb. Cardui bened.
Kartenplas: 1. Cataplas. artific. 2. Species ad Cataplasma.
Karthäuserkraut: Herb. Chenopodii ambr.
Karthäuserpulver: 1. Plv. ctr. Pedicul. 2. Stibit. sulfurat. rub.
Karthäuserthee: Herb. Chenop.
Karthamine: Flor. Carthami.
Karthein: Herba Abrotani.
Karuben: Fructus Ceratoniae.
Karweblumen: Flor. Millefolii.
Karwendel: Herba Serpylli.
Kaselskrutblumen: Flor. Malv.
Kaslesthee: Flor. Malvae.
Kassenfissel: Frct. Cassiae fistul.
Kassienholz: Cort. Cinnam. Cass.
Kassienrinde: Cort. Cinn. Cass.
Kassinenthee: Folia Mate.
Kastanienblüthen, rothe: Flor. Rhoeados.
—, **weisse:** Flor. Acaciae.
Kastanienblüthenspiritus: Spir. Vini Gallici.
Kastanienblüthenwasser: Tinct. Arnicae dil.
Kastanienmehl: Dextrin.
Kastanienöl: Oleum Sesami.
Kastanienrinde: Cort. Hippoc.
Kastaniensaft: Sir. Castaneae.
Kastanienschale: Cort. Hippocastani.
Kastanienspiritus: Spir. Meliss. comp.
Kastanienthee: 1. Folia Jugland. 4. Spec. laxant. Gastein.
Kasteierthee: Herb. Galeopsidis.
Kasteralwurzel: Cort. Cascarill.
Kastoröl: Oleum Ricini.
Katagamba: Catechu.
Katarrhkraut: Herb. Chenopod.
Katarrhpasta: Past. Liquiritiae.
Katarrhpillen: Pilul. Chinidin.
Katarrhsalbe: Ungt. leniens.
Katechunüsse: Sem. Arecae.
Katerplas: 1. Cataplasma artific. 2. Species ad cataplasma.
Kathanenöl: Ol. Absinth. coct.
Katharinenflachs: Hrb. Linar.
Katharinenöl, gelbes: 1. Ol. Olivar. 2. Ol. Ricini. 3. Ol. Terebinthinae.
—, **rothes:** 1. Oleum Hyperici. 2. Oleum Petrae Ital.

Katharinenöl, schwarzes: Ol. Philosophor.
—, weisses: Oi. Terebinthinae.
Katharinensamen: Sem. Nigell.
Katharinenwurzel: Rad. Arnic.
Kathomenöl: Ol. Absinth. coct.
Katrenchen: Herb. Viol. tricol.
Katschermehl: Spec. ad catapl.
Katschumspflaster: Emplastr. Cantharid. perp.
Kattenmehl: Lycopodium.
Katten-Rabattenöl: Ol. camph. c. Ol. Terebinthinae.
Katzenäuglein: Herb. Veronic.
Katzenaugenharz: Resin. Dammar.
Katzenbaldrian: Rad. Valerian.
Katzenblut: Herba Verbenae.
Katzenfittig: Fol. Millefol.
Katzenfrass: Lignum Sassafras.
Katzenfuss: Herba Anagallidis.
Katzengamander: Hrb. Mariv.
Katzenglas: Glacies Mariae.
Katzenkäse: Flor. Malvae vulg.
Katzenkerbel: Herb. Fumariae.
Katzenklaue: Herba Fumariae.
Katzenklee: Herb. Trifol. arvens.
Katzenkraut: Herba Mariveri.
Katzenleiterlein: Herb. Lycop.
Katzenliebe: Herba Mariveri.
Katzenminze: Fol. Menth. crisp.
Katzennessel: Folia Nepetae.
Katzenpfötchen: 1. Flor. Gnaphalii dioïci. 2. Flor. Stoechados.
Katzenschuh: Catechu.
Katzenschwänze: Hrb. Equiset.
Katzenschwanz: Herb. Millefol.
Katzensilber: Glacies Mariae.
Katzenspeer: Radix Ononidis.
Katzenstein: Lap. Smiridis.

Katzensterz: Herba Nepetae.
Katzentäpple: 1. Flor. Gnaphal. 2. Flor. Stoechados.
Katzenthee: Folia Malvae.
Katzentheriakwurzel: Radix Valerianae.
Katzenträublein: Herb. Ledi.
Katzenwaddel: Herb. Equiseti.
Katzenwargelwurzel: Radix Valerianae.
Katzenwedel: Herba Equiseti.
Katzenwerdel: Herb. Betonic.
Katzenwille: Cort. Cascarillae.
Katzenwurzel: Rad. Valerian.
Katzenzahn: Herb. Galeopsidis.
Kaulbarschleim: Calcium phosphoricum.
Kaulbarsteine: Calc. phosphor.
Kaumeles: Rhizoma Calami.
Kautschuk: Resin. elastica.
Kautschukpapier: Percha lamellat.
Kegelsalbe: Ungt. flavum.
Kehlholz: Folia Ligustri.
Kehlpulver: Pulv. pro equis.
Kehlsuchtpulver: Plv. pr. equis.
Kehnkinpulver: Cort. Chin. plv.
Kehrdichannichts: Ugt. contra scabiem.
Keilchen: Flor. Sambuci.
Keilchenmus: Succus Sambuci.
Keilhacke: Flor. Primulae.
Keilholzpflaster: Cerat. Aerug.
Keilkenblumen: Flor. Sambuci.
Keimblumen: Flor. Stoechados.
Keinakspann: Plv. ctr. pedicul.
Keingesicht: Zinc. oxydatum.
Kelkenblumen: Flor. Sambuci.
Kelkenkraut: Herba Millefolii.
Kellerasseln: Millepedes.

Kellerhalskimer: Frct. Mezereï.
Kellerhalsrinde: Cort. Mezereï.
Kellerhalssamen: Semen Coc. cognidii.
Kellermannsaft: Sirup. Rhei.
Kellermanns Tropfen: 1. Spir. saponatus. 2. Tinct. carminat.
Kellersalz: Kali nitricum.
Kellerwürmeröl: Ol. Amygdal.
Kelmenpotzensalbe: Unguent. Populi.
Kennedypflaster: Cerat. Aerug.
Kenster: Viscum album.
Kentenkörner: Sem. Cydoniae.
Kentner: Succinum raspatum.
Kenzerwurzel: Rhiz. Filic. plv.
Kepen: Fructus Cynosbati.
Keppernickel: Rad. Mëu.
Kerbelkraut: Herba Cerefolii.
Kermelwurz: Radix Carlinae.
Kermes, alte: Sirup. Rhoeados.
Kermesbeeren: Frct. Phytolacc.
Kerngerte: Folia Ligustri.
Kernlesthee: Sem. Cynosbati.
Kernthee: Sem. Cynosbati.
Kernwurzel: Radix Taraxaci.
Kerpen: Flor. Millefolii.
Kersche: Herba Nasturtii.
Kersen: Flor. Primulae.
Kerve: Fructus Carvi.
Kerzenblumen: Flor. Verbasci.
Kerzenkraut: Folia Verbasci.
Keskenblumen: Flor. Sambuci.
Kesselasche: Kali carbonic.
Kesselbeeren: Fruct. Oxycocci.
Kesselblumen: Hrb. Anagallid.
Kesselkraut: Folia Malvae.
Kesskrokt: Folia Malvae.
Kestensaft: Sirup. Castaneae.
Kettenkraut: Herba Taraxaci.

Kettenputzwasser: 1. Acid. nitric. 2. Acid. sulf. dil.
Ketzlin: Herba Trifolii arvens.
Keuchhustensaft: Extr. Castan. vesc. fluid.
Keuschbaumsamen: Sem. Agnicasti.
Keuschrosen: Flor. Paeoniae.
Kichelblumen: Flor. Rhoeados.
Kid: Folia Rosmarini.
Kiebitzfett: Herb. Pinguiculae.
Kiebitzpulver: Tartar. depurat.
Kiebitzsalbe: Ungt. Plumbi.
Kieferknospen: Turiones Pini.
Kieferlatschenöl: Ol. Pini pumilionis.
Kiefernadeläther: Aether Pini silvestris.
Kiefernadelöl: Ol. Pini silvestr.
Kiefernsalbe: Ungt. basilicum.
Kiefersprossen: Turiones Pini.
Kiem: Fructus Carvi.
Kiemmi: Fructus Carvi.
Kienle: Herba Serpylli.
Kienöl: 1. Oleum Pini. 2. Oleum Pumilion. 3. Ol. Terebinthin.
Kienporst: Herba Ledi.
Kienrost: Herba Ledi.
Kiesekenblumen: Flor. Sambuc.
Kieselöl: Liq. Natr. silicici.
Kietschkepflaumenblüthen: Flor. Acaciae.
Kilchenschoppen: Herb. Hyssopi.
Kimm: Fructus Carvi.
Kindbettlatwerge: Electuar. e Senna.
Kindbettöl: Oleum Ricini.
Kindbettsalbe: Ungt. nervinum.
Kindbettthee: 1. Spec. laxantes St. Germ. 2. Spec. pect. c. fruct.

Kindelbeeren: Fruct. Juniperi.
Kindelkraut: 1. Herba Abrotani. 2. Herba Serpylli.
Kinderbalsam: 1. Aq. aromatic. 2. Bals. Nucistae. 3. Mixt. ol. balsam. 4. Spir. Meliss. comp.
Kinderbettsalbe: Ungt. Rosmarini comp.
Kinderbettthee: 1. Folia Althaeae. 2. Spec. lax. St. Germ.
Kinderfenchel: Fruct. Foeniculi.
Kinderjesupulver: Pulv. pro eq.
Kinderkaffee: Sem. Querc. tost.
Kinderkorallen: Sem. Paeoniae.
Kindermeth: Sirup. Sennae c. Manna.
Kindermoderdath: 1. Requies Nicolai. 2. Sirup. Papaveris.
Kindermord: Sumit. Sabinae.
Kindermundwasser: Aq. Foen.
Kinderpuder: 1. Lycopodium. 2. Amylum.
Kinderpulver: 1. Pulv. antiacidus Ph. Württ. 2. Pulv. Magnesiae c. Rheo. 3. Pulv. pro infant. Hufl.
—, **dreierlei:** Pulv. antiepilept. March.
—, **Ribkes:** Pulv. Magn. c. Rheo.
Kinderrhabarber: Tct. Rhei aq.
Kinderruhe: Sirup. Papaveris.
Kindersaft: Sir. Rhei et Sennae.
Kindersamen: Sem. Paeoniae.
Kinderseife: Sapo venetus.
Kinderspitzelthee: Spec. pro infantib.
Kinderstupp: Lycopod. c. Talco.
Kinderthee, dreierlei: Cornu Cervi rasp., Fructus Foenic. Cortex Cinnamomi 10:1:1.

Kindertropfen: 1. Tinct. Chamomill. 2. Tct. Rhei aquosa.
Kinderwasser: Aq. aromatica.
Kinderwindpulver: Pulvis Magnesiae c. Rheo.
Kinderwundbalsam: Liniment. Calcis.
Kinderwurzel: Rhizom. Iridis.
Kindesmord: Secale cornutum.
Kindskerzen: Flor. Verbasci.
Kindskerzensalbe: Unguent. flavum.
Kingle: Herb. Serpylli.
Kinkelbeeren: 1. Fruct. Ebuli. 2. Fructus Juniperi.
Kinster: Viscum album.
Kinzelwurz: Radix Bardanae.
Kjöngs Pflaster: Empl. fuscum.
Kippekörner: Pulv. ctr. Insect.
Kippenpulver: Magnes. carbon.
Kippenschmiere: Magnes. carb.
Kircheneisbeth: Hrb. Hyssopi.
Kirchenharz: Olibanum.
Kirchenöl: Oleum Hyperici.
Kirchenraub: Zinc. oxydatum.
Kirchenrauch: Olibanum.
Kirchysop, wilder: Hb. Acynos.
Kirschambalsam: Bals. Copaiv.
Kirschblüthen: Flor. Acaciae.
Kirschgeist: Spiritus Cerasorum.
Kirschlorbeertropfen: Aqua Laurocerasi.
Kirschstiele: Stipites Cerasor.
Kirschtropfen: Aq. Am. am. dil.
Kirschwasser: Aq. Am. am. dil.
Kissekenblumen: Flor. Sambuc.
Kissekenkernöl: Ol. Papaveris.
Kitschelklee: Herb. Trifol. arv.
Kitschkepflaumenblüthen: Flor. Acaciae.

Kittekerne: Sem. Cydoniae.
Kittelhans: Cetaceum.
Kittelkraut: Herba Absinthii.
Kitten: Fructus Cydoniae.
Kittenkäs: Folia Malvae.
Kittkörner: Sem. Cydoniae.
Kladenpulver: Pulv. aromat.
Klämmersäckel: Rhizom. Veratri pulv. in sacc.
Kläre: 1. Ichthyocolla. 2. Natr. bicarbonic.
Klärpulver: Conchae praeparat.
Klärwasser: Acid. sulfuric. dil.
Klaffer: 1. Herb. Burs. Pastor. 2. Herba Galeopsidis.
Klafterscheitholz: Ungt. nerv. viride.
Klafterspaltholz: Ungt. nervin. viride.
Klammerngeist: Spir. Formic.
Klammersamen: Frct. Coriandr.
Klander: Fructus Coriandri.
Klap: Secale cornutum.
Klappe: Folia Trifolii fibrin.
Klapperkraut: Herb. Burs. Past.
Klapperlesthee: Fruct. Papav.
Klapperrose: Flor. Rhoeados.
Klapperschlangenkraut: Herba Solidaginis.
Klapperschlangenwurzel: Radix Senegae.
Klappertinctur: Tinct. Rhei aq.
Klapprosen: Flor. Rhoeados.
Klapprosensaft: Sir. Rhoeados.
Klapproths Eisentinctur: Tinct. Ferri acet. aeth.
Klarkalk: Calcaria chlorata.
Klaterich: Sem. Psyllii.
Klatschmohn: Flor. Rhoeados.
Klatschrosen: Flor. Rhoeados.

Klatschrosensaft: Sir. Rhoead.
Klatschsalbe: Ungt. cereum.
Klauenfett: Ol. pedum Tauri.
Klauenöl: Ol. pedum Tauri.
Klauensalbe: Ol. pedum Tauri.
Kleberwurz: Radix Bardanae.
Klebkraut: Herba Galii.
Klebpflaster: Empl. adhaesivum.
Klebtaffet: Empl. adhaes. Angl.
Klebwachs: Cerat. Resin. Pini.
Klebwurz: Radix Rubiae.
Kledern: Radix Bardanae.
Kleeblumen: Flor. Trifolii alb.
Kleekraus: Herba Trifolii.
Kleemaus: Folia Farfarae.
Kleesäure: Acid oxalicum.
Kleesalz: Kali bioxalicum.
Kleesalzkraut: Herb. Acetosell.
Kleesamen: Sem. Foenugraeci.
Kleethee: Herb. Trifolii arvens.
Kleidertropfen: Spir. Bretfeldi.
Kleie: Furfur Tritici.
Klein. Dreiblatt: Hrb. Acetosell.
— **Sinngrün**: Herba Vincae.
— **Wolgemut**: Herba Acinos.
Kleingerseckpulver: Rhizom. Veratri pulv.
Kleinwegrich: Herb. Plantagin.
Klemmausblätter: Fol. Farfar.
Klemmergeist: Spir. Formicar.
Klempnersalz: Am. chlor. subl.
Klenner: Fructus Coriandri.
Klepp: Herba Bursae Pastoris.
Klepperbeins Pflaster: Empl. stomachale.
Klepperlesthee: Frct. Papaver.
Klepschwurzel: Rhiz. Polypod.
Klettendistelwurz: Rad. Arnic.
Klettenkraut: 1. Herb. Eupator. 2. Herba Bardanae.

Klettenöl: Oleum crinale.
Klettensamen: Sem. Bardanae.
Klettenwurzel: Rad. Bardanae.
Klettenwurzelöl: Ol. crinale.
Klettenwurzelspiritus: Spirit. Serpylli.
Klewerblumen: Flor. Trifol. alb.
Klewerweiss: Flor. Trifolii alb.
Kliebenöl: Oleum crinale.
Kliebenwurzel: Rad. Bardanae.
Kliemwurzel: Radix Bardanae.
Klinker: Herba Cetunculi.
Klinkersäckel: siehe Klämmersäckel.
Klippenmoos: Lich. Carrageen.
Klisenwurzel: Rad. Bardanae.
Klitsch: Succ. Liquiritiae.
Klitschen: Flor. Rhoeados.
Klitschpulver: Talcum pulv.
Klitzenstein: Zincum sulfuric.
Klockenkling: Ugt. ctr. pedicul.
Klökelchen: Ugt. Hydr. cin. ven.
Klör: Tinct. Sacchar. tost.
Klöthen: Radix Bardanae.
Klöterich: Sem. Psyllii.
Klopfpulver: Lycopodium.
Klori: Terebinthina communis.
Klosteressenz: Tinct. amara.
Klosterpflaster: Empl. fuscum.
Klosterpillen: Pilulae laxantes.
Klosterysop: Herba Hyssopi.
Kluentweeren: Chloroform.
Klüppelholz: Ol. Lauri, Ungt. flav. et Ungt. Populi a͡a.
Klupersbeeren: Fruct. Juniper.
Kluster: Viscum album.
Klystirkräuter: Spec. ad enem.
Knabenblumen: Hrb. Taraxaci.
Knabensäure: Acid. oxalicum.
Knackbeerlaub: Fol. Fragariae.

Knakrinde: Cortex Salicis.
Knaphorst: Herba Scabiosae.
Knarre: Herb. Lychn. inflat.
Knauel: Herba Polygoni.
Kneienrinde: Cortex Salicis.
Knickenbeeren: Fruct. Juniper.
Knieholzöl: Oleum Pumilionis.
Knielbeeren: Fructus Juniperi.
Kniep's che Augensalbe: Ungt. ophthalm. rubr.
Knieschwammpflaster: Empl. Meliloti.
Knirkbeeren: Fruct. Juniperi.
Knistebeeren: Fruct. Juniperi.
Knister: Viscum album.
Knitschelbeerrinde: Cortex Frangulae.
Knoblauch: Bulb. Allii.
—, **blauer:** Asa foetida.
—, **schwarzer:** Rhiz. Imperator.
Knoblauch und Dill: Radix Gentianae pulv.
Knoblauchgamander: Herba Scordii.
Knoblauchöl: Tinct. Asae foet.
Knoblauchsaft: Sir. simpl. c. gtt. Spir. Sinapis.
Knoblauchsalz: Natr. sulf. sicc.
Knoblauchstroh: Stip. Dulcam.
Knoblauchtropfen: Tinct. Asae foetidae.
Knochenasche: Calc. phosphor. crud.
Knochenerde: Conchae praep.
Knochenfett: 1. Ol. ped. Tauri 2. Ol. Oliv. alb. 3. Paraff. liquid.
Knochengeist: Liquor Ammon. carbon. pyrooleos.
Knochenkalk: Calc. phosphor. crud.

Knochenkohle: Ebur ustum.
Knochenmark: Medull. bovin.
Knochenmehl, graues: 1. Cornu Cervi praep. 2. Calc. phosphor. crud.
—, **schwarzes**: Ebur ustum.
—, **weisses**: Calc. phosphoric.
Knochenöl: 1. Ol. pedum Tauri. 2. Ol. Oliv. alb. 3. Paraff. liquid.
Knochenpflaster: Empl. oxycr.
Knochenpulver: Calc. phosphor. crud.
Knochensäure: Acid. phosphor.
Knochensalz: Ammon. carbon. pyrooleos.
Knochenschwarz: Ebur ustum.
Knochenspiritus: 1. Spir. Angelicae comp. 2. Spir. formicar.
Knöpfchenkraut: Hrb. Herniar.
Knöpfliggras: Rhiz. Graminis.
Knörre: Herb. Lychnis infl.
Knörrkrautblüthen: Flr. Samb.
Knöterich: Herba Polygoni.
—, **russischer**: Herb. Polygon. avicular.
Knoopvanalsen: Herb. Absinth.
Knopfgras: Carrageen.
Knopfkraut: Herb. Scabiosae.
Knopfrosen: Flor. Rosae.
Knoppern: Gall. Querc. Aegilops.
Knorpel: Oleum Papaveris.
Knorpelpflaster: Empl. oxycroc.
Knorpelsalbe: 1. Ungt. Populi. 2. Ungt. Rosmarini comp.
Knorpeltang: Carrageen.
Knorpelzertheilpflaster: Empl. Meliloti.
Knospenöl: Oleum Lauri.
Knospensalbe: 1. Ungt. Linar. 2. Ungt. Populi.

Knotengras: Herba Polygoni.
Knotengraswurz: Rhiz.Gramin.
Knotenkraut: Herba Botryos.
Knotenwegerich: Hrb. Polygon.
Koane: Rhizoma Zedoariae.
Kobbisaft: Electuarium e Senna.
Koberwein'sches Pulver: Plv. pro infantib.
Kobitsch: Pili Stizolobii.
Kobus: Succ. Liquiritiae.
Kochlerskraut: Hrb. Veronicae.
Kochsoda: Natr. bicarbonicum.
Kockelefant: Fructus Cocculi.
Kockelskörner: 1. Frct. Cocculi. 2. Pulv. contra pediculos.
— **für's Vieh**: Rad. Helleb. nigr. pulv.
Köckels Pflaster: Empl. fuscum.
Köhlerkraut: 1. Herb. Lycopod. 2. Herba Veronicae.
Köhlsalv: Ungt. Plumbi.
Köhlwater: Aq. Plumbi.
Köhm: Fructus Carvi.
Köhmkrüder: Species amarae.
Kölbleinskraut: Herb. Pimpin.
Kölbleinswurzel: Rad. Sanguis.
Kölle: Herba Saturejae.
Kölnischwasser: Spir. Coloniens.
Köm: Fructus Carvi.
Königin der Wiese: 1. Flor. Ulmariae. 2. Flor. Sambuci.
Königinholz: Lign. Campechian.
Königliches Windwasser: Aq. aromat. rubr.
Königsblumen: 1. Flor. Paeoniae. 2. Flor. Verbasci.
Königsbrusttropfen: Elixir e succo Liquirit.
Königseeersalbe: Empl. fusc. camph. in scat.

Königskerzen: Flor. Verbasci.
Königskerzenbutter: Unguent. flavum.
Königskerzenöl: 1. Oleum Chamomill. coct. 2. Ol. Olivarum.
Königskerzensaft: Sir. Altheae.
Königskerzensalbe: Ungt. flav.
Königskorn: Fructus Phellandr.
Königskraut: 1. Herba Agrimoniae. 2. Herba Basilici.
Königskümmel: Fruct. Ajowan.
Königslaufwasser: Aq. vulner. spirituosa.
Königsnelken: Anthophylli.
Königspflaster: 1. Cerat. Resin. Pini. 2. Empl. fuscum.
Königspillen: Pil. laxant. Tittm.
Königsräucherpulver: Pulvis fumalis.
Königsrauch: Pulvis fumalis.
Königsriederthee: Stipit. Dulcamarae.
Königsrinde: Cortex Chinae.
Königsrosen: Flor. Paeoniae.
Königsrückels: Pulvis fumalis.
Königssalbe: Ungt. basilic. flav.
Königssalbe, braune oder schwarze: Ungt. basilic. fusc.
—, **harte**: Ungt. Hydrarg. citrin.
Königsthee: Spec. laxant. St. G.
Königstropfen: 1. Elix. e succo Liquiritiae. 2. Tinct. regia.
Königswasser: Aqua regia.
Königsweiss: Bismut. subnitric.
Königswurzel: Radix Pyrethri.
Köpernickel: Radix Mëu.
Köpfelthee: Herba Prunellae.
Körbchenwurzel: Rad. Bardan.
Körbelkraut: 1. Herb. Cerefolii. 2. Herba Oreoselini.

Körbelsalbe: 1. Ungt. Majoran. 2. Ungt. laurinum.
Körfgeswurzel: Rad. Bryoniae.
Körlkraut: Rad. Tarax. c. Herb.
Körnchenthee: Sem. Cynosbati.
Körnerlack: Lacca in granis.
Körnerthee: Sem. Cynosbati.
Kohbeen: Fruct. Cubeb. pulv.
Kohlbaumrinde: Crt. Geoffroeae Jamaic.
Kohlblumen: Flor. Calendulae.
Kohleisenpulver: Ferr. carbon. sacch.
Kohlensäurepulver: Plv. aerophorus.
Kohlensaures Pulver: Natr. bicarbon.
Kohlenschwammpulver: Spongiae tost.
Kohlgrün: Ungt. leniens.
Kohlkraut: Folia Uvae Ursi.
Kohlöl: 1. Oleum Anethi comp. 2. Acet. pyrolignos. crud.
Kohlrabensalbe: Ungt. viride.
Kohlrosen: 1. Flor. Malv. arbor. 2. Flor. Rhoedos.
Kohlsamenöl: Oleum Rapae.
Kohlsaft, weisser: Sir. Aurant. florum.
Kojanner: Fructus Coriandri.
Koilkemus: 1. Succ. Junip. insp. 2. Succ. Sambuci insp.
Kokelskörner: Fructus Cocculi.
Kokeschblommen: Flr. Rhoead.
Kokliko: Flor. Rhoeados.
Koklüsch: Oleum Papaveris.
Kolben: Fructus Papaveris.
Kolbluem: Flor. Calendulae.
Koliköl: 1. Ol. Carvi dil. 2. Ol. Valerianae. 3. Oleum viride.

Kolikthee: Fol. Menth. piperit.
Koliktropfen: 1. Tct. carminat.
2. Tct. antispast. 3. Tct. Cinnam.
Kolketropfen: Tinct. carminat.
Kolkothar: Caput mortuum.
Kolleblumen: Flor. Rhoeados.
Kollenbach's Blutreinigung: Tub. Jalap. pulv. et Kali sulfuric. āā.
Kollerdistel: Radix Gentianae.
Kollmannstropfen: Tct.carmin.
Kolmandelthee: Herba Teucrii.
Kolmas: Rhizoma Calami.
Kolofon: Colophonium.
Koloquinthen: Frct. Colocynth.
Komindenwurzel: Rhizoma Calami mund.
Komitrapetersalbe: Emplastr. Litharg. comp.
Kommanderbalsam: Tinctura Benzoës comp.
Kommandersalbe: Ungt.basilic.
Kommbeimich: Bals. Copaivae.
Kommen: Fructus Carvi.
Kommendatorbalsam: Tinct. Benzoës comp.
Kommendenttropfen: Tinct. Benzoës comp.
Kommherauf: Empl. Lith. comp.
Kommhurtig: 1. Gutti. 2. Tub. Jalapae.
Kommwiederpulver: Pulv. pro equis gris.
Kommwiederthee: Herb. Veronicae.
Komodgewürz: Fruct. Amomi.
Komödiantenpflaster: Empl. Litharg. comp.
Kondukteurpulver, graues: Pulv. pro equis. gris.

Konfektionspulver: Plv. Magn. c. Rheo.
Konjater: Fructus Coriandri.
Konkordienpflaster: Emplastr. consolidans.
Konradbalsam: 1. Bals. Locatelli. 2. Spir. Lavandul. comp.
Konradmehl: Zinc. sulfur. pulv.
Konradsalbe: Ungt. calaminare.
Konradspillen: Pil. laxantes.
Konradspulver: Plv. pro equis.
Konsenztropfen: 1. Tct. amara. 2. Tinct. Castorei.
Konsumentsalbe: Ungt. consumens.
Konzentrirter Alaun: Alumin. sulfuricum.
Kopahubalsam: Bals. Copaivae.
Kopalpillen: Caps. Bals. Copaiv.
Kopekenpulver: Cubebae pulv.
Koperot: Zincum sulfuricum.
Kopersamen: Fructus Anethi.
Koperwasser: 1. Aqua Anethi. 2. Aqua carminativa.
Kopisaft: Electuar. e Senna.
Kopfflusspflaster: Empl. Canth. perp.
Kopflaxir: Infus. Sennae comp.
Kopfobenkopfunten: Herba Gratiolae.
Kopfpeinsaft: Electuar. e Senna.
Kopfpillen: Pilulae laxantes.
Kopfsalbe: Ungt. Hydrarg. pedic.
Kopfspiritus: 1. Spirit. saponat. kalinus. 2. Spir. Vini Gallici.
— zum Riechen: Liq. Ammon. caust.
Kopfwasser: Spirit. aromatic.
Kopfwehessig: Acet. aromatic.
Kopfwehpulver: Antipyrin.

Koppenschmalz: Adeps.
Kopperwater: 1. Acid. sulfuric. dil. 2. Cupr. sulfuric. 3. Ferr. sulfuricum crudum.
Kopperwitt: Zinc. sulfuricum.
Koppöl: Ol. Olivar.
Koppisaft: Electuarium e Senna.
Korrabsalbe: Ugt. contra pedic.
Korallen, schwarze: Sem. Paeoniae.
Korallenbalsam: Tct. Benz. cps.
Korallenessenztropfen: Tinct. Succini.
Korallenmoos: Carrageen.
Korallenöl: Oleum Hyperici.
Korallenpulver, rothes:
1. Corall. rubr. pulv. 2. Pulv. antiepilept. ruber.
—, **weisses:** 1. Corall. alb. pulv. 2. Conchae praep.
Korallensaft: Sir. Rubi fructicos.
Korallensamen: Sem. Paeoniae.
Korallenthee: Carrageen.
Korallentropfen: 1. Tct. aromatica. 2. Tinct. lignorum.
Korallenwurz: 1. Radix Asparagi. 2. Rhizoma Polypodii.
Korallisches Pulver: Pulvis Liquiritiae comp.
Korastanienblüthenspiritus: Spir. Vini Gallici.
Korbender: Herb. Card. bened.
Koriander: Fructus Coriandri.
—, **schwarzer:** Sem. Nigellae.
Korinthen: Passulae minores.
Korinthensaft: Sir. Mannae.
Korkrüster: Cortex Ulmi.
Kornblumen: 1. Flores Cyani. 2. Flores Rhoeados.
Kornblumensaft: Sir. Rhoead.

Kornblumenwasser: Aq. Rosae.
Kornbranntwein: Spir. frum.
Korneb: Fructus Ceratoniae.
Kornelius Haupttropfen oder **-wasser:** Aq. Rosae boraxat.
Kornelkirschen: 1. Frct. Corni. 2. Fruct. Jujubae.
Kornelle: Flor. Chamomill. Rom.
Kornelrinde: Cortex Corni.
Kornessenz: Tinct. anticholerica.
Kornflockenblumen: Flores Cyani.
Kornhelcheskörner: Fructus Cocculi.
Kornkamphertropfen: Tinct. anticholerica.
Kornminze: Herb. Calaminth.
Kornmohn: Flor. Rhoeados.
Kornmutter: Secale cornutum.
Kornnäglein: Flor. Cyani.
Kornrade: Herba Githaginis.
Kornrosen: Flor. Rhoeados.
Kornsalbe: Ungt. Populi.
Korntropfen: Tinct. anticholer.
Kornvater: Secale cornutum.
Kornwinde: 1. Flor. Convolvul. 2. Flor. Malvae vulg.
Kornwuth: Herb. Galeopsidis.
Kornzapfen: Secale cornutum.
Korrigeen: Carrageen.
Korsika-Moos: Helminthochort.
Kosakenpulver: Plv. ctr. Insect.
Koschenilge: Coccionella.
Koschmes: Herba Serpylli.
Kosmoline: Vaselinum flavum.
Kossinenkraut: Folia Ilicis.
Kostenzkraut: 1. Herb. Origani. 2. Herba Serpylli.
Kostfinell: Coccionella.
Kostwurzel: Radix Costi.

Kothewurz: Radix Consolidae.
Kowandenöl: Ol. Amygdalar.
Krabble die Wänd' hinauf:
   Liq. Ammon. caust.
Krabellen: Herb. Chaerophylli.
Krabethbeeren: Frct. Juniperi.
Krackbeeren: Fructus Myrtilly.
Krähenaugen: Sem. Strychni.
Krähenbeeren: Frct. Oxycocci.
Kräheneiel: Sem. Strychni.
Krähenfuss: Lycopodium.
Krähenpulver: Plv. ctr. Pedicul.
Krähensaat: Kreosot.
Krähgeist: Spiritus Sinapis.
Krämerkümmel: 1. Frct. Carvi.
   2. Fructus Cumini.
Krämerlaus: Fructus Cumini.
Krämernelken: Caryophylli.
Kränkessig: Acet aromaticum.
Kränzel: Herb. Millefolii.
Krätzbalsam: Balsam. Peruvian.
Krätzbeeren: Fructus Rhamni.
Krätzheilkraut: Hrb. Fumariae.
Krätzrinde: Cortex Frangulae.
Krätzsalbe: Ungt. contra Scab.
—, englische: 1. Ungt. Hellebori
   comp. 2. Ungt. sulfur. comp.
—, französische: Ugt. Hydrarg.
   alb.
—, gelbe: 1. Ungt. Hydrarg. citr.
   2. Ungt. sulfurat. comp.
—, graue: Ungt. Helleb. comp.
—, rothe: Ungt. Hydrarg. rubr.
—, weisse: Ungt. Hydrarg. alb.
Krätzthee: 1. Species amarae.
   2. Species lignor.
Krätzwasser: 1. Aq. phagadaenica. 2. Sol. Zinci sulfurici.
Krätzwurzel: 1. Rad. Helleb.
   2. Rhiz. Veratri.

Kräutchen durch den Zaun:
   Herb. Hederae.
Kräutelsamen: Fruct. Petrosel.
Kräuter: Species amarae.
—, aromatische: Spec. aromat.
—, erweichende: Species. emoll.
— für's Fleisch: Herb. Basilici,
   Majoran. et Thymi āā.
—, Liebers: Herb. Galeopsidis.
—, zertheilende: Spec. resolv.
— zum Gurgeln: Species ad
   Gargarisma.
Kräuterbalsam: 1. Aq. aromat.
   2. Mixt. oleos. balsam.
Kräuteressig: Acet. aromatic.
Kräutergeist: Spir. Meliss. cps.
Kräutermagenthee: Herba
   Centaur., Absinth., Card. ben.
   āā. pts.
Kräutermehl: Spec. ad. cataplas.
Kräuteröl: 1. Ol. odorat. 2. Ol.
   Hyoscyami. 3. Ol. viride.
Kräuterpflaster: Empl. Meliloti.
Kräuterpillen: Pilul. laxantes.
Kräuterpulver für's Vieh:
   Pulv. herbarum.
Kräutersaft, Steirischer:
   1. Sir. Liquir. 2. Sir. Rhoeados.
Kräutersalbe: 1. Ungt. nervin.
   2. Ungt. Populi. 3. Ungt.
   Rosmarin. comp.
Kräuterspiritus: Spir. Ang. cps.
Kräutertabak: Pulv. sternut. vir.
Kräuterthee: Herb. Galeopsidis.
Kräutertropfen: Tct. arom. acid.
Kräuterumschlag: Spec. arom.
Kräuterwurzel: Rad. Petrosel.
Kräuterzucker: Pasta Liquirit.
Kräwtsteen: Lapid. Cancrorum.
Kraftblumen: Flor. Primulae.

Kraftkräuter: Spec. aromat.
Kraftkraut: Herb. Tanaceti.
Kraftküchele: Rotul. Menth. pip.
Kraftmehl: Amylum Marantae.
Kraftrosen: Flor. Arnicae.
Kraftspiritus: Spir. sap. camph.
Krafttropfen: Spirit. aethereus.
Kraftwurz: 1. Rad. Arnicae. 2. Rad. Carlinae. 3. Rad. Ginseng. 4. Rad. Taraxac. c. Herb.
Krahstupp: Lycopodium.
Kraigensluder: Viscum album.
Krallenmehl: 1. Conchae praep. 2. Lycopodium.
Kramberbeeren: Frct. Juniperi.
Krambohl: Aq. carbolisata.
Kramernageln: Caryophylli.
Kramkümmel: 1. Fruct. Carvi. 2. Fruct. Cumini.
Krammetsbeeren: Frct. Junip.
Kramofbeeren: Frct. Juniperi.
Krampdestomak: Pulv. Magn. c. Rheo.
Kramperlthee: Lichen Islandic.
Krampfadertropfen: Tinctura aromat. acid.
Krampfapfel: Fruct. Colocynth.
Krampfbalsam: Bals. Cerebri
Krampfblumen: Flor. Ulmar.
Krampfessenz: 1. Tct. apoplect. rubr. 2. Tinct. Valerian. 3. Tinct. Valerian. aeth.
Krampfkörner: Fruct. Cubeb.
Krampfkolketropfen: Tinct. carminativa.
Krampfkraut: Herb. Ulmariae.
Krampfkücheln: 1. Rotulae Menth. pip. 2. Rotul. Valerian.
Krampfliniment: Linim. antispasticum.

Krampfmalzentropfen: 1. Tinctura apoplect. rubra. 2. Tinctura Valerian. aeth.
Krampföl: Ol. camphoratum.
Krampfperlen: Sem. Paeoniae.
Krampfpflaster: Emplastr. antispasm.
Krampfpillen: Pilul. laxantes.
Krampfpulver: 1. Pulv. epilept. March. 2. Pulv. Magn. c. Rheo. 3. Pulv. temperans.
Krampfsaft: 1. Sir. Rhei, Sir. Mannae et Sir. Chamom. $\widehat{aa}$. 2. Sir. Valerianae.
Krampfsalbe: 1. Ungt. flavum. 2. Ungt. nervinum. 3. Ungt. Rosmarini comp.
Krampfsalz: Kal. bromatum.
Krampfspiritus: 1. Spir. Meliss. comp. 2. Spir. Sinapis.
Krampfthee: 1. Rad. Valerian. 2. Spec. aromat. 3. Spec. nerv.
Krampftropfen, aromatische: Spir. Meliss. cps.
—, **braune**: Tinct. Valerian.
—, **gelbe**: Tinct. Valerian. aeth.
—, **rothe**: 1. Tinct. apoplect. rubr. 2. Tinct. Valerianae. 3. Tinct. Valer. aeth.
—, **schwarze**: Tct. Valer. ammon.
—, **weisse**: 1. Aq. aromatica. 2. Spirit. aethereus.
Krampfwurzel: Rad. Valerian.
Kranaugen: Fruct. Myrtilli.
Kraneichelthee: Viscum album.
Kranewittalze, -latwerge od. -sülzen: Succ. Junip. insp.
Kranewittbeeren: Frct. Junip.
Kranewittöl: Ol. Ligni Junip.
Kranewittwasser: Aq. Juniper.

Kranholz: Lign. Juniperi.
Kranichbeeren: Frct. Oxycocci.
Kranikel: Herb. Saniculae.
Kranötbeeren: Fruct. Juniperi.
Kransbeeren: Fruct. Vidis Id.
Krantwettbeere: Frct. Juniperi.
Kranzblumen: Flor. Arnicae.
Krapfenkörner: Frct. Coriandr.
Krappwurzel: Rad. Rub. tinct.
Kratzbeeren: Fruct. Rubi frut.
Kratzbeerlaub: Hrb. Pulmonar.
Kratzbeersaft: 1. Sir. Rubi frut. 2. Sir. Mororum.
Kratzbeerwurzel: Rad. Bardan.
Kratzelbeeren: Fruct. Rubi frut.
Kratzengen: Herb. Centaurii.
Krausbalsamblätter: Folia Menthae crisp.
Krausdistel: Rad. Eringii.
Krausebutter: Ungt. flavum.
Krauseminzbalsam: Balsamum Nucistae.
Krauseminzbranntwein: Spir. Menthae crisp.
Krauseminze: Fol. Menth. crisp.
Krauseminzöl, grünes: Oleum viride c. Ol. Menth. crisp.
Krausenblumen: Flor. Spartii.
Krausertang: Carrageen.
Krauskraut: Herb. Verbenae.
Krauspappel: Fol. Malvae.
Krauswurzel: Rad. Eryngii.
Krauwiolbeeren: Fruct. Junip.
Krawattensalbe: Ugt. Hydrarg. tereb.
Krebsaugen: Lapid. Cancror.
Krebsaugenpulver: Conch. pp.
Krebsblut: Ungt. potabile rubr.
Krebsblutwurzel: Rad. Alcann.

Krebsbutter: 1. Ungt. Hydrarg. rubr. 2. Ungt. ophthalm. rubr. 2. Ugt. potab. rubr. 4. Ugt. Zinci.
Krebselkraut: Herb. Millefolii.
Krebskrautwurz: Rad. Cichorii.
Krebspulver: Pulv. arsen. Cosmi.
Krebssalbe: 1. Ungt. arsenicale Hellmund. 2. Ungt. ophthalm. comp. 3. Ungt. potabile.
Krebssteine: Lapid. Cancrorum.
Krebswurz: 1. Rhiz. Bistortae. 2. Rhiz. Curcum. long.
Krebswurzelpulver: Conch. pp.
Kreditpflaster: Empl. oxycroc.
KrefelderPillen: Pilul. Blaudii.
Krehmestaub: Lycopodium.
Kreichdornbeere: Frct. Rhamn.
Kreidenelken: Caryophylli.
Kreidepflaster: Ungt. Cerussae.
Kreide, Spanische: Talcum.
Kreienkorn: Secale cornutum.
Kreienspier: Secale cornutum.
Kremcölest: Ungt. leniens.
Kremortartari: Tartarus dep.
Krempelkraut: Herb. Geranii.
Kremperkräuter: Spec. amarae.
Kremperöl: Ol. Rosmar. comp.
Kremserweiss: Cerussa.
Krengeist: Spir. Sinapis.
Krensingsthee: Herb. Millefol.
Krentropfen: Sir. Sinapis.
Kressenöl: 1. Ol. Ricini. 2. Ungt. Populi.
Kreterdost: Herb. Origan. Cret.
Kreutzburgersalz: Magn. sulf.
Kreuzanis: Fruct. Anisi stell.
Kreuzband: Empl. ad rupturas.
Kreuzbaumöl: Ol. Ricini.
Kreuzbeeren: Frct. Rhamni cath.
Kreuzbeersaft: Sir. Rhamn. cath.

Kreuzbeerrinde: Cort. Frangul.
Kreuzblumen: Herb. Polygalae.
Kreuzdistel: Herb. Galeopsidis.
Kreuzdornbeeren: Frct. Rhamn.
Kreuzdornrinde: Cort. Frangul.
Kreuzdornsaft: Sir. Rhamni.
Kreuzdornthee: Herb. Hederae.
Kreuzdornwurzel: Rad. Ononid.
Kreuzenzian: Rad. Gentianae.
Kreuzerpillen: Pilul. laxantes.
Kreuzgift: Zinc. sulfuric.
Kreuzholz: Viscum album.
—, **heiliges:** Lignum Guajaci.
Kreuzkörner: Sem. Nigellae.
Kreuzkraut: Herb. Cardui bened.
Kreuzkrautöl: Ol. Hyperici.
Kreuzkümmel: Sem. Nigellae.
Kreuzminze: Fol. Menth. crisp.
Kreuzöl: Ol. Petrae rubr.
Kreuzpflaster: Empl. oxycroc.
Kreuzpillen: Pilulae laxantes.
Kreuzraute: Herb. Rutae.
Kreuzthee: Cort. Frangulae.
—, **Spanischer:** 1. Herb. Galeopsidis. 2. Spec. Hispanicae. 3. Spec. pectorales.
Kreuztropfen: Tinct. amar. et Tinct. Valer. aeth. ãã.
Kreuzwurz: 1. Herb. Polygalae. 2. Rad. Ononid. 3. Rhiz. Gramin.
Kreuzzugpflaster: Empl. oxycr.
Kribbelkrabbel: Bolet. cervin.
Kridemehl: Creta laevigata.
Kriebelkorn: Secale cornutum.
Kriechweizen: Rhiz. Graminis.
Kriegshabererbalsam: Tinct. Aloës comp.
Kriegskraut: Herb. Conyzae.
Kriminalsalbe: Ungt. Hydrarg. oxyd. rubr.

Krimmsalbe: Ungt. contr. scab.
—, **graue:** Ungt. sulfurat. comp.
—, **weisse:** Ungt. Hydrarg. alb.
Krimpöl: 2. Ol. Olivarum viride. 2. Ol. Chamom. inf.
Krimpsalbe: Ungt. flavum.
Kripfblumen: Flor. Carthami.
Krispelkraut: Herb. Burs. Past.
Kristallpillen: Pil. Ferr. carbon. argent. obd.
Kristallwasser: Liquor Ammon. caust.
Kritschelwasser: Aq. destillat.
Kritzelbeersaft: Sir. Rhamni cathart.
Kritzensaft: Succ. Liquiritiae.
Kritzkooken: Troch. bechic. nigr.
Kroatisches Pflaster: Emplastr. Drouotti.
Krönungstropfen: Mixt. oleos. balsam.
Kröschelthee: Herb. Burs. Past.
Krötenflachs: Herb. Linariae.
Krötengras: Herb. Herniariae.
Krötenlöffelthee: Herb. Tarax.
Krötenmelde: Fol. Stramonii.
Krötenöl: Linim. ammon. camph.
Krötenpulver: Sanguis Hirci.
Krötenwurzel: Rad. Taraxaci.
Krohsaugen: Sem. Nigellae.
Krokodillensaat: Pulv. contra pediculos.
Krokodiltropfen: Tct. Chinoid.
Krommerbeer: Fruct. Juniperi.
Kronäugeln: Sem. Strychni.
Kronawettbeeren: Frct. Junip.
Kronawettsulz: Succ. Juniperi insp.
Kronengeist: Tinct. Aloës comp.

Kronessenz: 1. Elix. Proprietat.
2. Tinct. aromatica. 3. Tinct.
Benzoës comp.
Kronewittbeeren: Frct. Junip.
Kronsbeeren: Fruct. Vitis Id.
Krontropfen: 1. Elix. Proprietat
2. Tinct. aromatica. 3. Tinct.
Benzoës comp.
Kroopflaster: Empl. oxycroc.
Kropfgeist: Spir. Kalii jodati.
Kropfkohle: Carbo Spongiae.
Kropfpulver: 1. Carbo Spongiae.
2. Pulv. strumalis.
— **für's Vieh:** Pulv. pro equis.
Kropfsalbe: Ungt. Kalii jodati.
Kropfschwamm: Spongiae.
—, **gebrannt:** 1. Spongiae tost.
2. Pulv. strumalis.
Kropfspiritus: Mixt. oleos. bals.
Kropfstein: Lapis Spongiae.
Kropftropfen: 1. Tinct. strumal.
2. Tinct. Valer. aeth.
Kropfwasser: Spiritus saponat.
jodati.
Kropfwurzel: Rhiz. Polypodii.
Krotenbeerrinde: Cort.Frangul.
Krotenbösche: Fol. Taraxaci.
Krottenflachs: Herb. Linariae.
Krottenkraut: Herb. Chenopod.
Krottenstengel: Rad. Lapathi.
Krowitt: Fruct. Juniperi.
Krügeröl: Ol. Tereb., Ol. Lini.
Spir. camph. āā.
Krüppelholzöl: Ol. Pumilionis.
Krüwtsteene: Lapid. Cancror.
Krullpuppenspönpflaster:
1. Empl. stictic. Hamb. 2. Empl.
ad rupturas.
Krullsuckschwede: 1. Empl.
stictic. Hamb. 2. Empl. ad. rupt.

Krumingsöl: Ol. nervinum.
Krummholzöl: Ol. Pumilionis.
Krummholztropfen: Ol. Pumil.
Krumnigsöl: Ol. nervinum.
Krumputzöl: 1. Ol. Junip. ligni.
2. Ol. Pumilionis.
Krumputzwurzel: Rhiz. Imper.
Krusefi: Fol. Salviae.
Kruselbeeren: Fruct. Ribis.
Kruseminte: Fol. Menth. crisp.
Kruse Sophie: Fol. Salviae.
Kruskrokt: Herb. Anethi.
Krusochsenpflaster, gelbes:
Empl. oxycroceum.
—, **rothes:** Empl. ad rupturas.
—, **schwarzes:** Empl. fuscum.
Krystallpillen: Pilul. Ferri carb.
argent. obd.
Kubebenpfeffer: Fruc.. Cubeb.
Kubischer Salpeter: Natrium
nitricum.
Kubitzpulver: Rhiz. Veratr. plv.
Kuchelkörner: Fruct. Cocculi.
Kuchengähl: Crocus.
Kuchenpulver: Tartarus depur.
c. Natr. bicarb. 3:1.
Kuckelum: Fruct. Cocculi.
Kudlkraut: Herb. Serpylli.
Kübelharz: Resina Pini.
Küchelkörner: Fruct. Cocculi.
Küchelstein: Cupr. aluminatum.
Chücheltrieb: Ammon. carbonic.
Küchenpolei: Herb. Serpylli.
Küchensalz: Natr. chloratum.
Küchenschelle: Herb. Pulsatill.
Kückelskörn: Fruct. Cocculi.
Kühhornsamen: Sem. Foenugr.
Kühlpulver: 1. Pulv. aerophor.
2. Pulv. temperans.
— **für's Vieh:** Pulv. pro vaccis.

Kühlsalbe: Ungt. Plumbi.
Kühlstein: Cupr. aluminatum.
Kühlwasser: Aq. Plumbi.
Kühmellen: Flor. Chamom. Rom.
Kühmöl: Ol. Carvi.
Kühneckenkraut: Hrb. Saturej.
Kühnrost: Herb. Ledi.
Kühn'scher Spiritus: Spiritus odoratus Colon.
Kühnschotten: Herb. Spartii.
Kühpulver: Pulv. pro vaccis.
Kühwurz: 1. Radix. Peucedani. 2. Rhiz. Ari.
Kükenkümmel: Herb. Serpylli.
Kümmel: Fruct. Carvi.
—, **langer:** Fruct. Cumini.
—, **polnischer:** Fruct. Cumini.
—, **römischer:** Fruct. Cumini.
—, **schwarzer:** Sem. Nigellae.
—, **spanischer:** Fruct. Cumini.
—, **süsser:** Fruct. Anisi.
—, **türkischer:** Fruct. Cumini.
—, **venetischer:** Sem. Nigellae.
—, **weisser:** Fruct. Cumini.
Kümmelöl, altlutherisches: Ol. Carvi.
Kümmelpflaster: Empl. fuscum camph.
Kümnich: Fruct. Carvi.
Künlein: Herb. Serpylli.
Künschottenblumen: Flores Genistae.
Kürbiskernöl: Ol. Papaveris.
Küttelkraut: Herb. Abrotani.
Küttenkörner: Sem. Cydoniae.
Kugelkumspulver: Pulv. contra pediculos.
Kugellack: Lacca in globulis.
Kuhblumen: 1. Flores Farfarae. 2. Rad. Taraxaci e. Herba.

Kuhbohnen: Sem. Foenugraec.
Kuhbrunst: Boletus cervinus.
Kuhdiste: Pulv. pro vaccis.
Kuhdreck: Species emollientes.
Kuhkrätze: Pili Stizolobii.
Kuhkraut: Herb. Mercurialis.
Kuhlattich: Herb. Taraxaci.
Kuhlust: Pulv. Cantharid. dil.
Kuhpulver: Pulv. pro vaccis.
Kuhsamen: Sem. Foenugraec.
Kuhscheisse: Rad. Ononidis.
Kuhschwanz: Rad. Lapathi.
Kuhtecken: Fruct. Myrtilli.
Kuhwürze: Pulv. pro vaccis.
Kujonenpflaster: Empl.Lith.cps.
Kukelskörner: 1. Fruct. Cocculi. 2. Pulv. contra pediculos.
Kukuk: 1. Flor. Aquilegiae. 2. Flor. Lamii.
Kukuksblumen: Flor.Malv.vulg.
Kukuksklee: Herb. Acetosellae.
Kukukskörner: 1. Frct. Cocculi. 2. Pulv. contra pediculos.
Kukukskraut: 1. Hrb. Acetosell. 2. Herb. Marrubii.
Kukuksmehl: Plv. contra pedic.
Kukuksöl: Ol. Hyperici.
Kukukspulver: Plv. ctr. pedic.
Kukukssaat: 1. Fructus Cocculi. 2. Pulv. contra Pediculos.
Kukukssalbe: Ungt. ctr. pedic.
Kukukswurzel: Tubera Salep.
Kulizsch: Succus Liquiritiae.
Kulkraut: Herb. Serpylli.
Kulör: Tinct. Sacchar. tost.
Kumach: Fruct. Carvi.
Kumelle: Herb. Prunellae.
— **zum Baden:** Herb. Serpylli.
Kummerblumen: Flor. Chamomillae.

Kummezurrothwurst: Fructus Cumini.
Kummhurtig: Tubera Jalapae.
Kummkumm: Gummi Gutti.
Kumpaviabalsam: Balsam. Copaivae.
Kumtenholz: Viscum album.
Kumuk: Fruct. Cubebae.
Kundelkraut: Herb. Serpylli.
Kunerle: 1. Hrb. Thymi. 2. Hrb. Origani.
Kuniduni: Chinoidin.
Kunigkraut: Herb. Eupatoriae.
Kunigundenkraut: 1. Herba Agerat. 2. Herb. Veronicae.
Kunkelblumen: Flor. Verbasci.
Kunstenholz: Viscum album.
Kunzenpflaster: Empl. fuscum camph. in oll.
Kupferaugenrauch: Zinc. sulf.
Kupferblumen: Aerugo crist.
Kupferesch: Cupr. oxydatum.
Kupfergeist: Acid. acetic. dilut.
Küpfergrün (f. Schuhmacher): Ferr. sulf. crud.
Kupferliquor: Liq. antimiasmat. Koechlin Ph. Württ.
Kupferrauch: Zinc. sulfuricum.
Kupferrost: Ferr. sulfuric. crud.
Kupferroth: Ferr. sulfuric. crud.
Kupfersalmiak: Cupr. sulf. amm.
Kupferspiritus: Acid. aceticum.
Kupfervitriol: Cupr. sulfuricum.

Kupferwasser, blaues: Cupr. sulfuricum.
—, flüssiges: Acid. sulfur. dilut.
—, grünes: Ferr. sulfuric. crud.
Kupfer, zugerichtetes: Ungt. Hydrarg. alb.
Kupferweiss: Zinc. sulfuricum.
Kupiper: Fruct. Cubebae.
Kurassaoschalen: Crt. Aur. Frct.
Kurbschsamen: Sem. Cucurbit.
Kurellas Brustpulver: Pulv. Liquiritiae comp.
Kurirstein: Zincum sulfuricum.
Kurkumee: Rhiz. Curcumae.
Kurländisch Wasser: Aqua Plumbi.
Kurwell: Herb. Polygoni.
Kurzer Fenchel: Fruct. Anisi.
Kurzundlang: Bulb. Victorial. long. et rot.
Kusenpaintropfen: Tct. odont.
Kuskellentropfen: Tinct. odont.
Kuskus: Rad. Vetiveriae.
Kusso: Flores Koso.
Kutenfett: Adeps.
Kutenöl: Ol. Olivarum.
Kutsch: Catechu.
Kuttelfischbein: Ossa Sepiae.
Kuttelkraut: 1. Hrb. Majoranae. 2. Herb. Thymi.
Kutzennellen: Coccionellae.
KyryPyry: Rad. Gentian. et Rhiz. Galang. a͡a.

L.

(*Lüs, Luus* = *Läuse*. *Looch* = *dünne Latwerge*.)

Labarraques Flüssigkeit: Liq. Natri hypochlorosi.
Labaschen: Fol. Farfarae.
Labassen: Fol. Farfarae.
Labkraut: 1. Herb. Galii. 2. Herb. Serpylli.

Labsal: Tubera Salep.
Labstock: Rad. Levistici.
Lachenknoblauch: Hrb. Scord.
Lachinsknopfloch: Hrb. Scord.
Lackblüthe: Flor. Aurantii.
Lacksamensaft: Mel.
Lackwehr: Elect. e Senna.
Ladderblatter: Fol. Farfarae.
Lämmerchenpfeffer: Piper longum.
Lämmerklee: Flor. Trifolii alb.
Lämmeröl: Ol. Terebinth. sulf.
Lämmerschwanz: Hrb.Eupator.
Lämmertropfen: Ol. Tereb. sulf.
Lärchenbaumbalsam: Terebinthina Venet.
Lärchenharz: Resina Pini.
Lärchenpech: Tereb. Veneta.
Lärchenschwamm: Fung.Laric.
Lärchenschwanz: Hrb.Eupator.
Läusebaumrinde: Cort. Frang.
Läusekörner: Fruct. Cocculi.
—, gestossene: Plv. ctr. Pedicul.
Läusekraut: 1. Hrb. Ledi. 2. Hrb. Pedicularis. 3. Herb. Scordii.
Läusemörder: Sem. Sabadillae.
Läusepfeffer: Sem. Staphisagr.
Läusepulver: 1. Flor. Pyrethri pulv. 2. Pulv. contra Pedicul. 3. Rad. Hellebori pulv.
Läusesalbe: Ungt. Hydr. pedic.
Läusesamen: 1. Fruct. Cocculi. 2. Sem. Sabadillae. 3. Sem. Staphisagriae.
—, gestossener: Pulvis contra Pediculos.
Läusewasser: Aq. foetida.
Läusewurzel: Rhiz. Veratri.
Laffecteursaft: Sir. Sarsap. cps.
Lahmdorn: Rad. Ononidis.

Lakritzenholz: Rad. Liquiritiae.
Lakritzensaft: Succ. Liquiritiae.
Lakritzenstein: Zinc.sulfuricum.
Lamapulver: Amyl. Marantae.
Lammkraut: Herb. Linariae.
Lamottes Gold- oder Nerventropfen: Tct. Ferr. chlor. aeth.
Lampensäure: Acid. acetic. crud.
Lampenschwarz: Fuligo.
Lamperts Pflaster: Empl. fusc. camph. in scat.
— Tropfen: 1. Tinct. Aloës comp. 2. Tinct. Benzoës comp.
Landdreck: Rhiz. Graminis.
Landwirthspflaster: Empl.fusc.
Lang. Allermannsharnisch: Bulb. Victorial. long.
— Anis: Fruct. Foeniculi.
— Pfeffer: Spadices Piperis.
— Sigmarswurzel: Bulb.Victor. long.
— Wiesenbibernelle: Rad.Sanguisorbae.
Langekrokt: Herb. Pulmonariae.
Langfingerpulver: Plv. pro equ.
Langhirnen: Sem. Staphisagriae.
Langhohlwurz: Rad. Arist. long.
Langhornsamen: Sem. Staphis.
Lankssalbe: Ugt. Hydrarg. rubr.
Lapatekrokt: Herb. Bursae Past.
Lapis: Argent. nitricum fusum.
Lappenflanell: Kal. nitricum (für Sauen).
Lappenpulver: Tub. Jalap. plv.
Lastpech: Pix liquida.
Laternenblume: Hrb. Taraxaci.
Latschenöl: Ol. Pini Pumilion.
Latschsalbe: Ungt. Rosmar. cps.
Latten: Fol. Farfarae.
Lattenpulver: Tub. Jalap. pulv.

Lattigblüthen: Flor. Farfarae.
Lattigsamen: Sem. Lactucae sat.
Latwerge: Electuar. e Senna.
Latwes: Electuar. e Senna.
Laubacher Tropfen: Spiritus Melissae comp.
Lauberessig: Acet. aromaticum.
Laubtinctur, grüne: Tct. Trifol. fibrin.
Lauers Pflaster: Empl. fuscum camph.
Laufmannspiritus: Spir. Form.
Laufquecken: Rhiz. Graminis.
Laugenblumen: 1. Flor. Chamomillae. 2. Flor. Stoechados.
Laugenessenz: Liq. Natr. caust.
Laugenkrautblumen: Flores Arnicae.
Laugensalz, ätzendes: Kali causticum.
—, **flüchtiges:** Ammon. carbon.
—, **geschwefeltes:** Kal. sulfurat.
—, **vegetabilisch:** Kali carbon.
Laugenstein: 1. Natr. carbonic. 2. Natr. causticum.
Lauks Salbe: Ungt. Hydr. citr.
Laurentinusspiritus: Spirit. coeruleus.
Laurenzschwalbenwurz: Rad. Vincetoxici.
Laurin, rother: Hrb. Centaurii.
Laurinkraut: Herb. Centaurii.
Laurinusschmiere: Ol. Lauri.
Laurisches Pflaster: Empl. fusc. camph.
Lausbaumrinde: Cort. Frangul.
Lausesamen: Fruct. Sabadillae.
Lauskörner: 1. Fruct. Cocculi. 2. Sem. Staphisagriae.
Lausöl: Oleum Anisi.

Laussamen: Sem. Sabadillae.
Lauswurz: Rhizoma Veratri.
Lawanderöl: Oleum Papaveris.
Lawarch: Electuar. e Senna.
Lawendel: Flor. Lavandulae.
Lawendelbalsam: Mixt. ol. bals.
Lawendeltropfen: Tct. Lavand. comp.
Laxirbeeren: Frct. Rhamn. cath.
Laxirdreierlei: Folia Sennae, Manna, Natr. sulfur. a͡a.
Laxirkassie: Fruct. Cass. fistul.
Laxirmus: Electuar. e Senna.
Laxirpillen: Pilulae laxantes.
Laxirpulver: 1. Pulv. Jalapae laxans. 2. Pulv. Liquir. comp.
Laxirsaft: 1. Sir. Rhei c. Manna. 2. Tinct. resin. Jalapae c. Sir. Rubi Id.
Laxirsalz: Magnes. sulfuric.
Laxirschwamm: Fung. Laricis.
Laxirthee: Species laxantes.
Laxirtrank: Infus. Senn. comp.
Laxirtropfen: Tinct. Rhei aquos.
Laxirwasser: Inf. Sennae comp.
Laxmeier: Electuar. e Senna.
Lazarustropfen: 1. Tct. Chinae comp. 2. Tinct. Chinoïdin.
Lebensbalsam: 1. Mixt. oleos. bals. 2. Tinct. Aloës comp.
—, **äusserlicher:** Sapo terebinth.
—, **Hoffmanns:** Mixt. oleos. bals.
—, **Rulands:** Ol. Terebinth. sulf.
—, **weisser:** Oleum Terebinthin.
—, **Werners:** Tinct. Aloës comp.
Lebensbaum: Folia Thujae.
Lebenselixir: Tct. Aloës comp.
—, **äusserliches:** Tct. Benz. cps.
—, **Hjárners:** Tinct. Aloës comp.
—, **Schwedisch:** Tct. Aloës cps.

Lebensessenz: Tct. Aloës comp.
—, **äusserliche**: Tct. Benz. cps.
—, **Augsburger**: Tct. Aloës cps.
—, **Kiesow'sche**: Tct. Aloës cps.
—, **Schwedische**: Tct. Aloës cps.
—, **weisse**: Spirit. Melissae comp.
c. Ol. Anisi.
Lebensgeblütstropfen: Tinct. lignorum.
Lebensgeist: Spir. aethereus.
Lebensholz: Lign. Guajaci.
Lebenskraut: Folia Thujae.
Lebensöl: Mixt. oleos. balsam.
—, **Universal-**: Mixt. ol. bals. rubr.
—, **weisses**: Glycerin.
Lebenspillen: Pilulae laxantes.
Lebenspulver: Plv. Liquir. cps.
—, **Halls**: Plv. antiepilept. ruber.
Lebensspiritus: Spir. Angel. cps.
Lebenstinctur: Tct. Aloës-cps.
Lebenstropfen: 1. Tct. Aloës sps.
2. Tinct. Benzoës comp.
Lebenswasser: Aq. aromat. spir.
Lebenswecker: Rot. Menth. pip.
Lebensweckeröl: Ol. Amygdal.
c. Ol. Croton. 100:1.
Leber, gebrannte: 1. Spongiae ust. 2. Ebur ust. c. Catechu.
Leberaloë: Aloë.
Leberbalsamkraut: Herba Ageratí.
Leberblumen: 1. Flor. Hepatic.
2. Flor. Malvae vulg.
Leberessenz: 1. Tct. Aloës cps.
2. Tinct. carminativa.
Leberklette: Herb. Agrimoniae.
Leberkraut: Herba Hepaticae.
—, **gelbes**: Herba Agerati.
—, **griechisches**: Hrb. Agrimon.
Lebermoos: Carrageen.

Leberpillen: Pilulae laxantes.
Lebersaft: Sir. simpl. c. Tinct. Aloës comp. 10:1.
Lebersalz: Sal Carolinum fact.
Leberstock: Radix Levistici.
Leberthran: Ol. Jecoris Aselli.
Leberthranseife: Sapo venetus.
Lebertropfen: 1. Tct. Aloës cps.
2. Tinct. Benzoës comp.
Leberwundkraut: Hrb. Hepat.
Leberwurzel: 1. Rad. Arnicae.
2. Rhizoma Veratri.
Lecceröl: Ol. Olivar. commune.
Lechenwurz: Rhiz. Bistortae.
Leckpulver für's Vieh: Pulv. pro vaccis.
Leder, Türkisches: Past. gumm.
Lederblumen: Flor. Stoechados.
Lederharz: Kautschuk.
Lederkraut: Herba Hepaticae.
Lederzeltchen: Pasta Liquirit.
Lederzucker, brauner: Pasta Liquiritiae.
—, **weisser**: Pasta gummosa.
Lefzenpomade: Cerat. Cetac. rbr.
Legrandspflaster: Empl. fusc.
Lehmannspflaster: Empl. fusc.
Lehmblätter: Folia Farfarae.
Lehwurzel: Radix Carlinae.
Lei: Sem. Lini.
Leichdornpflaster: 1. Ceratum Aeruginis. 2. Empl. saponat.
Leichenwasser: Sol. Calc. chlor.
Leimmistel: Viscum album.
Leimschmalz: Adeps.
Leindottersamen: Sem. Camelinae.
Leinefaserthee: Hrb. Millefolii.
Leinkraut: Herba Linariae.
Leinkrautsalbe: Ungt. Linariae.

Leinkuchen: Sem. Lini pulv.
Leinmehl: Sem. Lini pulv.
Leinsaft: Sir. Althaeae.
Leinsalbe: Ungt. Linariae.
Leinsamensaft: Sir. Althaeae.
Leintbee, präparirter: Spec. Lini.
Leinwandpflaster: Empl. adhaesivum.
Leinwandsalbe, flüchtige: Linim. ammoniat.
Leipziger Tropfen: Elixir Proprietatis.
Leistbrandschmeer: Unguent. boracis.
Leistenschneiderspiritus: 1. Spir. sapon. camph. 2. Spir. Lavandul. comp.
Leistenspiritus:Spir.Vin.Gallic.
Leljen: Flor. Convallariae.
Lemkenwurz: Radix Lapathi.
Lemknorzen: Viscum album.
Lendenwurz: Radix Lapathi.
Lengert: Terebinthina.
Lennenblüthe: Flor. Tiliae.
Lenore, spitze: Spec. lignorum.
Lenyeöl: Oleum Terebinthinae.
Leonhard's che Pillen: Pilul. laxantes.
Leopardenwürger: Rad. Doronici.
Lerchenbaumbalsam: Terebinthina Venet.
Lerchenblumen: Flor. Calcatrippae.
Lerchenhelm: Rad. Aristoloch.
Lerchenklauen: Flor. Calcatrip.
Lerchenschwamm: Agaric. alb.
Lerchenspornwurzel: Radix Aristoloch. rotund.

Lerchenzucker: Sacchar. album.
Lermurmor: Myrrha.
Leröl: Oleum Poeli.
Lervis Kräutermedicin: Inf. Sennae comp.
— **Kräuterthee**: Spec. laxantes.
Letschenwurz: Rad. Bardanae.
Lettenessig: Liq. alumin. acet.
Letzter Wille: Kreosot.
Leuchte, weisse: Hrb. Marrubii.
Lewaöl: Oleum Philosophorum.
Lewken: Herba Fumariae.
Lianenpfeffer: Fructus Amomi.
Libretz: Radix Levistici.
Lichtertag: Herba Euphrasiae.
Lichtmagnet: Calc. sulfuratum.
Lichtrosenwurz: Rad. Saponar.
Lichtsalbe: Ungt. Zinci.
Lichtsamen: Zinc. sulfuricum.
Lidwurz: Radix Rubiae.
Liebegvonihm: Lign. Junip.
Liebelaufnachmir: Tinct. Vanillae dilut.
Liebers Thee oder **Kräuter**: Herba Galeopsidis grandifl.
Liebesäpfel: Bolet. cervinus.
Liebesblümchen: Flor. Bellidis.
Liebeskraut: Herb. Artemisiae.
Liebespulver für's Vieh: Pulv. pro equis viride.
—, **rothes**: 1. Cort. Cinnam. Cass. 2. Pulvis aromatic. c. Sacchar.
—, **weisses**: Sacch. Lactis pulv.
Liebesstengel: Radix Levistici.
Liebestropfen: Spirit. Juniperi.
Liebfrauenstroh: Herba Galii.
Liebkraut: Herba Galii.
Liebstengel: Radix Levistici.
Liebstöckel: Radix Levistici.
Liebstöckelöl: Oleum viride.

Liedpfeifenwurz: Rad. Angelic.
Liegnitzer Tropfen: Tct. lignor.
Liekwe: Spirit. aethereus.
Liemken: Herb. Beccabungae.
Lieschen kann nicht gehn: Carrageen.
Liesenwiesenbiesentalsam: Sir. Aurant. flor., Sir. Alth. et Sir. Bals. Peruv. ãã.
Liestewurz: Rad. Levistici.
Lignumsanctum: Lign. Guajac.
Likörkräuter: Spec. Hier. picr.
Likrosiumtropfen: Liq. Amm. caust.
Lilienconvallen: Flor. Convall.
Lilienöl: 1. Ol. Olivarum album. 2. Paraffin. liquid.
Liliensaft: Sir. Aurant. florum.
Liliensalbe: Ungt. leniens.
Lilienwasser: 1. Aq. Anisi. 2. Aq. Rubi Idaei. 3. Aq. Tiliae.
Lilienwurzel: 1. Bulb. Asphod. 2. Tubera Ari.
Liliumfallum: Flor. Convallar.
Limonadenpulver: Plv.refriger.
Limonensalz: Acid. citricum.
Limonenschale: Cort. Citri Frct.
Linariensalbe: Ungt. Linariae.
Lindbast: Cortex Ulmi.
Lindelbluhscht: Flor. Tiliae.
Lindenasche: 1. Carbo Ligni pulv. 2. Kali carbonicum.
Lindenbaumöl: 1. Ol. Olivarum. 2. Ol. Rusci.
Lindenblüthen: Flor. Tiliae.
Lindenblüthensaft: Sir. Althae.
Lindengast und Weidenschwamm: Herb. Pulmonar. arbor. et Carrageen ãã.
Lindenkohle: Carbo Ligni pulv.

Linderilant: Radix Helenii.
Linderndes flüchtiges Vitriolsalz: Acid. boricum.
Liniment, flüchtiges: Liniment. ammoniat.
Linnenkraut: Herba Linariae.
Linnenthee: Flor. Tiliae.
Linsaat: Sem. Lini.
Linsenkaffee: Gland. Querc. tost.
Linsenkümmel: Fruct. Cumini.
Lippenklee: Fol. Trifolii.
Lippenpomade: Cerat.Cetac.rbr.
Lippitzhonig: Mel crudum.
Lippstock: Radix Levistici.
Liquor: Spirit. aethereus.
—, **eisenhaltiger**: Tinct. Ferri chlorat. aether.
— **gegen Husten**: Liq. Am. anis.
—, **Hoffmann's**: Spirit. aether.
Lithauischer Balsam: Ol. Rusci.
Litschpulver: Talcum pulv.
Littöl: Oleum viride.
Litzenpulver: Pulv. albificans.
Lobtinctur oder **Lob-** u. **Herztinctur**: 1. Tinct. Cinnamom. 2. Tinct. Corallorum. 3. Tinct. Pini comp. 4. Tinct. Aloës.
Lochpflaster: Benson's porous Plaster.
Lochsam: Sirup. Althaeae.
Lochsamen: Sem. Lini.
Lochsamensaft: Sir. Liquiritiae.
Lockwitzer Balsam: Ungt. Rosmarini comp.
— **Spiritus**: Spir.resolv.Schmuck.
— **Tropfen**: Tinct. lignorum.
Loderei mit Flüggopp: Spir. odorat. c. Liq. Am. caust.
Lodjehn: Folia Farfarae.
Löbestock: Radix Levistici.

Löscherschwamm: Agaric. alb.
Lödkeblätter: Folia Farfarae.
Löffelblumen: Flor. Lamii.
Löffelkraut: Herb. Cochleariae.
Löffelkrautpulver: Pulv.contra pediculos.
Lömek: Herb. Beccabung.
Löschöl: Acet. pyrolignos. crud.
Löschpulver: Pulv. pro equis.
Löschungspflaster: Empl. sap.
Löse: Aloë.
Lössalbe: Ungt. flavum, nicht Ungt. pediculor.
Lösung, Burow's che: Liquor Alumin. acet. dil.
Löthsalz: Ammon. chloratum.
Löthwasser: Acid. hydrochloric. crudum.
Löwenfackel: Flor. Verbasci.
Löwenfusskraut: Hrb. Alchem.
Löwenkrautspiritus: Spiritus Cochleariae.
Löwenleber: Spongiae ustae.
Löwenmaul: Herba Linariae.
Löwenzahn: Rad. Tarax. c. Herb.
Loheiche: Cortex Quercus.
Lohholz: Viscum album.
Lohkraft: Lichen Pulmonariae.
Lohrbohnenmehl: Fruct. Lauri pulv.
Lohsäure: Acid. tannicum.
Lokateller Balsam: Bals. Locat.
Lompuch: Herba Acetosae.
Londoner Salbe: Ungt. leniens.
Loochsaft: Sirup. Althaeae.
Loochsam: Sirup. Althaeae.
Look: Bulbus Allii.
Lorbeerbutter: Oleum Lauri.
Lorbeeren: Fructus Lauri.

Lorbeeröl od. **-salbe**: Ol. Lauri.
Lorbeln: Fructus Lauri.
Lorblätter: Folia Lauri.
Lorbohnen: Fructus Lauri.
Lordöl: Acet. pyrolignos. crud.
Lorenzkraut: Herba Saniculae.
Lorettosalbe: Oleum Lauri.
Lorget: Terebinthina communis.
Lorkraut: Herba Veronicae.
Loröl, festes: Ungt. laurinum.
—, **flüssiges**: Oleum Lauri.
Loröl u. Papoleum: Ugt. Populi, Ol. Lauri $\widehat{aa}$ p. aequ.
Lorölaltöl: Oleum Lauri, Ungt. flavum $\widehat{aa}$.
Lotenpflaster: 1. Empl. fuscum in scat. 2. Empl. Meliloti.
Lothringerpflaster: Ceratum Resinae Pini.
Lotjehn: Folia Farfarae.
Lottenpflaster: Empl. Meliloti.
Lotteressig: Acet. aromaticum.
Luchs, witter: Sirup. Althaeae.
—, **schwarzer**: Succ. Liquiritiae.
Luchsplätzchen: Troch. Amm. chlor.
Luchsamsaft: Sirup. Liquiritiae.
Luchten: Folia Taraxaci.
Luchtsam: Sirup. Althaeae.
Luciansblumen: Flor. Arnicae.
Luciuswasser: Liquor Ammon. succin.
Ludelthee: Species nutrientes.
Ludwig, Alter: Ungt. flav. et Ol. Lauri $\widehat{aa}$.
Lübecker Pflaster: Empl. Canth. Luebeck.
Lüftigflüchtig: Linim. ammon.
Lünich: Herb. Beccabungae.

Löppwurz: Rhizoma Veratri.
Luft, fixe: Pulv. aerophorus.
Luftadernpulver: Pulv.strumal.
Luftäpfel: Fruct. Colocynthidis.
Luftigundgeschwind: Liquor Ammon. caust.
Luftkörner,-kuchen od.**-plätzchen:** Rotul. Menth. pip.
Luftkraut: Herb. Hyssopi.
Luftlungensaft: Sir. Liquir.
Luftpulver: 1. Pulv. strumalis. 2. Tubera Jalapae pulv.
Luftrohrpulver: Pulv. strumal.
Luftsaft oder **-sam:** 1. Sirup. Althaeae. 2. Sirup. Liquiritiae. 3. Sirup. Sennae.
Luftsalbe: Ungt. Rosmar. comp.
Luftschwefel: Lycopodium.
Lufttropfen: 1. Spirit. aethereus. 2. Spir. Menth. pip. 3. Tinct. carminativa.
Luftwasser: Aq. carminativa.
Luftwurzel: Radix Angelicae.
Luixenstickel: Radix Levistici.
Lukrezen: Succ. Liquiritiae.
Lumpenzucker: Sacch.alb.pulv.
Lungemiesch: Lich. Pulmonar.
Lungenbalsam: Sir. pectoral.
Lungenblumen: Flor. Antirrhin.
Lungenflechte: Lich. Pulmonar.
Lungenfuhl, brauner: 1. Sir. Liquiritiae. 2. Sir. Papaveris.
—, weisser: Sir. Althaeae.
Lungenklee: Fol. Trifol. fibrin.
Lungenkraft: Lich. Pulmonar.
Lungenkraut: 1. Fol. Farfarae. 2. Herb. Pulmonar. 3. Lichen Islandicus.

Lungenkrautpulver: Pulv. Liq. comp.
Lungenlack: Succ. Liq. crud. plv.
Lungenlatwerge: Elect. aromat.
Lungenleberkraut: Lichen Pulmonariae.
Lungenmoos: 1. Lichen Islandic. 2. Lichen Pulmonariae.
Lungenpulver: Pulv. Liq. cps.
Lungenraff: 1. Lichen Pulmonar. 2. Lichen Islandicus.
Lungensaft: 1. Sir. Althaeae. 2. Sir. Liquirit. 3. Sir. Papav.
Lungenwasser: 1. Aq. Foeniculi. 2. Aq. Sambuci.
Lungenwurzel: Rad. Petroselin.
Lupenthee: Fol. Trifolii fibrin.
Luppi: Fructus Coriandri.
Lurferwasser: Acid. sulfur. dil.
Lusestoff: Pulv. contra pedicul.
Lussaat: Pulv. contra pediculos.
Lust, allerlei: Electuar. e Senna.
—, neunerlei: Elect. theriacale.
Lustbeeröl: Oleum Papaveris.
Lustbornöl: Oleum Papaveris.
Lustig: 1. Bolet. cervin. 2. Pulv. aphrodisiacus.
Lustigundgeschwind: Liquor Ammon. caust.
Lustock: Radix Levistici.
Lustpulver: Pulv. aphrodisiacus.
Lustsaft: Sir. Aurantii florum.
Lustundfreuden: Bolet. cervin.
Lutmehr: Electuar. e Senna.
Lutters Pulver: Pulv. epilept.
Luttnersalbe: Empl. Lith. molle.
Luuröl: Oleum Lauri.
Lyriet: Terebinthina.

M.

(Maa, Maag = Mohn. Muus = Maus.)

Maagkraut: Herb. Pulmonariae.
Maagsame: Sem. Papaveris.
Maagskliepfel: Fruct. Papaver.
Maasamen: Sem. Papaveris.
Maashüchle: Fructus Papaveris.
Maashufele: Fructus Papaveris.
Maaske: Herb. Asperulae.
Maasklipfle: Fructus Papaveris.
Maaskolbe: Fructus Papaveris.
Maaskopf: Fructus Papaveris.
Maasliebchen: Flor. Bellidis.
Maasthee: Fruct. Papaveris.
Macaotropfen: Tinct. Aurant. c. Spirit. aether. 1:10.
Macassaröl: Ol. crinale.
Machandelbeeren: Frct. Junip.
Machdichlustig: Bolet. cervin.
Macholder: Fruct. Juniperi.
Macisblüthe: Macis.
Macisnüsse: Sem. Myristicae.
Mackdenöl: Ol. Lumbricorum.
Madamenleder: Pasta gummosa.
Maddingöl: 1. Ol. Lumbricorum. 2. Ol. Olivarum.
Madenke: Flor. Primulae.
Madenkraut: Herb. Saponariae.
Madenthee: Herb. Chenopodii.
Madenwurzel: Rad. Saponariae.
Madertiniter: Fruct. Colocynth.
Madilguspulver: Rhiz.Torment. pulv.
Mädchenblumen: Flor. Bellid.
Mädchenhaar: Hrb. Capill. Ven.
Mädchenkraut: Herb. Vincae.
Mädelsüss: Flor. Ulmariae.
Maederblüthen: Flor. Acaciae.
Mägdebaum: Summ. Sabinae.
Mägdeblumen: Flor. Arnicae.
Mägdekrieg: Herb. Genistae.
Mägdepalme: Herb. Vincae.
Mägdesüss: Herb. Ulmariae.
Mählerkraut: Herb.Matricariae.
Mähnenfett: 1. Ol. Ped. Tauri. 2. Ungt. pomadin.
Mändelthee: Herb. Trifol. arv.
Mängelesöl: Ol. Hyperici.
Männchenwurz: Rad. Mandrag.
Männekensaat: Plv. ctr. pedic.
Männerkrieg: Herb. Artemisiae.
Männertreu: 1. Herb. Eryngii. 2. Herb. Veronicae.
Männlein und Weiblein oder **Männliche und weibliche:** Bulb. Victorial. long. et rot.
Männleinwurmtüpfelfarrn: Rhiz. Filicis.
Mänsamen: Sem. Papaveris.
Mäntelthee: Herb. trifol. arvens.
Mänten: Fol. Menthae crisp.
Märzblumen: Herb. Hepaticae.
Märzenblumen: Herb. Polygal.
Märzveilchen: Flor. Viol. odor.
Märzviolen: Flor. Viol. odorat.
Märzwurzel: Rhiz.Caryophyllat.
Mäschthee: Herb. Asperulae.
Mäselsalbe: Ungt. digestivum.
Mäusedarm: Herb. Anagallidis.
Mäusedorn: Stipit. Dulcamarae.
Mäusegras: Herb. Herniariae.
Mäuseholz: Stipit. Dulcamarae.
Mäuseklee: Herb. Trifol. arvens.
Mäuseöhrchen: Herb. Marrubii.

Mäusepulver: Acid. arsenicos.
Mäusesamen: Sem. Staphisagr.
Mäusezwiebel: Bulbus Scillae.
Magaro: Herb. Serpylli.
Magazinpulver: Plv. ctr. pedic.
Magdalenenblumen: Flor. Bellidis.
Magdalenenwurzel: Rad. Spic. Celtic.
Magdblüthen: Flor. Chamomill.
Magdblumenmettram: Herba Matricariae.
Magdlieben: Flor. Bellidis.
Magendriseneth: Pulv. aromat. c. Sacchar.
Mageln: Capita Papaveris.
Magenbalsam: 1. Bals. Nucistae. 2. Bals. stomachale Wackeri. 3. Ol. Myristic. 4. Tct. Benz. cps.
Magenbrand: Rhiz. Calami.
Magendistel: Herb. Card. bened.
Magenelixir: Elix. Aurant. cps.
Magenessenz: 1. Tinct. amara. 2. Tinct. Chinae comp.
Magenklee: Fol. Trifolii fibrin.
Magenköpp: Fruct. Papaveris.
Magenkrampftropfen: Tinct. Valerian. aeth.
Magenkraut: Herb. Absinthii.
Magenpastillen: Troch. Natrii bicarbon.
Magenpflaster: Empl. stomach.
Magenpulver: 1. Natr. bicarb. 2. Pulv. carminat. 3. Pulv. lax. 4. Pulv. Magnes. c. Rheo.
—, **gelbes, Weimarsches:** Pulv. Liquirit. comp.
Magenreinigung: Spec. amarae.
Magenreinigungstropfen: Tct. aromat., Tinct. Calami ãã.

Magensaft: Sir. Aurantii Cort.
Magensalz: Natr. bicarbonicum.
Magenschleimpulver: 1. Pulv. Liquir. cps. 2. Tub. Jalap. plv.
Magenschrot: Pulv. aromaticus.
Magenschwamm: Agaricus alb.
Magenstärk: Resina Jalapae.
Magenstärkung: Spec. amarae.
Magenstärkungstropfen: Tct. aromat., Tinct. Calami ãã.
Magenta: Fuchsin.
Magenthee: Species laxantes.
Magentinktur: Tinct. amara.
Magentressen: Pulv. aromaticus.
Magentrissenet: Plv. aromaticum Saccharo.
Magentropfen, Ballhausens: Tinct. Aloës comp.
—, **Berliner:** Spir. Melissae cps.
—, **Biesters:** Tinct. Absinth. cps.
—, **bittere:** Tinct. amara.
—, **Danziger:** Tinct. Aloës comp.
—, **Dietrichs:** Elix. Aurant. cps.
—, **Mariazeller:** Tct. Aloës cps.
—, **rothe:** 1. Tinctura aromatica. 2. Tinct. Chinae comp.
—, **Sächsische:** Tct. Aloës cps.
—, **Salzunger:** Tct. Rhei amara.
—, **saure:** Tinct. aromat. acida.
—, **schwarze:** Elix. Aur. comp.
—, **Sprangers:** Tinct. Aloës cps.
—, **weisse:** Spirit. aethereus.
Magentrost: Tinct. aromat.
Magenwein: 1. Vin. Malacense. 2. Vin. Pepsini. 3. Vin. Chinae.
Magenwirkung: Spec. amarae.
Magenwurz: Rhiz. Calami.
Magenwurzel: 1. Rad. Gentian. 2. Rhiz. Ari.
Magenzelteln: Rot. Menth. pip.

Magerblumen: Flor. Rhoeados.
Magerkrant: Herb. Galii.
Magetresse: Pulv. aromaticus.
Magihüsele: Fructus Papaveris.
Magisterwurzel: Rhiz. Imperat.
Magnesialimonade: Potio Magnesiae citr.
Magnetenpulver: Stib. sulf. nigr.
Magnetpflaster: Empl. oxycroc.
Magnetpillen: 1. Pil. argenteae. 2. Pilul. odontalgicae.
Magnetspiritus: Spir. aethereus.
Magöl: Ol. Papaveris.
Magori, rother: Ugt. Hydr. rubr.
Magran: Herb. Majoranae.
Magretenpulver: 1. Pulv. contra pedic. 2. Sem. Foenugr. pulv.
Magsamen: Sem. Papaveris.
Magschaden: Fruct. Papaveris.
Magschalen: Fruct. Papaveris.
Mahagonitropfen: Elix. Aur. cps.
Mahagoniwurzel: Rad. Alkann.
Mahlwurzel: Rad. Consolidae.
Mahnkrampensirup: Sir. Papaveris.
Maiblumen, gelbe: Flor. Chamomillae.
—, **weisse**: Flor. Convallariae.
Maiblumenessig: Acet. Convall.
Maiblumensaft: Sir. Aur. Flor.
Maiblumentabak: Plv. sternut. vir.
Maiblumenwasser: Aq. Aurant. Flor.
Maiblumenzauken: Flor. Convallariae.
Maibutter: 1. Ungt. flav. 2. Ungt. Majoranae.
Maidblumen: Flor. Chamomill.
Maidenhär: Herb. Capillor. Ven.

Maidkraut: Herb. Matricariae.
Maienrisli: Flor. Convallariae.
Maierkraut: Herb. Galii.
Maigelb: Lap. Calaminar.
Maiglöckchen: Flor. Convallar.
Maiholzrinde: Cort. Salicis.
Maikäferöl: Ol. Lini.
Maikäferspiritus: Spir. Vini.
Maikrabben: Rad. Ratanhae.
Maikurthee: Species laxantes.
Mailänder Muck: Empl. Canthar. perp. extens.
Maililien: Flor. Convallariae.
Mainzer Tropfen: Tinct. Aloës comp.
Maiöl: 1. Ol. Oliv. alb. 2. Ol. viride.
Majorenkraut: Herb. Majoran.
Majorensalbe: Ungt. ctr. pedic.
Majorwasser: Liq. Am. caust.
Mairan, Mairal: Hrb. Majoran.
Mairanbutter: Ungt. Majoranae.
Mairandost: Herb. Majoranae.
Maistöckel: Herb. Taraxaci.
Maitrieb: Gemmae Pini.
Maitropfen: Tinct. aromatica.
Maiwuchs: Turiones Pini.
Maiwuchsextract: Extr. Pini.
Maiwuchsöl: Ol. Terebinthinae.
Maiwürmeröl: 1. Ol. Lumbricor. 2. Ol. Hyperici. 3. Ol. Olivar.
Maiwurm: Meloe majalis.
Maizena: 1. Amyl. Maidis. 2. Amyl. Marantae.
Makassaröl: Ol. crinale.
Makenn: Fructus Carvi.
Makimisch: Fructus Carvi.
Makrelanwurzel: Rhiz. Galang.
Makubatropfen: Mixt. ol. bals.
Makufken: Flor. Rhoeados.
Malagabohnen: Anacardia.

Malagneite: Fructus Amomi.
Malaktikumpflaster: 1. Empl. frigidum. 2. Empl. Lith. cps. 3. Empl. Meliloti.
Malefizöl: 1. Ol. Lini sulfurat. 2. Ol. Amygd. c. Ol. Croton. 6:1.
Maleflzwachs: Cerat. fuscum.
Malengowurzel: Rhiz.Galangae.
Maler: Herb. Hederae.
Malerkraut: Herb. Acetosellae.
Malicorium: Cort. Frct. Granati.
Malkaspiritus: Spir. Angelicae.
Malmaison: Rad. Liquiritiae.
Malnit: Herb. Absinthii.
Malottenthee: Herb. Meliloti.
Maltha: Ol. Petrae nigr.
Malthesersiegelerde: Bolus rbr.
Malthiestropfen: Tct. anticholer.
Malvasierkraut: Herb. Agerati.
Malven, blaue: Flor. Malv. silv.
—, **rothe:** Flor. Malvae arbor.
—, **schwarze:** Flor. Malvae arb.
Malvenöl: Ol. Absinthii.
Malvensaft: Sir. Rhoeados.
Malvenwurzel, weisse: Rad. Althaeae.
Malvenzucker: Pasta Liquirit.
Malzennasen: Fruct. Sorbi.
Malzsirup: Sir. Liquiritiae.
Mandelcerat: 1. Cerat. Cetacei. 2. Ungt. rosatum.
Mandelessenz: 1. Benzaldehyd. dilutum. 2. Sir. Amygdalarum.
Mandelkleie: Farina Amygdal.
Mandelmehl: Farina Amygdal.
Mandelmilch: 1. Emuls. Amygd. 2. Sirup. Amygdalar. u. Aqu. destill. 1+10.
Mandelmilchessenz: Sir. Amygdalarum.

Mandelöl: Ol. Amygdalarum.
— **zum Backen:** Benzaldehyd. dil. oder **blausäurefreies** Oleum Amygdalar. aeth.
Mandelpomade: Ungt. pomad. album.
Mandelsaft: Sir. Amygdalarum.
Mandragora: Rad. Mandragorae.
Mandragorawasser: Aq. arom.
Mangeln: Amygdalae dulces.
Mangelsalbe, graue: 1. Ungt. ctr. scab. 2. Ugt. Hydr. ciner.
Mangelwurz: Rad. Lapathi.
Mangold, wilder: Herb. Polygal.
Mannabarbarazöröbche: Sir. Sennae c. Manna.
Mannablätter: Fol. Sennae c. Manna.
Mannakindersaft: Sir. Sennae c. Manna.
Mannasaft: Sir. Mannae.
Mannazucker: Manna tabulata.
Mannesbart: Rad. Nardi.
Mannhaltwort: Rad. Aristol. rot.
Mannheimer Wasser: Spirit. Melissae comp.
Mannsblut: Herb. Hyperici.
Mannsholwurz: Rad. Aristol. rot.
Mannskraft: Rhiz. Caryophyllat.
Mannsliebe: Herb. Eupatorii.
Mannsrebe: Herb. Hederae.
Mannstreu: Herb. Eryngii.
Mantelkraut: Herb. Alchemill.
Mantelwurz: Bulb. Victorialis.
Marantenäpfel: Fruct. Granati.
Marantenmehl: Amyl. Marant.
Marantwurzelrinde: Cortex Granati.
Maraun: Herb. Majoranae.
Maraunwurzel: Rad. Pyrethri.

Marderblüh: Flor. Sambuci.
Marderkraut: Herb. Mariveri.
Marderwitterung: 1. Tct Mosch. 2. Zibeth. artificale.
Marentaken: 1. Stipit. Dulcam. 2. Viscum album.
Margarantblumen: Flr. Granat.
Margarantschalen: Cort. Granati fruct.
Margaretenkraut: Hrb. Millefol.
Margaretenpulver: 1. Plv. Magn. c. Rheo. 2. Sem. Foenugr. plv.
Margaretensaft: Sir. Aur. flor.
Margaretensalbe: Ugt. Hydrarg. rubr.
Margendistel: Fruct. Card. Mar.
Margeriten: Flor. Chrysanthemi.
Marginalsalbe: Ugt. Hydr. pedic.
Margrankraut: Herb. Majoran.
Margrantenrinde: Cort. Granat.
Mariabettstroh: Herb. Adiant. aur.
Mariageisttropfen: Spir. aether.
Mariamagdalenenäpfel: Fruct. Granati.
Mariamagdalenenwurzel: Rad. Valerian.
Marianöl: Ol. Majoranae.
Mariareinigung: 1. Hrb. Rosmar. 2. Rhiz. Tormentill. pulv.
Mariareinigungstropfen: Tct. Cinnamomi.
Mariazeller Tropfen: Tinctura Aloës comp.
Marieleine: Herb. Origani.
Marienbader Thee: Spec. laxant.
Marienbalsam: Tacamahaca.
Marienbettstroh: 1. Hrb. Adiant. aur. 2. Herb. Galii. 3. Herb. Serpylli.

Marienblätter: Herb. Tanaceti.
Marienblümchen: Flor. Bellidis.
Marienbranntwein: Spir. Vini Gallic.
Mariendistelsamen: Sem. Card. Mariae.
Marienessenz: Tinct. Myrrhae.
Marienfisch: Stincus marinus.
Marienflachs: Herba Linariae.
Mariengeist: Spir. Melissae cps.
Marienglas: Glacies Mariae.
Marienglöckchen: Flr. Convall.
Marienkerzen: Flor. Verbasci.
Marienkörner: Frct. Card. Mar.
Marienkranz: 1. Flor. Bellidis. 2. Herb. Millefolii.
Marienkraut: 1. Herb. Alchemillae. 2. Herb. Asperulae. 3. Herb. Rosmarini.
Marienkrautblumen: Flores Arnicae.
Marienkrönchen: Flor. Bellidis.
Marienmantel: Hrb. Alchemill.
Marienminze: Fol. Menth. crisp.
Mariennessel: Herb. Marrubii.
Marienpulver: Glac. Mariae plv.
Marienrosen: Flor. Paeoniae.
Mariensamen: Frct. Card. Mar.
Marienschellen: Flor. Convall.
Marienspiritus: Spir. Meliss. cps.
Marienstengel: Flor. Violae.
Marienthee: Fol. Rosmarini.
Marientrauben: Flor. Arnicae.
Marientropfen: 1. Spir. Rosmar. 2. Tinct. carminativa.
Marienwürmchen: Coccionella.
Marienwurzel: 1. Rad. Bardan. 2. Rad. Valerianae.
Marienwurzelkraut: Herba Marrubii.

Marinzessenz: Tinct. amara.
Markasit: Bismut. subnitricum.
Markasseröl: Ol. crinale.
Markgrafenfett: Ugt Hydrg.ped.
Markgrafen- oder -gräfinnenpulver: Pulv. epilept. March.
Markobell: Herb. Marrubii.
Marköl: Ol. Olivarum.
Marmorsalbe: Ungt. ctr. Pedic.
Marmorweiss: Creta praeparat.
Marräk: Rad. Armoraceae.
Marrigenöl: Ol. Lumbricorum.
Marseiller Seife: Sapo Venetus.
Marsöl: Liq. Ferri sesquichlor.
— **zum Schmieren:** Ol. Olivar.
Marterblumen: Flor. Sambuci.
Martertropfen: Tinct. amara.
Martialischer Salmiak: Amm. chlorat. ferrat.
Martinipulver: Ossa Sepiae plv.
Martinshand: Herb. Potentillae.
Martinskorn: Secale cornutum.
Marumverum: Herb. Mariveri.
Marzipansaft: Sir. Amygdalar.
Masaran: 1. Herb. Majoranae.
  2. Herb. Teucrii.
Maschinenöl: 1. Paraffin. liquid.
  2. Ol. Olivar. alb.
Maschinenseife: Sapo venetus.
Maschinentropfen: Spir. aether.
Masdruchöl: Ol. viride.
Masdruchspiritus: Spiritus Mastich. comp.
Maseran: 1. Herb. Majoranae.
  2. Herb. Teucrii.
Maserpflaster: Empl. fuscum.
Maskaren: Cubebae.
Massikot: Lithargyrum.
Masslenkraut: Herb. Asperulae.
Mastdarmöl: Ol. Papaveris.

Mastek: Coccionella.
Masterwurzel: Rhiz. Imperator.
Mastgeist: Ol. Terebinth. sulf.
Mastichharz: Mastix.
Mastichkraut: Herb. Mariveri.
Mastixöl: 1. Ol. Olivar. 2. Tinct. Aloës comp.
Mastkörner: Sem. Curcubitae.
Mastkörneröl: Ol. Papaveris.
Mastkörnersalbe: Ugt.Linariae.
Mastpulver: Pulv. pro vaccis.
Mastruchspiritus: Spir. Meliss. comp.
Materialsalbe: Ungt. Hydrarg. pedicul.
Materkraut: Herb. Matricariae.
Matocken: Capita Papaveris.
Matratropfen: Aq. aromat. rubr.
Matrazen, weisse: Bolus alba.
Matrikalspiritus: Spirit. Mastichis comp.
Matritzsalbe: Ungt. Plumbi.
Matronenkraut: Herb. Matricar.
Matrosenpulver: 1. Fel vitri.
  2. Natr. sulfuricum pulv.
Mattenblumen: Flor. Stoechad.
Mattenkammi: Fruct. Carvi.
Mattenkönigin: Flor. Ulmariae.
Mattenkolen: Herb. Serpylli.
Mattenkümmel: Fruct. Carvi.
Maubeeren: Fruct. Myrtilli.
Mauchkraut: Herb. Galeopsid.
Mauckenwurzel: Rhiz. Filicis.
Mauedrieseneth: Plv. aromatic.
Mauerflachs: Herb. Linariae.
Mauerglaskraut: Hrb. Parietar.
Mauermannsfett: Adeps.
Mauerpfeffer: Herb. Sedi acris.
Mauerraute: Herb. Rutae.
Mauerthee: Herb. Oreoselini.

Mauerwurzel: Rhiz. Filicis.
Maugensalbe: Ungt. Aeruginis.
Maukraut: Herb. Violae tricol.
Maulbeerbaumschalen: Cortex Frangulae.
Maulbeerblätter: Folia Rubi fruticosi.
Maulbeersaft: Sir. Mororum.
—, **weisser**: Sir. Athaeae.
Maulbeersalbe: Ungt. Hydrarg. pedic.
Maulwurfspulver: Sang. Hirci.
Maulwurfstod: Fruct. Coriandri.
Maurellenfetzen: Bezetta.
Maurensamen: Fruct. Dauci.
Mausbaumrinde: Cort. Frangul.
Mausdornsamen: Sem. Rusci.
Mausklee: Flor. Trifolii alb.
Mausöhrchen: Herb. Myosotis.
Mausöhrlein: Herb. Rubi frutic.
Mausohr: Herb. Pilosellae.
Mauszwiebel: Bulb. Scillae.
Mauszwiebelessig: Acet. Scillae.
Mechoacanna: Tub. Jalapae.
Meckmack: Tacamahaca.
Medik: Tartarus stibiatus.
Medikamentstropfen: Tinctura amara et aromat. āā.
Meejerkraut: Herb. Galii.
Meeralsch: Herb. Absinthii.
Meerbisquit: Ossa Sepiae.
Meerbohnen: Umbilici marini.
Meerdistel: Herb. Eryngii.
Meerfisch: Stincus marinus.
Meerfräuleinschmalz: 1. Adeps. 2. Ungt. Plumbi.
Meergris: Sem. Milii.
Meerharz: Asphalt.
Meerhecht: Stincus marinus.
Meerhirse: Sem. Milii solis.

Meermelbalsam: Ol. Terebinth.
Meermoos: Carrageen.
Meerrettigsirup: Sir. antiscorb.
Meerrettigspiritus: Spir. Sinap.
Meerrettigtropfen: Spir. Sinap.
Meersalz: Sal marinum.
Meerschaum: Ossa Sepiae.
Meerschwamm: Spong. marin.
Meerspinnenbein: Ossa Sepiae.
Meerstein: Nihil. album.
Meerstinz: Stincus marinus.
Meerthau: Herb. Rosmarini.
Meertrauben: Passulae majores.
Meertraubenblätter: Fol. Uvae Ursi.
Meertriwele: Passulae majores.
Meerwurz: Rhiz. Caryophyllat.
Meerzucker: Ossa Sepiae.
Meerzwiebel: Bulbus Scillae.
Meeskenthee: Herb. Asperulae.
Megelkraut: Herb. Polygalae.
Megerkraut: Herb. Galii.
Meggensaat: Pulv. ctr. pedicul.
Mehlbeerblätter: Fol. Uv. Ursi.
Mehldrine: Secale cornutum.
Mehlhundsaft: Mel rosat. borax.
Mehlkrautblüthen: Flr. Ulmar.
Mehlmutter: Secale cornutum.
Meiers Pflaster: Empl. fuscum camph.
Meiran: Herb. Majoranae.
Meiranbutter: Ungt. Majoran.
Meiserich: Herb. Asperulae.
Meissner'sche Pillen: Pil. Rhei.
Meister: Herb. Asperulae.
Meistereipflaster: Empl. fusc.
Meistertropfen: Tinct. Chinoid.
Meisterwurzel: 1. Rad. Carlinae. 2. Rad. Peucedani. 3. Rhiz. Imperatoriae.

Meisterwurzelsaft: Sir. simpl.
Melancholiekraut: Herb. Fum.
Melartenpflaster: Empl. Melil.
Melassensirup: Sir. communis.
Melaunkerne: Sem. Melonis.
Melcherstengel: Herb. Artemis.
Melilote: Herb. Meliloti.
Melis: Saccharum pulveratum.
Melisse: Fol. Melissae.
Melkersalbe: Ungt. cereum et Ungt. Zinci āā.
Melkpulver: Natr. bicarbonic.
Melonensalbe: Ungt. Kal. jod.
Melonensamen: Sem. Cucurbit.
Melotenkraut: Herb. Meliloti.
Melotenpflaster: Empl. Meliloti.
Mengelwurzel: Rad. Lapathi.
Menigkraut: Herb. Agrimoniae.
Mennige: Minium.
Mennigpflaster: Empl. fuscum.
Menschenfett: 1. Adeps. 2. Cetac.
Menschenfett gegen Ungeziefer: Ungt. Hydrarg. alb.
— **mit Zucker:** Cetac. sacchar.
Menschenhaut: Empl. Anglicum.
Menschenöl: Ol. Olivarum alb.
Menschenpulver: Os. Sepiae plv.
Menschenschaale: Ossa Sepiae.
Menschenstärkendes Pulver: Pulv. aromaticus.
— **Tropfen:** Aether acet. et Tinct. Cinnamomi 1:2.
Mentzel: Herb. Asperulae.
Meppensaat: Plv. contra pedic.
Merakelpulver: Ossa Sepiae plv.
Merchenstengelsamen: Fruct. [Dauci.
Merdau: Fol. Rosmar.
Merich: Herb. Matricariae.
Merkenöl: 1. Ol. Lumbricorum. 2. Oleum Olivarum.

Merkurblut: Herb. Verbenae.
Merkurialbalsam, äusserlich.: 1. Bals. Locatell. 2. Ol. Terebinth.
—, **innerlicher:** 1. Aq. aromat. 2. Tinct. Aloës cps.
Merkurialpflaster: Empl. Hydr.
Merkurialpillen: Pilul. laxant.
Merkurialpulver: Pulv. contra insecta.
Merkurialsalbe: Ugt. Hydr. ped.
Merkurialspiritus: 1. Spiritus Mastich. compos. 2. Spiritus Melissae comp. 3. Ol. Terebinth.
Merkurialwasser: Aq. phagad.
Merkurius, blauer: Ungt. Hydrarg. cin. dil.
Merkurkraut: Herb. Mercurial.
Merlesamen: Fruct. Dauci.
Merongeist: Spir. Melissae cps.
Meronsaft: Spir. Melissae cps.
Merosent: Myrrha.
Merternwurzel: Rad. Pyrethri.
Merublean: Myrobalani.
Meserich: Herb. Asperulae.
Messerputz: Lap. Smirid. pulv.
Messingtinctur: Acid. sulfur. dil.
Messingwasser: Acid. sulfur. dil.
Meterkraut: Herb. Matricariae.
Methkräuter: Lign. Sassafras.
Methode: Elect. Theriacale.
Metjenöl: Ol. Lumbricorum.
Metkenöl: 1. Ol. Lumbricorum. 2. Ol. Olivarum.
Metram: Herb. Matricariae.
Metricksaft: Sir. Papaveris.
Metternich: Herb. Matricariae.
Metterwurz: Rad. Pyrethri.
Mettigöl: Ol. Lumbricorum.
Metwurst, Spanische: Fruct. Cassiae fistul.

Metzetutenöl: Tct. Guajaci lign.
Meumwurzel: Rad. Mëu.
Meutenwurzel: Rad. Valerian.
Mexikanischer Thee: Herba Chenopodii.
Meyer: Herb. Anagallidis.
Meyers Pflaster: Empl. fuscum.
Michaelissalbe: Ungt. Elemi.
Michelherzpulver: Plv. epilept.
Michelkraut: Herb. Tanaceti.
Micheltropfen: 1. Mixt. oleos. balsamic. 2. Mixt. pyrotartar. 3. Tinct. Benzoes comp.
Mickö̈l: Ol. Chamomill. infus.
Miendelthee: Herb. Trifol. arv.
Mierenspiritus: Spir. Formicar.
Miesnissel: Boletus cervinus.
Miezelthee: Herb. Trifol. arvens.
Migränepulver: Chinin. sulfur.
Migrauenpulver: Plv. ctr. Pedic.
Milchblumen: Herb. Polygalae.
Milchdieb: Herb. Euphrasiae.
Milchdistel: Herb. Taraxaci.
Milchessenz: Tinct. Benzoës.
Milchpflaster: 1. Empl. saponat. 2. Empl. Melilot.
Milchpillen: Pilulae laxantes.
Milchpulver: 1. Fruct. Foeniculi pulv. 2. Pulv. galactopoeus.
— **für Kindbetterinnen**: Kali sulfuricum.
— **für's Vieh**: Pulv. lactescens.
—, **holländisches**: Plv. pro vacc.
— **zum Buttern**: 1. Natr. bicarb. 2. Tartarus depuratus.
Milchrödel: Herb. Taraxaci.
Milchsalz: Sacchar. Lactis.
Milchstöcke: Rad. Taraxaci.
Milchstöckel: Herb. Taraxaci.

Milchvertheilungspflaster: 1. Ceratum Cetacei. 2. Empl. defensiv. rubr. 3. Empl. Minii. 4. Empl. Melilot. 5. Empl. sapon.
Milchvertheilungspulver: 1. Kali sulfuricum. 2. Pulv. temperans.
Milchverzehrungspflaster, rothes: Empl. saponat. rubr.
—, **schwarzes**: Empl.fusc.camph.
—, **weisses**: 1. Cerat. Cetacei. 2. Empl. saponat. album.
Milchzucker: Saccharum Lactis.
Mildammonium: Ammon. carb.
Milde: Herb. Mercurialis.
Militärsalbe: Ungt. contra pedic.
Milleflör: Pulvis fumalis.
Milzeröffnende Essenz: Tinct. carminat.
Milzessenz: Tinct. Aurantii.
Milzessenztropfen: Elix.Aurant. comp.
Milzkraut: Herb. Malvae.
Milzpflaster: Empl. aromaticum.
Mimosengummi: Gum. Arabic.
Mindelthee: Herb.Trifol. arvens.
Minderblumen: Flores Arnicae.
Minderers Geist: Liq. Am. acet.
— **Salz**: Ammonium aceticum.
Mine d'or: Rad. Ipecacuanhae.
Mineralgeist: Benzin. Petrolei.
—, **Hoffmanns**: Spir. aethereus.
Mineralkermes: Stib. sulfur.rub.
Minerallauge: Natr. causticum.
Minerallaugensalz: Natr.bicarb.
Mineralsäure: Acid. hydrochlor.
Mineralweiss: Barium sulfuric.
Minnchen: Minium.
Minschenkoppspulver: Ossa Sepiae pulv.

Minschenschütt: Lapid.Cancror.
—, **präparirter:** Conchae praep.
Minundin: Chinoïdin.
Minutenpflaster: Empl. Melilot.
Minzenplätzchen: Rotulae Menth. pip.
Mirakelpflaster: 1. Empl. ad rupturas. 2. Empl. defensiv. rubr. 3. Empl. fuscum. 4. Empl. Litharg. comp. 5. Empl. miracul. Radem. 6. Empl. saponatum. 7. Empl. Hydrarg. ciner.
Mirakelsalbe: 1. Ungt. Hydrarg. cin. 2. Ugt. Plumbi. 3. Empl. fusc.
Mirakelspiritus: Mixt. vulnerar. acid.
Miraculum: Restitutionsfluid.
Mirbanessenz: Nitrobenzol.
Mireneier: Ova Formicarum.
Mirhirsch: Sem. Milii solis.
Mirrad: Myrrha.
Mirrenspiritus: 1. Spir. Formic. 2. Tinct. Myrrhae.
Misenkraut: Herb. Ptarmicae.
Missethat, rothe: Ungt. ophthalm. rubr.
Misswachsöl: Ol. aromatic.
Mistel: Viscum album.
Mistfinke: Herb. Taraxaci.
Mitesserpulver: 1. Far. Amygd. 2. Flor. Cinae pulv.
Mitesserseife: Sapo Venetus.
Mithridat: Elect. Theriacale.
Mithridatöl: Ol. Juniperi.
Mitscheleöl: 1. Ol. Lini. 2. Ol. Petrae rubr.
Mittel gegen Ansteckung: Acet. aromaticum.
Mittlewor: Rhiz. Veratri pulv.
Mizelthee: Herb. Trifol. arvens.

Modegewürz: Fruct. Amomi.
Moderpflaster, braunes: 1. Empl. Galban. crocat. 2. Empl. fuscum camphor.
—, **gelbes:** Empl. Litharg. comp.
Moderreinigung: Aqua foetid. antihysteric.
Möbelöl: Ol. Hyperici.
Möbelwichse: Cerat. Terebinth.
Möhrenbalsam: Bals. Peruvian.
Möhrenmus: Succus Dauci.
Möhrenöl: Ol. Lini.
Möhrensaft: Succus Dauci insp.
Möhrensamen: Fruct. Dauci.
Möhrenwurzel: Rad. Bryoniae.
Mönchenpulver: Plv. ctr. pedic.
Mönchsblumen: Herb. Taraxaci.
Mönchshafer: Pulv. ctr. pedicul.
Mönchskappe: Herb. Aconiti.
Mönchskirschen: Fruct. Alkekengi.
Mönchskopf: Rad. Taraxaci.
Mönchspulver: Pulv. ctr. pedic.
Mönchspuppen: Frct. Alkekeng.
Mönchsrhabarber: Rad. Rhapontici.
Mönchswurzel: Rad. Arnicae.
Mönkenkraut: Herb. Agrimon.
Mörlensamen: Fruct. Dauci.
Mörsenmaukraut: Hrb. Lycop.
Mörtöl: Ol. nucum Jugland.
Mörwurzel: Rad. Eryngii.
Möschthee: Herb. Asperulae.
Mövenöl: Ol. Lini.
Mohhädele: Fruct. Papaveris.
Mohköpp: Fruct. Papaveris.
Mohnblumen: Flor. Rhoeados.
Mohnefelden: Flor. Rhoeados.
Mohnfett: Ungt. cereum.
Mohnhäupter: Fruct. Papaveris.

Mohnkannen: Fruct. Papaveris.
Mohnköpfe: Fruct. Papaveris.
Mohnkrampensaft: Sir. Papav.
Mohnmilch: Creta praeparata.
Mohnöl: Ol. Papaveris.
Mohnrautensaft: Sir. Papaver.
Mohnrosen: Flor. Rhoeados.
Mohnsaft, brauner: Sir. Papav.
—, **rother**: Sir. Rhoeados.
Mohnschlötterche: Frct. Papaveris.
Mohrenbalsam: Bals. Peruvian.
Mohrenkümmel: Frct. Adjowan.
Mohrenthals Pflaster: Empl. fuscum in scat.
Mohrrübensaft: Succus Dauci.
Mohrrübensamen: Frct. Dauci.
Mohrstein, türkisch: Conchae praep.
Moiber: Fruct. Rubi Idaei.
Molchpflaster: Empl. Lith. molle.
Moli: Herb. Veronicae.
Molkenpulver: Tartar. depurat.
Molkensäure: Acid. lacticum.
Mollaine: Flor. Verbasci.
Mollenkrautsamen: Sem. Ricin.
Mollenpflaster: Empl. Lith. moll.
Mollkrautblumen: Flor. Primul.
Molukkenkörner: Sem. Tiglii.
Mombeeren: Fruct. Myrtilli.
Momordicablumen: Flor. Verbasci.
Momordicaöl: Ol. Olivar. album.
—, **grünes**: Ol. viride.
Momordicasaft: Sir. Aurant. flor.
Momordicasalbe: Ungt. cereum.
Momthun: Sem. Foenugraeci.
Monateln: Flor. Bellidis.
Monatsblümchen: Flor. Bellid.
Monatspulver: Pulv. menstrual.

Monatstropfen: Tct. Ferri pomat.
Mondkörner: Fruct. Cocculi.
Mondmilch: 1. Lac Lunae. 2. Creta praep. 3. Magn. carb.
Mondwurzel: Rad. Valerianae.
Monikaöl: Ol. Hyperici.
Moniuröl: Ol. Hyperici.
Monkdenöl: Ol. Lumbricorum.
Mooräpfel: Fruct. Colocynthidis.
Moorwein: Aq. aromatica.
Moos, Irländisches: Carrageen.
—, **Isländisches**: Lich. Islandic.
Moosbeerblätter: Fol. Uv. Ursi.
Mooschocolade: Pasta Cacao sacch. c. Gelat. Lich. Isl.
Moosknoblauch: Herb. Scordii.
Moospulver: Lycopodium.
Moräpfel: Fruct. Colocynthidis.
Morass: Haarspiritus.
Mordwurzel: Rhiz. Galangae.
Morellsalbe: Ugt. Hydrarg. rubr.
Morgenblatt: Herb. Balsamitae.
Morgendistel: Fruct. Card. Mar.
Morgenröschen: Herb. Globular.
Morgenröthe: Flor. Calendulae.
Morgenthau: Herb. Rorellae.
Morillen: Amygdalae dulces.
Morionweiblein: Tub. Salep.
Mosch: 1. Mastix. 2. Moschus.
Moschatenbalsam: Bals. Nucist.
Moschatenblumen: Macis.
Moschatenmus: Sem. Myristic.
Moschatensalbe: Bals. Nucist.
Moschen: Herb. Asperulae.
Moschusblätter: Fol. Patschuli.
Moschuskörner: Sem. Abelm.
Moschuskraut: Herb. Mariveri.
Moschusöl: Tinct. Moschi.
Moschusrinde: Cort. Cascarill.
Moschussalbe: Ugt. Veratri alb.

Moschustropfen: 1. Spiritus Bretfeldi. 2. Tinct. Moschi.
Moschuswurzel: Rad. Sumbul.
Most, eingesottener: Sir. Papav.
Moteschmus: Lichen Islandicus.
Mottekrokt: Herb. Botryos.
Mottenblumen: Flor. Stoechad.
Mottenkraut: 1. Hrb. Chenopod. 2. Hrb. Ledi. 3. Hrb. Patschuli.
Mottenöl: Ol. Bergamottae.
Mottenpflaster: 1. Empl. Cerussae. 2. Empl. Meliloti.
Mottenpulver: 1. Camphora. 2. Frct. Capsic. plv. 3. Naphthal.
Mottenspiritus: Spir. camphor. et Tinct. Capsici aa.
Moxakraut: Herb. Artemisiae.
Muck, Mailänder: Empl. Canth. perp.
Muckeln: Cantharides.
Muckenholz: Lign. Quassiae.
Mücken, Spanische: Cantharid.
Mückenfett: 1. Adeps. 2. Ol. Jecoris Aselli.
Mückenholz: Lign. Quassiae.
Mückenöl: 1. Ol. Caryophyllorum. 2. Ol. Petrae nigr.
Mückensauger: Empl. Drouotti.
Mückenspiritus: Ol. Caryoph. c. Spirit. 1:5.
Mückenstaub: Lycopodium.
Müggert: Herb. Artemisiae.
Mühlbeersaft: Sirup. Mororum.
Mühlenstein: Lap. Calaminar.
Mühlibluamli: Herb. Hepatic.
Mülleringwer: Rhiz. Curcumae.
Müllerkraut: Herb. Origani.
Müllers Pflaster: Empl. fuscum.
— **Salbe:** 1. Empl. Lithargyri. 2. Ungt. Hydrarg. rubr.

Mültenkähm: Fruct. Cumini.
Münchener Hafer: 1. Rhiz. Veratri. 2. Pulv. contra pedicul.
Münchenthee: Herb. Asperulae.
Mündelthee: Herb. Trifol. arv.
Münserlkraut: 1. Fol. Menthae pip. 2. Herb. Bursae Pastor.
Münzbalsam: Fol. Menth. crisp.
Münzenpulver: Pulv. albificans.
Mürkraut: Herb. Anagallidis.
Müschs Thee: Fol. Uvae Ursi.
Müsk: Moschus.
Müskblätter: Fol. Patschuli.
Müsli: Fol. Salviae.
Müstert: Sem. Erucae.
Mützchenthee: Herb. Trifol. arv.
Mützenpulver: 1. Pulv. albific. 2. Pulv. contra pediculos.
Muggert: Herb. Artemisiae.
Mugwurz: Rad. Artemisiae.
Muhmilch: Natr. bicarbonicum.
Mukin: Orleana.
Muljenspflaster: Empl. Melilot.
Mumienbalsam: Asphalt.
Mumilch: Natr. bicarb.
Mummei: Tartarus depuratus.
Mummi und Puppi: Mumia.
Mundessig: Acetum Pyrethry.
Mundfäulekraut: Herb. Acetos.
Mundfäulesaft: Mel rosat. borax.
Mundfäulniss: Herb. Acetosae.
Mundholz: Fol. Ligustri.
Mundhonig: Mel rosat. boraxat.
Mundkali: Kali permanganic.
Mundkraut: Herb. Veronicae.
Mundleim: 1. Guttapercha alb. 2. Gelatina saccharata.
Mundreinigung: Mel rosatum.
Mundrosen: 1. Flor. Althaeae. 2. Flor. Malvae arb.

Mundrosensaft: Mel. rosatum.
Mundroth: Rad. Alcannae.
Mundsalbe: 1. Cerat. Cetac. rubr.
2. Ungt. leniens.
Mundtinctur: Tinct. Ratanhae.
Mundtropfen: Tinct. Guajaci.
Murensamen: Fruct. Dauci.
Murjahnskräuter: Spec. Catapl.
Murkensamen: Fruct. Dauci.
Murmelthierfett: Adeps.
Murmelthieröl: Ol. Jecor. Asell.
Murrsamen: Fruct. Dauci.
Murubelkraut: Herb. Marrubii.
Muschelkraut: Herb. Veronicae.
Muschelöl: Ol. camphorat.
Muschelschalen: Conch. praep.
Muschketnuss: Sem. Myristicae.
Musciusöl: Ol. Lavandulae.
Musikantenöl: 1. Oleum Anisi.
2. Ol. Olivarum.
Musikus: Pulv. contra pedicul.
Muskatbalsam: Bals. Nucistae.
Muskatblätter, braune: Macis.
—, **weisse:** Fol. Ribis.
Muskatblüthe: Macis.
Muskatbutter: Bals. Nucistae.
Muskatellerkraut: Fol. Salviae.
Muskatnüsse: Sem. Myristicae.
Muskatöl: Ol. Myristicae.
Muskatsaft: Sir. simpl. c. gtt. Ol. Macidis.
Muskatsalbe: Bals. Nucistae.
Muskatwachs: Ol. Nucistae.
Muskblätter: Herb. Patschuli.
Muskensalbe: 1. Ugt. Hydrarg. rubr. 2. Ungt. Zinci.
Musketiersalbe: Ungt. Hydrarg.
Muskus: Moschus. [pedic.
—, **umgewandter:** 1. Ungt. sulfurat. 2. Ungt. contra scab.

Muskuspulver: Pulv. ctr. pedic.
Muskusthee: Carrageen.
Muswethe: Triticum venenatum.
Mutkraut: Herb. Anagallidis.
Mutmilch: Magnesia carbonica.
Mutpulver: Cantharides pulv.
Mutschengliederöl: Ol. Philos.
Mutscheröl: Ol. Philosophor.
Mutschkernöl: Ol. Papaveris.
Mutterbalsam: 1. Aq. aromat.
2. Bals. Nucist. 3. Mixt. ol. bals.
4. Mixt. sulfuric. acid. 5. Spir. Matricular. 6. Tct. Aloës comp.
7. Tinct. Benzoës comp.
Mutterbandpflaster, gelbes:
Empl. oxycroceum.
—, **rothes:** Empl. ad rupturas.
—, **schwarzes:** Empl. fusc. camph.
Mutterbescherungstropfen:
Tinct. Castorei.
Mutterblätter: Follic. Sennae.
Mutterbranntwein: Aq. Rosmarini spirit.
Mutterbutter, grüne: Unguent. Majoranae.
—, **weisse:** Ungt. leniens.
Mutterdistelsamen: Sem. Card. Mariae.
Mutteregel: Hirudines.
Mutterelixir: Tinct. Aloës cps.
Mutteressenz: 1. Tct. carminat.
2. Tct. Cinnam. 3. Tct. Valer. aether.
Muttergeduldtropfen: Tinct. Valerian.
Muttergeist: 1. Aq. carminativa.
2. Spir. Melissae comp.
—, **rother:** Aq. aromat. rubr.
Mutterglasharz: Galbanum.

Muttergottesruthe: Hrb. Tanac.
Muttergummi: Galbanum.
Mutterharz: Galbanum.
Mutterharzpflaster: 1. Empl.
Galbani croc. 2. Empl. Lith. cps.
Mutterhohlwurz: Rad. Aristol.
long.
Mutterkamillen: Flor. Chamom.
Mutterkanehl: Cort. Canell. alb.
Mutterkörner: Fruct. Amomi.
Mutterkorn: Secale cornutum.
Mutterkrampfpulver: Tubera
Jalap. plv. et Rad. Rhei plv. āā.
Mutterkrampftropfen: 1. Spir.
aether. 2. Tct. apoplect. rubr.
3. Tct. Cinnam. 4. Tct. Valer. aeth.
Mutterkraut: 1. Hrb. Alchemill.
2. Herb. Matricar. 3. Herb. Melissae. 4. Herb. Tanaceti.
Mutterkräuter: Fol. Menth. pip.
Mutterkreide: Succ. Sorb. insp.
Mutterkümmel: Fruct. Cumini.
Mutterlorbeeren: Fruct. Lauri.
Muttermakemi: Fruct. Cumini.
Muttermutter: Ungt. Tutiae.
Mutternägele: Anthophylli.
Mutternelken: Antophylli.
Mutterpflaster, rothes: Empl.
saponat. rubr.
—, **schwarzes:** Empl. fuscum.
—, **weisses:** Empl. Litharg. molle.
Mutterpillen: 1. Pilul. balsam.
2. Pilul. laxant. rubr.
Mutterpulver: Pulvis laxans.
Mutterrauch: Spec. ad suffiend.
Mutterromor: Elect. theriacale.
Muttersalbe: 1. Cerat. Cetacei.
2. Empl. fusc. 3. Empl. Litharg.
molle. 4. Ungt. Populi. 5. Ungt.
Rosmarin. comp.

Mutterschnaps: Aq. vit. carmin.
Muttersennesblätter: Follicul.
Sennae.
Mutterspiritus: Spir. Mastich.
comp.
Mutterstillstandstropfen:
1. Spir. aeth. 2. Tct. Cinnam.
Mutterthee: 1. Flor. Cham. Rom.
2. Herb. Melissae. 3. Species
lax. St. G.
Muttertropfen, alte und neue:
1. Aq. aromat. rubr. 2. Tinct.
Rhei aquos.
Muttertropfen, braune: 1. Tct.
Castorei. 2. Tinct. Valerianae.
—, **rothe:** 1. Tinct. apoplect. rbr.
2. Tinct. aromatic. 3. Tinct.
carminat. 4. Tinct. Cinnam.
5. Tinct. Galbani.
—, **saure:** Mixt. sulfuric. acida.
—, **schwarze:** Elix. Proprietat.
sine acido.
—, **weisse:** 1. Aq. aromat. 2. Liq.
Ammon. anis. 3. Spir. aether.
4. Spir. Melissae comp.
Mutterwasser: Aq. aromatica.
Mutterwurzel: 1. Rad. Artemisiae. Rad. Mëu.
Mutterzimmt: Cort. Cass. lign.
Muzwut: Herb. Artemisiae.
Mynsichts Elixir: Tinct. aromat.
acid.
Myrrhenessenz: Tinct. Myrrhae.
Myrrhengummi: Myrrha.
Myrrhenöl: 1. Liquam. Myrrhae.
2. Tinct. Myrrhae.
Myrrhentinctur: Tct. Myrrhae.
Myrthensalbe, weisse: Ungt.
Kalii jodat.
Myrthenspiritus: Tct. Myrrhae.

N.

(Negen = neun. Nöt = Nuss.)

Nabelbruchpflaster od. -salbe:
1. Cerat. fuscum. 2. Empl. adhaesiv. ext. 3. Empl. aromat. 4. Empl. fuscum camphor.
Nabelkraut: Herb. Pyrolae.
Nabelpflaster: 1. Empl. fuscum. 2. Empl. saponatum.
Nabelsteine: Umbilici marin.
Nabelwurz: Rhiz. Bistortae.
Nabelwurzel: Rad. Taraxaci.
Nachlasssalbe, grüne: Ungt. nervin.
Nachtheil: Herb. Virgaureae.
Nachtheiltropfen: Tct.Val.aeth.
Nachtjadenpflaster: Emplastr. Conii.
Nachtigallöl: Ol. Amygdalar.
Nachtigalltropfen: Aeth. acet.
Nachtkraut: Herb. Parietariae.
Nachtschadenpflaster oder **schwede, weisses**: Empl. Cerussae.
—, **schwarzes**: Empl. Conii.
Nachtschatten: 1. Stipit. Dulcamar. 2. Herb. Solani.
Nachtschattenessenz: Aq. Aur. florum.
Nachtschattenöl: Ol.Hyoscyam.
Nachtschattenpflaster, schwarzes: Empl. Conii.
—, **weisses**: Empl. Cerussae.
Nachtschattenschwede, weisser: Empl. Cerussae.
Nachtschattenwasser: 1. Aq. Amygd. am. dil. 2. Aq. Sambuci.
Nachtviolenwasser: Aq. dest.
Nachwasser: Aq. aromatica.
Nachwehtropfen, rothe: Tct. Cinnamomi.
—, **weisse**: Spir. Angelicae cps.
Nackrosen: 1. Flor. Malv. arbor. 2. Flor. Rhoeados.
Nackt. Füsse: Sem. Colchici.
— **Hure**: Sem. Colchici.
— **Mädel**: Pulv. Cantharid. dil.
Nadeldieb: Herb. Burs. Pastor.
Naderwurz: Rhiz. Bistortae.
Nägelchen: Caryophylli.
Nägelzimmt: Cort. Caryophyllat.
Nägleinbork: Cort. Caryophyll.
Nägleinwurz: Rhiz. Caryophyll.
Nähmaschinenöl: Paraff. liquid.
Nährdi: Pulv. pro Equis.
Nährmehl: Amyl. Marantae.
Nagelholz: Cort. Caryophyllatae.
Nagelkraut: Herb. Marrubii.
Nagelwachs: Cerat. Resin. Pini.
Nagelwurzel: Rad. Sanguinar.
Nagenwurz: Rhiz. Calami.
Nagerln: Caryophylli.
Nagerlöl: Ol. Caryophyllorum.
Nagwart: Fol. Stramonii.
Nagwurz: Rad. Bryoniae.
Nahrungsthee: Spec. Lini comp.
Naiele: Caryophylli.
Nancysäure: Acid. lacticum.
Nanziger Kugeln: Globul. Tart. ferrat.
Napellenkraut: Herb. Aconiti.
Naphtha: 1. Aether. 2. Spiritus aethereus.

Naphthian, gelber: Tct. Valer. aetherea.
—, **rother**: Tinct. Cinnamomi.
—, **weisser**: Spir. aethereus.
Napoleon, umgewandter: Ungt. contra pediculos.
Narbensalbe: Ungt. Calaminar.
Narden, Celtischer: Rad. Val. Celtic.
Nardensamen: Sem. Nigellae.
Narduswurzel: Rad. Valerian.
—, **wilde**: Rhiz. Asari.
Narkotisches flüchtiges Vitriolsalz: Acid. boricum.
Narrenheil: Herb. Anagallidis.
Nasam: Asa foetida.
Nasenpflaster: Empl. Lith. cps.
Natrum: Natr. bicarbonicum.
Natterblumen: Herb. Polygalae.
Natterkopf: Rad. Echii.
Natterwurzel: 1. Rhiz. Ari. 2. Rhiz. Bistortae. 3. Rhiz. Tormentillae.
Natterwurzelsaft: Sir. Senegae.
Natterzunge: Herb. Agrimoniae.
Naturgeblütstropfen: Tinctura Lignorum.
Natursalbe: 1. Ungt. flavum. 2. Ungt. Plumbi.
Naturtropfen: Tinct. amara.
Naumanns Saft: 1. Sir. Rhei. 2. Sir. Rhei c. Tub. Jalap. pulv.
Neapolitaner Salbe: Unguent. Hydrarg. pedicul.
Neapolitanisches Pflaster: Empl. Hydrargyri.
Nebelkraut: Herb. Linariae.
Nefferrinde: Cort. Ulmi.
Negelwurz: 1. Rhiz. Caryophyll. 2. Rhiz. Asari.

Negendeilspulver: Plv. pro Eq.
Negenkraft: Pulv. fumalis.
Negenkraftkraut: Fol. Farfar.
Negerkraut: Herb. Asperulae.
Negerplätzchen: Pastill. amm. chlor.
Negertropfen: Elix. amarum.
Neglen: Caryophylli.
Nehmutheilspulver: Pulv. pro Equis nigr.
Neith: Zincum sulfuricum.
Nelken: Caryophylli.
Nelkenblüthen: Flor. Caryoph.
Nelkenessenz: Spir. Lavand. cps.
— **gegen Zahnschmerzen**: Ol. Caryophyll.
Nelkenholz: Cort. Caryophyllat.
Nelkenkassie: Cort. Caryophyll.
Nelkenköpfe: Fruct. Amomi.
Nelkenkörner: Fruct. Amomi.
Nelkenmyrthe: Cort. Caryoph.
Nelkenpfeffer: Fruct. Amomi.
Nelkenrinde: Cort. Caryophyll.
Nelkenwurz: Rad. Caryophyll.
Nelkenzimmt: Cort. Caryophyll.
Nengstöchel: Rad. Levistici.
Nenneck: Herb. Alchemillae.
Neptenkraut: Herb. Nepetae.
Neroliöl: Ol. Aurantii florum.
Neroliwasser: Aq. Aurantii flor.
Nervenbalsam oder **-geist**: 1. Spir. sapon. camph. 2. Mixt. oleos. bals.
Nervengeist s. Nervenspiritus.
Nervenöl: 1. Spir. sapon. camph. 2. Ol. camphor. 3. Ol. composit. 4. Ol. Spicae. 5. Ol. templinum. 6. Ol. viride. 7. Ol. Rosmar.
Nervenpflaster: 1. Empl. aromat. 2. Empl. sticticum.

Nervensalbe, gelbe: Unguent. Rosmarini comp.
—, grüne: 1. Ol. Lauri. 2. Ungt. nervin. viride.
Nervensalz: Ammon. phosphor.
Nervenspiritus: 1. Mixt. ol. bals. 2. Spir. Angelic. cps. 3. Spir. Rosmar. 4. Spir. sap. camph. 5. Spirit. nervinus.
Nervenstärk: Rad. Angelicae.
Nervenstärkendes Pulver: 1. Pulv. aromatic. c. Sacchar. 2. Rad. Artemisiae pulv.
Nerventinctur: 1. Tinct. Ferri chlor. aeth. 2. Tct. Valer. aeth.
Nerventod: Tinct. odontalgica.
Nerventropfen, Bestuscheff: Tinct. Ferr. chlor. aeth.
—, helle: Spir. aeth. camphorat.
—, rothe: 1. Tct. apoplect. rubra. 2. Tinct. Ferri acetic. aeth. 3. Tinct. Valerian. aeth.
—, saure: 1. Aether acet. 2. Tct. aromat. acid.
Nervenwasser: Aq. aromatica.
Nessel, neunte: Herb. Scrophul.
Nesselblüthe: Flor. Lamii alb.
Nesselkraut: Herb. Urticae.
Nesselseide: Herb. Cuscutae.
Nesselwasser: Aq. Petroselini.
Nesselspiritus: Spir. Cochlear.
Netelensaat: Semen Urticae.
Nettelöl: Oleum Lumbricorum.
Nettelwasser: Aq. menth. pip.
Neuewürze: Fruct. Pimentae.
Neugeborenkindersaft: Sirup Rhei et Sir. Mannae āā.
Neugelenk: Herb. Serpylli.
Neugewürz: Fruct. Amomi.
Neukorn: Pulv. contra pediculos.

Neumanns Pulver: Pulv. pro infantib.
— Säftchen: 1. Sir. Rhei. 2. Sir. Rhei c. Tub. Jalap. pulv.
Neunbruderblut: 1. Sir. Kermes. 2. Sang. Draconis.
Neunenkleppel: Herb. Scabios.
Neunerlei Blümchenwasser: Aq. aromatica.
— Gewürz: 1. Fruct. Amomi. 2. Pulv. aromatic.
— Harz: Spec. ad suffiend.
— Kräuter: 1. Spec. amarae. 2. Spec. aromaticae.
— Lust: Elect. e Senna.
— — für Kinder: 1. Sir. Rhei. 2. Sir. Rhoeados. 3. Pulvis Magnes. c. Rheo.
— List: Pulv. Magn. c. Rheo.
— — für's Vieh: Elect. theriac.
— Oel: Ol. Hyoscyam. et Ol. Terebinth. āā.
— Pulver: Pulv. epilept. March.
— — für's Vieh: Plv. pro equis.
— Salbe: 1. Ungt. contra Scabiem. 2. Ungt. mixtum.
— Samen: Semina mixta.
— Spiritus: Spir. sapon. camph.
Neungliederöl: 1. Oleum Poeli. 2. Ol. Hyoscyami.
Neunhäutewurz: Blb. Victorial. long.
Neunheilpulver: Lycopodium.
Neunkircher Recept: Species amarae.
Neunkraft: Herb. Conyzae.
Neunkraftkraut: Hrb. Conyzae.
Neunkraftsalbe: Ungt. nervin.
Neunmalgrün: Ungt. Populi.
Neunstöckel: Rad. Levistici.

Neunte Nessel: 1. Hrb. Scrofular. 2. Herb. Galeopsidis. 3. Herb. Squamm. nod.
Neunundneunziger Geblütspulver: Pulv. Liquirit. comp.
Neustein: Zinc. sulfur. pur.
Neuweiss: Barium sulfuricum.
Neuwürz: Fructus Amomi.
Nichthinundnichther: Tinctur. Chinoïdini.
Nichts: 1. Nihil. album. 2. Zinc. oxydat. 3. Zinc. sulfuricum.
—, **blaues:** Stib. sulfurat. nigr.
—, **graues:** Tutia praep.
— **zum Auflösen:** Zinc. sulfur.
Nichtssalbe: Ungt. Zinci.
Nickelkraut: Herb. Saniculae.
Nicolai'sche Magentropfen: Elix. Aurant. comp.
Nidelkumrumdipflaster: Empl. Lithargyr. comp.
Niederdulz: Spir. aether. nitros.
Niederflieder: Fruct. Ebuli.
Niedergeduldstropfen: Spirit. Aether. nitros.
Niederschlagendes Pulver: Pulv. temperans.
Niederschlagtropfen: Spiritus Aether. nitros.
Niedersenzöl und Mierentropfen: Tinct. Aloës, Tinct. Myrrha āā.
Niederstolzkühn: Spir. Aether. nitros.
Niedwurzelsalbe: Ungt. Populi.
Nierensalbe: Ungt. Rosmar. cps.
Nierenthee: Fol. Uvae Ursi.
Niersteinthee: Spec. diureticae.
Niesblumen: Flor. Convallariae.

Niesebeutel: Rhiz. Veratri pulv. in saec.
Nieserpulver: 1. Rad. Helleb. pulv. 2. Rhiz. Veratri pulv.
Niesgarbe: Herb. Ptarmicae.
Nieskraut: Herb. Gratiolae.
Niespulver, grünes: Plv. sternut. viridis.
—, **weisses:** Pulv. sternutat. alb.
Niessalbe, weisse: 1. Ungt. Hydrarg. alb. 2. Ungt. Zinci.
Nieswurzel, grüne: Rad. Hellebori viridis.
—, **schwarze:** Rad. Helleb. nigr.
—, **weisse:** Rhiz. Veratri. [pulv.
Nieswurzelpulver: Rad. Helenii
Nieswurzkraut: Herb. Adonidis.
Nifferrinde: Cort. Ulmi.
Nikolais Pflaster: Empl. fusc.
Nilgen: Flor. Lilii.
Nillgenöl: Ol. Olivarum album. oder Ol. Caryophyll.
Nimmernüchtern: Ugt. Plumbi.
Nimmirnichts: Herb. Herniar.
Ninihämele: Bulb. Victorialis.
Nistelholz: Viscum album.
Niterdulz: Spir. Aether. nitrosi.
Niteröl: Acid. nitricum.
Niterstolzkühn: Spir. Aeth. nitr.
Nitridulcis: Spir. Aether. nitros.
Nitriz: Kali nitricum.
Nitrum: Kali nitricum.
Nix: Zincum sulfuricum.
—, **aufgelöstes:** Aq. ophthalmic.
Nixensalbe: Ungt. Zinci.
Nixmehl: Lycopodium.
Nixpulver: 1. Pulv. albificans. 2. Zincum sulfuricum.
Nixsalbe: Ungt. Zinci.
Nixstaub: Lycopodium.

Noabsalbe: Ceratum fuscum.
Nötöl: Ol. nucum Juglandts.
Nonnenklippel: Herb. Scabios.
Nonnenkraut: Herb. Fumariae.
Nonnentritt: Ungt. Plumbi.
Norbeln: Fructus Lauri.
Nordhäuser Vitriol: Acidum sulfuricum fumans.
Nordlög: Bulbus Allii.
Normalsalbe: Ungt. Cereum.
Norwegische Tropfen: Tinct Aloës comp.
Nuckedistel: Herb. Card. bened.
Nudelsalbe: Empl. Litharg. cps.
Nudelstoff: Pulv. aromaticus.
Nürnberger Pflaster: Empl. fuscum camphoratum.
— **Salz:** Natr. bicarbonicum.
Nüsse, griechische: Amygdal.
—, **indianische:** Fruct. Cocculi.

Nüsserli: Fol. Malvae.
Nummermadrid: Ungt. Plumb.
Nummertritt: Ungt. Plumbi.
Nummer 46: Species amarae.
Nunnenkraut: Herb. Fumariae.
Nurrad: Galbanum.
Nuscht: Nihilum album.
Nussblätter: Fol. Juglandis.
Nusskörn, schwarze: Semen Paeoniae.
Nussöl: Ol. Juglandis nuc.
Nusssalbe: Ungt. rosatum.
Nussschalenöl: Oleum viride.
Nusswurzel: Rhiz. Veratri.
Nutmeg: Sem. Myristicae.
Nutpflaster: Empl. adhaes. angl.
Nutritum: Ungt. Plumbi.
Nutzenpulver: Plv. pro vaccis.
Nutz- und Nahrungsbalsam: Ol. Terebinth. sulfuratum.

O.

Obenaufwurzel: Rad. Aristoloch.
Oberhollwurzel: Rad. Aristol.
Obermüllerspiritus: Liq. Amm. caust.
Oblatenspiritus: Liq. Am. caust.
Observantensamen: Sem. Staphisagriae.
Obstruktionspillen: Pil. laxant.
Ochselpulver: Stincus marinus.
Ochsenbeeren: Fruct. Rhamni.
Ochsenblut: 1. Succ. Liquirit. 2. Sang. Hirci.
Ochsenborche, -brech, -burre: Rad. Ononidis.
Ochseneisspiritus: Liq. Amm. caust.

Ochsengalle: Fel. Tauri insp.
Ochsenkopfs-, -krauts-, -kredit-, -krudionspflaster: Empl. oxycroceum.
Ochsenmark: Medulla bovina.
Ochsenmülle: Fel. Tauri.
Ochsenschmalzsaft: Sir. Rhamni cath.
Ochsenzunge, gelbe: Rad. Lapathi acuti.
—, **rothe:** Herb. Buglossi.
Ochsenzungenöl: Oleum Hyoscyami.
Ochsenzungensaft: 1. Sirup. Althaeae. 2. Sir. Liquiritiae. 3. Sir. Papaveris.

Ochsenzungensamen: 1. Semen Psyllii. 2. Sem. Cynosbati.
Ochsenzungenwurzel: 1. Rad. Alcannae. 2. Rad. Buglossi. 3. Rad. Taraxaci.
Ochskrochssalbe: Empl. oxycroceum.
Ochswiedu: Herb. Card. bened.
Ockelskörner: Plv. ctr. Pedicul.
Ockelzinkpflaster: Empl. Lithargyri.
Oddelewang: Spir. Lavandulae.
Odenskopfwurzel: Rad. Helen.
Odergeist: Spir. Rosmarini.
Oderlenge: Herb. Scabiosae.
Odermengen: Herb. Agrimoniae.
Odermennig: Herb. Agrimoniae.
Oderminze: Fol. Menth. pip.
Odermufflär: Spir. odoratus.
Oderöl: Spirit. sapon. camph.
Odersalbe: Ungt. Rosmarin. cps.
·Oderspiritus: Spir. Rosmarini.
Odokla: Tinct. aromatica.
Odon: Tinct. odontalgica.
Odontine: Pasta dentifric. rubr.
—, englische: Tinct. odontalg.
Oeffnungssaft: Elect. e Senna.
—, flüssiger: Sir. Senn.:c. Manna.
Oehme'scher Balsam: Mixtur. oleos. bals.
— Gallentinctur: Tinct. Aloës comp.
Oel, flüchtiges: Linim. ammon.
—, grünes: Ol. viride.
—, Harlemer: Ol. Tereb. sulf.
—, heiliges: Ol. Ricini.
—, klares: Ol. Petrae.
—, Russisches: Ol. Rusci.·
—, weisses: Linim. ammoniat.
Oelansatz: Ol. odorat. mixtum.

Oelbaumharz: Elemi.
Oelgaiss: Spir. sapon. camph.
Oelgeist: 1. Spir. Juniperi. 2. Spir. Lavandul. 3. Spir. Rosmarini.
Oelkenöl: Ol. Lumbricorum.
Oelkraut: Herb. Saturejae.
Oelkuchenmehl: Plac. Lini plv.
Oelmägen: Capit. Papaver.
Oelmagsamen: Sem. Papaveris.
Oelsäure: Acid. oleïnicum.
Oelsatz: Liq. Ammon. caust.
Oelsüss: Glycerin.
Oelzeltenmehl: Plac. Lini plv.
Oeschen: Flor. Violae.
Oeskensaft: Sir. Violarum.
Oestritzwurzel: Rhiz. Imperat.
Ofenbruch: 1. Lap. calaminar. 2. Tutia praep.
Ofenessig: Acetum fumale.
Ofenfarbe: Graphit.
Ofengalmei: Tutia.
Ofenlack: Massa ad fornacem.
Ofenpapier: Charta fumalis.
Ofenrauch: Pulv. fumalis.
Ofenschwärze: Graphit.
Ofentinctur: Tinct. fumalis.
Ofenwachs: Massa ad fornacem.
Offenbarungsholz: Radix Althaeae tot.
Offenhohlwurzel: Rad. Aristolochiae cav.
Offizierfett: Ugt. Hydrarg. ped.
Offiziersalbe: Ugt. Hydrarg. citr.
Offoderholz: Viscum album.
Offölter: Viscum album.
Ogennix: Ungt. Zinci.
Ogentän: Rad. Taraxaci.
Ohland: Radix Helenii.
Ohlet: Alumen.
Ohmblätter: Fol. Farfarae.

Ohmblätterwurz: Rad. Bardan.
Ohmkraut: Herb. Alchemillae.
Ohmsengeist: Spir. Formicar.
Ohnblatt: Herb. Sedi acris.
Ohne Saturnek: Ungt. Plumbi.
Ohnmachtspulver: Plv. temper.
Ohrenbecherschwamm: Fung. Sambuci.
Ohrenmüggel: Fol. Scolopendr.
Ohrenöl: Ol. camphoratum.
Ohrenpflaster: Empl. Drouotti.
Ohrenzug: Empl. Drouotti.
Ohrkraut: Herb. Origani.
Ohrlöffelkraut: Herb. Rorellae.
Oland: Rad. Helenii.
Oldwurz: Rad. Helenii.
Oleanderpulver: Cort. Aurant. fruct. pulv.
Oleïn: Acid. oleïnicum.
Olekaputtropfen: Ol. Cajeputi.
Olenschadenpflaster: Empl. fuscum.
Olentinspiritus: Ol. Terebinth.
Olepeter: Ol. Petrae.
Oleum: Acid. sulfuricum.
Oleumpetriöl: Ol. Petrae.
Oleumpopuleum: Ungt. Popul.
Oleumsanctum: Ol. Terebinth.
Oleum Tartari: Liq. Kal. caraon.
Oleumverwachsthum: Oleum Hyperici.
Olivenöl: Ol. Olivarum.
Olivensalbe: Ungt. cereum.
Ollfruhollwort: Rad. Aristol. plv.
Oltelure: Ugt. flav. et Ol. Lauri $\widehat{aa}$.
Oltwurz: Rad. Helenii.
Omissleröl: Spir. Formicarum.
Onegilke: Rad. Angelicae.
Opedovsky'sches Brustpulver: Pulv. Liq. comp.

Opfernblut: Herb. Verbenae.
Opiatessig: Acetum Opii.
Opiatpflaster: Empl. opiatum.
Opiumlatwerge: Elect. theriac.
Opiummus: Elect. theriacale.
Opiumöl: Ol. Papaveris.
Opiumpillen: Pilul. odontalgic.
Opiumtropfen, schmerzstillende: Acet. Opii.
—, versetzende: Tct. anticholer.
Opodeldoc: Linim. sap. camph.
Opodeldoctropfen: 1. Spir. sap. camphorat. 2. Spir. camphorat.
Oppeneisspiritus: Liq. Ammon. caust.
Oppenfallwurzel: Rad. Aristol.
Opperment: Auripigment.
Oquil: Ol. Terebinthinae.
Oramentol: Herb. Potentillae.
Orangeat: Confectio Aurantii.
Orangeblüthen: Flor. Aurantii.
Orangenessenz: Tct. Aur. cort.
Orangeschalen: Cort. Aur. frct.
Oranienäpfel: Frct. Aur. immat.
Oranienwasser: Aq. Aurant. flor.
Orant, blauer: Herb. Origani.
— mit Gesicht: Hrb. Antirrhin.
—, weisser: Herb. Marrubii.
Orcanett: Rad. Alcannae.
Orengelwurz: Rad. Eryngii.
Orieken: Herb. Centaur. minor.
Orientalische Erde: Bol. armen.
— Kräuterpflaster: Empl. aromaticum.
Orkantwurzel: Rad. Alcannae.
Orkapostoto: Aq. vulneraria.
Ornamentenschmalz: Ungt. potabile rubr.
Oruch: Aq. vulnerar. rubra
Orumderjuden: Auripigm. pulv.

Orusch: Aq. vulnerar. rubra.
Osbak: Ammoniacum.
Oschakgummi: Ammoniacum.
Ossentüngken: 1. Hrb. Buglossi. 2. Rad. Alcannae.
Ostengwurz: Rhiz. Imperatoriae.
Osterblumen, blaue: Flr. Hepat.
—, **weisse:** Flor. Bellidis.
Osterkerzen: Flor. Verbasci.
Osterluzei: Rad. Aristolochiae.
Osterluzeiwasser: Aq. aromat.
Osterweigeln: Flor. Viol. odor.
Ostranzwurzel: Rhiz. Imperat.
Ostritschen: Rhiz. Imperatoriae.
Ostritzwurzel: Rhiz. Imperator.

Otschbeeren: Fruct. Ebuli.
Ottekolonje: Spir. Coloniens.
Otteminde: Herb. Agrimoniae.
Otterblumen: Flores Bellidis.
Otterfett: Ol. Jecoris Aselli.
Ottermennig: Herb. Agrimon.
Otterminze: Herb. Agrimoniae.
Otterwurz: Rhiz. Bistortae.
Otterzunge: Rad. Althaeae.
Ottilienblumen: Flor. Calcatrip.
Ottwurzel: Rad. Helenii.
Oxydirte Salzsäure: Aq. chlorat.
Oxygensalbe: Ungt. oxygenat.
Oxykrucius: Empl. oxycroceum.
Ozogen: Balsamum fumale.

P.

(Papilloten = Bonbons. Poggen = Frosch.)

Pabunge: Herb. Beccabungae.
Pabunken: Flor. Paeoniae.
Packan: Sir. simplex.
Päden: Rhiz. Graminis.
Päonienblätter: Flor. Paeoniae.
Päonienkörner: Sem. Paeoniae.
Päoniensirup: Mel rosatum.
Päper: Fructus Piperis.
Päperkähm: Sem. Nigellae.
Päschekräuter: Species amarae.
Pätschelblüthen: Flor. Sambuc.
Pagenblumen: Flor. Primulae.
Paguda: Herb. Chaerophylli.
Paketenpulver: Pulv. laxans.
Palmaechristisamen: Sem. Ricini.
Palmblätter: Fol. Buxi.
Palmbutter: 1. Oleum Cocos. 2. Ungt. flavum.
Palmen, saure: Fruct. Tamarind.

Palmendistel: Fol. Ilicis.
Palmensalbe: Ungt. leniens.
Palmöl: 1. Ol. Cocos. 2. Ol. Ricini.
Palmpflaster: Empl. Lithargyr.
Palmrosenöl: Ol. Geranii.
Palmsalbe, harte: Empl. Litharg.
—, **weiche:** Ungt. diachylon.
—, **weisse:** Ungt. Plumbi.
Pampholix: Zincum oxydatum.
Pampoleus: Ungt. populeum.
Panamaholz, -rinde, -spähne, -wurzel: Cort. Quillayae.
Pankul: Fruct. Foeniculi.
Pantoffelholz: Lign. Suberis.
Panzerie: Herb. Ballotae.
Papageiensalbe: 1. Ungt. Hydrarg. pedic. 2. Ungt. popul.
Papellen: Fol. Malvae.
Papenkirschen: Frct. Alkekengi.
Papenkraut: Herb. Taraxaci.

Papenpint: Rhiz. Ari.
Papierröschen: Flor. Gnaphalii.
Papoischle: Flor. Convallariae.
Papolium: Ungt. Populi.
Pappelblätter: Herb. Malvae.
Pappelblumen: Flor. Malvae.
Pappelbutter: Ungt. Populi.
Pappelkäse: Fol. Malvae.
Pappelknöpfe: Gemm. Populi.
Pappelknospen: Gemm. Populi.
Pappelknospensalbe: Unguent. Populi.
Pappelkraut: Herb. Malvae.
Pappeln: Flor. Malvae arboreae.
Pappelöl: Ol. Olivarum.
Pappelpomade: Ungt. Populi.
Pappelpulver: Pulv. pro equis virid.
Pappelrinde: Cort. Salicis.
Pappelrosen: Flor. Malv. arbor.
Pappelsaft: Sirup. Rhoeados.
Pappelsalat: Herb. Linariae.
Pappelsalbe: Ungt. Populi.
Pappelspiritus: Spiritus.
Pappelwasser: Aq. Tiliae.
Pappelwurzel: Rad. Althaeae.
Pappenmütz: Fol. Farfarae.
Paprika: Fruct. Capsici.
Paracelsuspflaster: Empl. fusc.
Paracelsustropfen: Elix.Propr.
Paradiesäpfel: Fruct.Colocynth.
Paradiesholz: Lign. Aloës.
Paradieskörner: GranaParadisi.
Paradieswurzel: Rad. Caryoph.
Paraguayroux: Tinct. Spilanth. composita.
Paraguaythee: Fol. Mate.
Parakresse: Herb. Spilanthis.
Paratinctur: Tinct. Spilanthis.
Pardehan: Herb. Absinthii.

Pardekon: Herb. Absinthii.
Pardesan: Herb. Absinthii.
Pardonskerne: Sem. Paeoniae.
Parisäpfel: Fruct.Colocynthidis.
Pariser Anis: Fruct. Foeniculi.
— **Balsam:** Bals. mammillare.
— **Pflaster:** Charta resinosa.
— **Pulver:** 1. Caput mortuum.
 2. Tub. Jalapae pulv.
— **Roth:** Ferr. oxydat. rubr.
— **Tropfen:** Tinct. odontalgica.
Parisol: Herb. Alchemillae.
Partenblatt: Herb. Plantaginis.
Paschenwasser: Aq. Amygdal. dilut.
PaschkesTropfen: Tct.Chinoïd.
Passelbeeren: Fruct. Berberid.
Passionspflaster: Empl. fuscum.
Passivuspflaster: Empl. fuscum.
Pasteksamen: Semen Cucurbit.
Pastel: Herb. Isatis.
Pastemenkraut: Herb. Abrotani.
Pastemkraut: Herb. Scabiosae.
Pastoksamen: Fruct. Cannabis.
Pastorchristpflaster: Emplastr. fuscum.
Patenjen: Flor. Paeoniae.
Patenjenwurzel: Rad.Paeoniae.
Paterblumen: Flor. Rhoeados.
Paternostererbsen: Sem.Jequir.
Paterpeccavi: Balsam.Copaivae.
Patrianwurzel: Rad. Valerian.
Paukelbeeren: Fruct. Myrtilli.
Pauliandiekorintherthee: Cort. Frangulae.
Paulsblumen: Flor. Primulae.
Pavanne: Lign. Sassafras.
Pech, Burgundisches: Res.Pini.
—, **flüssiges:** Pix liquida.
—, **gelbes:** Colophon.

Pech, Griechisches: Colophon.
—, **schwarzes:** Pix navalis.
—, **weisses:** Resina Pini.
Pechbutterwachs: Cerat. Res. Pini.
Pecheltenkörner: Fruct. Lauri.
Pechnelken: Flor. Tunicae.
—, **weisse:** Flor. Malv. vulg.
Pechöl, schwarzes: Pix liquid.
—, **weisses:** Ol. Terebinth.
Pechölwasser: Aq. Picis.
Pechpapier: Charta resinosa.
Pechpflaster, schwarz.: Empl. Picis nigr.
—, **weisses:** Empl. Resinae Pini.
Pechsalbe: Ungt. Picis.
Pechzucker: Succ. Liquiritiae.
Peden: Rhiz. Graminis.
Peersaat: Fruct. Phellandrii.
Peiterlingssamen: Fruct.Petros.
Peitschenstock: Bulb. Asphodel.
Pelzwachs: Cerat. Resinae Pini.
Penilien: Flor. Paeoniae.
Peperkähm: Sem. Nigellae.
Peponensamen: Sem. Cucurbit.
Pepsinessenz: Vinum Pepsini.
Pergamentspähne: Corn. Cervi raspatum.
Perlasche: Kali carbonicum.
Perlhirse: Sem. Milii solis.
Perlinsamen: Fruct. Petroselin.
Perlkrautsamen: Sem.Mil. solis.
Perlmoos: Carrageen.
Perlmutteröl: Ol. Bergamottae.
Perlmutterpulver: Ossa Sepiae pulv.
Perlpulver: 1. Conchae praep. 2. Lycopodium.
Perlsalz: Natr. phosphoricum.
Perltang: Carrageen.

Perlwasser: 1. Aq. aromat. rubra. 2. Aq. Rosae c. Magnesia.
Permanentweiss: Barium sulf.
Permantelwurz: Rhiz. Tormentillae.
Pernambukholz: Lign.Fernamb.
Pernotenpflaster: Empl.Melilot.
Perorim: Tinct. aromatica.
Perpetuelpflaster: Empl. Canth. perp.
Persiliensamen: Fruct. Petrosel.
Perubalsam: Bals. Peruvian.
Peruvianische Rinde: Cortex Chinae.
Pescherwurzel: Rhiz. Ari.
Pestessig: Acet. aromaticum.
Pestilenzessig: Acet. Sabadillae.
Pestilenzkraut: Fol. Farfarae.
Pestilenztropfen: Tinct. Castor.
Pestilenzwurzel: 1.Rad.Petassit. 2. Rad. Taraxac. 3. Rhiz. Filicis.
Pestkraut: Herb. Ledi.
Pestnagel: Rad. Pastinacae.
Pesttropfen: 1. Elix. Proprietat. sine acido. 2. Tinct. Benz. cps.
Pestwurzel: Rad. Petassitidis.
Peterkrautwurzel: Rhiz. Ari.
Peterlandöl: Oleum Petrae.
Peterlein: Fruct. Petroselini.
Peterlessamen: Sem. Paeoniae.
Peterleswurzel: Rad. Petrosel.
Peterling: Fruct. Petroselini.
Petermännchenthee: Herba Agrimon.
Petermannssalbe: 1. Empl. Litharg. molle. 2. Empl. stictic.
Petermannstropfen: Tinctura Chinoïdin. comp.
Peteröl: 1. Ol. Hyperici. 2. Ol. Petrae. 3. Ol. Rapae.

Petersalz: Magnesia sulfurica.
Petersblumen: Flor. Primulae.
Petersburger Tropfen: Tinct. anticholerica.
Peterschlüssel: Flor. Primulae.
Petersilie: Herb. Petroselini.
Petersilienpomade: Ungt. Hydrarg. pedic. alb.
Petersilienpulver: Pulv. contra Pediculos.
Petersiliensalbe, gelbe: Ungt. basilicum.
—, weisse: Ungt. boricum.
Petersilienwasser: Aq. Sambuc.
Peterskraut: 1. Herb. Parietar. 2. Hrb. Scabios. 3. Hrb. Scordii.
Peterstab: Herb. Virgaureae.
Peterswurzel: 1. Rad. Carlinae. 2. Rad. Succisae.
Petitgrän: Aq. Aurantii florum.
Petroleumäther: Benzin. Petrol.
Petroleumfett: Ungt. Paraffini.
Petroleumgelee: Vaselinum.
Petroleumnaphtha: Benzin. Petrol.
Petroleumsalbe: Ungt. Paraffini.
Petroline: Ungt. Paraffini.
Petrusschlüssel: Flor. Primulae.
Peyer: Rhiz. Graminis.
Pfaffenbeerblätter: Fol. Ribis nigr.
Pfaffenblümchen: Hrb. Betonic.
Pfaffenblutwurzel: 1. Rhiz. Ari. 2. Rhiz. Tormentillae.
Pfaffendistel: Herb. Taraxaci.
Pfaffenhafer: Pulv. ctr. Pedicul.
Pfaffenhütleinöl: Ol. Hyperici.
Pfaffenhütleinrinde: Cortex Evonymi.
Pfaffenkraut: Fol. Melissae.

Pfaffenkümmel: Fruct. Cumini.
Pfaffenpint: Rhiz. Ari.
Pfaffenröhrlein: Rad. Taraxaci.
Pfaffenschnell: Herb. Taraxaci.
Pfaffenstiele: Herb. Taraxaci.
Pfaffenzeitwurz: Tub. Ari.
Pfandpulver: Pulv. ctr. Pedicul.
Pfannenstein: Talcum.
Pfannkuchenkraut: Herba Balsamit.
Pfebenkerne: Sem. Cucurbitae.
Pfeffer, Afrikanischer: Sem. Paradisi.
—, Brasilisch: Piper long.
—, Deutscher: Cort. Mezerei.
—, geschwänzter: Cubebae.
—, Indischer: Fruct. Capsici.
—, langer: Piper longum.
—, rother: Fruct. Capsici.
—, schwarzer: Piper nigrum.
—, Spanischer: Fruct. Capsici.
—, Türkischer: Fruct. Capsici.
—, weisser: Piper album.
—, Westindischer: Frct. Amom.
Pfefferbaumrinde: Cort. Mezer.
Pfefferbeerblätter: Fol. Ribis nigr.
Pfefferessenz: Tinct. Capsici.
Pfefferkraut: Herb. Satureja e.
Pfefferkümmel: Fruct. Cumini.
Pfefferminzbrödchen: Rotulae Menth. pip.
Pfefferminze: Fol. Menth. pip.
Pfefferminzgeist: Spir. Menth. pip.
Pfefferminzkampher: Menthol.
Pfefferminzküchel: Rot. Menth. pip.
Pfefferminztropfen: Spiritus Menth. pip.

Pfefferöl: 1. Ol. Menthae coct. 2. Ol. Absinth. aether. c. Ol. Oliv. 1:50.
Pfefferröslein: Herb. Taraxaci.
Pfefferwurzel: Rad. Pimpinell.
Pfeifenerde: Bolus alba.
Pfeifenstielpflaster: 1. Empl. Cerussae. 2. Empl. Lith. simpl.
Pfeifenthon: Bolus alba.
Pfeilwurzelmehl: Amyl.Marant.
Pfengelthee: Herb. Thlaspi.
Pfennigkraut: 1. Fol. Althaeae. 2. Herb. Nummular. 3. Herb. Ptarmicae. 4. Herb. Veronicae.
Pfennigkrautöl: Ol. Hyoscyam.
Pfennigwurzel: Rad. Paeoniae.
Pferdeblumen: Herb. Taraxaci.
Pferdefenchel: Fruct. Phellandr.
Pferdehuf: Fol. Farfarae.
Pferdelust: Pulv. pro equis.
Pferdepappeln: Fol. Malvae.
Pferdepulver: Pulv. pro equis.
Pferdesaat: Fruct. Phellandrii.
Pferdeschwanz: Herb. Equiset.
Pferdespicke: Ol. Ped. Tauri.
Pferdewurzel: Rad. Carlinae.
Pferdshaarwurz: Rhiz. Bistort.
Pfifarinde: Cort. Frangulae.
Pfiffenerd: Bolus alba.
Pfingstblumen: Flor. Spartii.
Pfingstrosen: Flor. Paeoniae.
Pfingstruthen: Herb. Spartii.
Pfirschibluest: Flor. Persicar.
Pfirsichblätter: 1. Fol. Ribium. 2. Herb. Saniculi.
Pfirsichblüthenwasser: Aqua Aurantii flor.
Pfirsichholz: Lign. Fernambuci.
Pfirsichkernwasser: Aq.Amygdal. amar. dil. 1:20.

Pflanze, heilige: Herb. Absinth.
—, **wilde:** Folia Trifolii.
Pflanzenalkali: Kali carbonic.
Pflanzengrün: Chlorophyll.
Pflanzenlaugensalz: Kali carb.
Pflanzenleim: Viscum aucupar.
Pflanzenmehl: Lycopodium.
Pflanzenmohr: Aethiops veget.
Pflanzenpapier: Chart. adhaes.
Pflanzenschwefel: Lycopodium.
Pflappenrose: Flor. Rhoeados.
Pflaster, Bachmanns: Empl. Drouotti.
—, **Benders:** Empl. fusc. camph.
—, **Bertholds:** Empl. fusc.camph.
—, **Bormanns:** Empl. oxycroc.
—, **Brenners:** Empl. fusc. camph.
—, **Christs:** Empl. fusc. camph.
—, **Dicks:** Empl. fusc. camph.
—, **Drouots:** Empl. Drouotti.
—, **dunkelgrünes:** Empl. Melil.
—, **Endtners:** Empl. fusc. camph.
—, **Englisches:** Empl. Anglicum.
—, **Fleischmanns:** Empl. oxycr.
—, **gelbes:** Cerat. Resin. Pini.
—, **göttliches:** Empl.fusc.camph.
—, **graues:** Empl. Hydrargyri.
—, **grünes:** Cerat. Aeruginis.
—, **Hamburger:** Empl. fuscum camph.
—, **Helgoländer:** Empl. fuscum camph.
—, **Holländisches:** Empl. fusc. camph.
—, **Hoppenthaler:** Empl. fusc. camph.
—, **Jäckels:** Empl. Lith. comp.
—, **Jägers:** Empl. Canth. perp.
—, **immerwährendes:** Empl. Canth. perp.

Pflaster, Karmeliter: Empl. fuscum camph.
—, **Klepperbeins**: Empl. stom. Klepperbein.
—, **Köckels**: Empl. fusc. camph.
—, **Kunzens**: Empl. fusc. camph.
—, **Lamperts**: Empl. fusc. camph.
—, **Lauers**: Empl. fusc. camph.
—, **Laurisches**: Empl. fuscum camph.
—, **Lübecker**: Empl. Canth. ord.
—, **Magen-**: Empl. aromaticum.
—, **Meyers**: Empl. fusc. camph.
—, **Mohrenthals**: Empl. fuscum camph.
—, **Neapolitanisches**: Empl. Hydrargyri.
—, **Nürnberger**: Empl. fuscum camph.
—, **Reichenauer**: Empl. fuscum camph.
—, **Richtersches**: Empl. fuscum camph.
—, **Russisches**: Empl. ad rupt. nigrum.
—, **Siebolds**: Empl. fusc. camph.
—, **Spörcks**: Empl. Canth. perp.
—, **Stechelbergs**: Empl. fuscum camph.
—, **Tiroler**: Empl. Canth. perp.
—, **ungenanntes**: Cerat.Res.Pin.
—, **Wahlers**: Empl. fuscum.
—, **weisses**: Empl. Cerussae.
—, **Wiener**: Empl. fusc. camph.
—, **Winklers**: Empl. Meliloti et Empl. Litharg. a͡a.
—, **Züllichauer**: Empl. fuscum camph.
Pflasterkäfer: Cantharides.
Pflaumenblüthe: Flor. Acaciae.
Pflaumenlatwerge: Electuar. e Senna.
Pflugsterz: Rad. Ononidis.
Pflugwurzblumen: Flor. Malv. arboreae.
Pfriemenbluest: Flor. Genistae.
Pfriemenkraut: Herb. Spartii.
Pfriemensamen: Sem. Genist.
Propfwachs: Cerat. arboreum.
Pfudijahns Pflaster: Emplastr. fuscum camph.
Pfundenkraut: Hrb. Beccabung.
Pfundrosen: Flor. Paeoniae.
Phagadaen-Wasser: Aq. phagadaenica.
Philldron: Flor. Convallariae.
Philonium romanum: Elect. Theriac.
Philosophenessig: 1. Acid. acet. 2. Acid. acetic. dilut.
Philosophenöl: Ol. Lini et Ol. anim. foet. 20:1.
Philosophenwolle: Zinc. oxyd.
Philosophisch. Säure: Ammon. chlorat. ferrat.
— **Tropfen, schwarze**: 1. Tct. Benz. cps. 2. Tct. Chinoïdin.
— **Tropfen, weisse**: 1. Solut. Cinchonin. sulf. 2. Spir. aeth.
— **Vitriolblumen**: Acid. boric.
Phisikum, weisses: Sem. Foenugraec.
Phosphormehl: Calc. phosphor. crud.
Phosphorsalz: Natr. phosph. am.
Physik: Liq. Stanni chlorati.
Pickelbeeren: Fructus Myrtilli.
Pickelhäring: Tubera Salep.
Pickgummi: Gummi arabicum.

Picksalbe, schwarze: Unguent. basilic. fusc.
—, **weisse**: Ungt. Zinci.
Pickschwede: 1. Empl. fuscum camph. 2. Empl. Picis. 3. Empl. sticticum.
Pielkenöl: Ol. lumbricor.
Pienöl: Kreosot.
Piephackenpflaster: Emplastr. Cantharidum.
Pieratzenöl: 1. Ol. Lumbricor. 2. Ol. Hyperici.
Piferkraut: Herb. Centaurii.
Piffenerd: Bol. alba.
Pifröhrwurzel: Rad. Pimpinell.
Pikrenik: Zinc. sulfuric.
Pilarum poligrest: Pil. laxant.
Pilatustropfen: Tct Chinoïdin.
Pilgerblumen: Herb. Polygalae.
Pillen, Blancards: Pil. Ferri jod.
—, **Italienische**: Pil. aloët.-ferr.
—, **Leonhards**: Pilul. laxantes.
—, **Pariser**: Pil. Ferr. carb. sacch.
Pillenharz: Terebinthina.
Pillenmehl: Lycopodium.
Pillenstaub: Lycopodium.
Piment: Fructus Amomi.
Pimentkraut: Herb. Chenopod.
Pimpernelle: Rad. Pimpinellae.
—, **rothe**: Rad. Sanguisorbae.
Pimpernellenessenz: Tinctura Pimpinellae.
Pimpinellstein: Lapis calamin.
Pinangnuss: Semen Arecae.
Pinellwurz: Rad. Pimpinellae.
Pingelsalbe, rothe: Unguent. Hydrarg. rubr.
Pinnrinde: Cortex Frangulae.
Pinselenblüthen: Flor. Acaciae.
Pinselsaft: Mel rosat. boraxat.

Pinselsamen: Fruct. Petroselin.
Pionkirn: Semen Paeoniae.
Pipakten: Flor. Paeoniae.
Pipaten: Flor. Rhoeados.
Pipenkraut: Herb. Chaerophyll.
Piperkopp: Fructus Capsici.
Pipitropfen: Tinct. Pimpinellae.
Pippelkäse: Herb. Malvae.
Pippenholzblätter: Fol. Taxi.
Piratzöl: 1. Ol. Lumbric. 2. Ol. Lini. 3. Ol. Hyperici.
Pirusöl: Ol. Petrae.
Pissangliwurzel: Rad. Taraxac.
Pissblumen: Flor. Stoechados.
Pissedieb: Rad. Mandragorae.
Pissenli: Rad. Taraxaci.
Pissranken: Stipit. Dulcamarae.
Pitschow: Species amarae.
Plaispulver: Lycopod. mixtum.
Planetenbalsam: 1. Bals. Commendator. 2. Lin. sap. camph.
Planetenspiritus: Tct. Corallor.
Plankenthee: Herb. Galeopsid.
Plapperrosen: Flor. Rhoeados.
Platzblumen: Flor. Rhoeados.
Pluckpflaster: Empl. Lith. comp.
Plumbicum: Ungt. Plumbi.
Plusterbeutel: Rhiz. Veratr. in sacc.
Plutisquisanthemum: Flores Chrysanthemi.
Plutzerkerne: Sem. Cucurbitae.
Pockenholz: Lignum Guajaci.
Pockenkraut: Herb. Galegae.
Pockenpulver: Pulv. Magnesiae cum Rheo.
Pockensalbe: 1. Ungt. Plumbi. 2. Ungt. Tartari stibiat.
Pockenwurzel: Rhiz. Chinae.
Pockholz: Lign. Guajaci.

Podagraspiritus: 1. Spir. sapon. 2. Spir. Angelic. comp.
Podenkullerpflaster: Emplastr. Cerussae.
Podexsalbe: Ungt. Linariae.
Pöden: Rhiz. Graminis.
Pöhlsöl: Ol. Lini, Ol. Terebinth. et Spir. camph. ãã.
Pöschpulver: Lycopodium.
Poggankullerpflaster: Empl. Cerussae.
Poggenleichsalbe, rothe: Ugt. Hydrarg. oxyd. rubr.
—, **weisse:** 1. Ungt. Cerussae. 2. Ungt. Zinci. [russae.
Poggenlexpflaster: Empl. Ce-
Pohoöl: Ol. Menthae pip. Japan.
Polei: Herb. Pulegii.
—, **gelber:** Lycopodium.
Poleiwasser: 1. Aq. aromatica. 2. Aq. Menth. crisp. 3. Aq. vulnerar. spir.
Polichkraut: Herb. Pulegii.
Polirerde: Terra tripolitana.
Polirertropfen: Liq. Stib. chlor.
Polirheu: Herb. Equiseti.
Polirkraut: Herb. Equiseti.
Poliröl: Ol. Hyperici.
Polirpulver: 1. Ferr. oxydat. rubr. 2. Stann. oxydat.
Polirroth: Ferr. oxydatum rubr.
Polirsalz: Stann. oxydatum.
Polirwasser: Acid. sulfuric. dil.
Polnischer Hafer: Frct. Cumin.
— **Kümmel:** Fructus Cumini.
Polterhannes: 1. Fruct. Capsici. 2. Rad. Valerianae.
Poltersalbe: Ungt. Lauri.
Polychrestpillen: 1. Pil. balsam. Argento obduct. 2. Pil. laxant.

Polychrestsalz: Tart. natronat.
Pomade, blaue: Ugt. Hydr. cin.
—, **graue:** Ungt. Hydrarg. pedic.
—, **rothe:** Ungt. Hydrarg. rubr.
—, **schwarze:** Ugt. Hydrarg. cin.
Pomadenbalsam: Bals. Peruv.
Pomadeöl: Ol. odaratum.
Pomagran: Flores Granati.
Pomeranzen: Frct. Aur. immat.
Pomeranzenblüthen: Flor. Aur.
Pomeranzenelixir: Elix. Aur. comp.
Pomeranzenlatwerge: Elect. e Senna.
Pomeranzenschalen: Cort. Aur. fruct.
Pomeranzenspiritus: Tinctura Aurant. cort.
Pomoquinten: Frct. Colocynth.
Pompelblumen: 1. Flor. Tanacet. 2. Flor. Paeoniae.
Pompelwurz: Rad. Taraxaci.
Pompholyse: Zinc. sulfuricum.
Pomponrosen: Flor. Rosae.
Popelrausen: 1. Flor. Malv. arb. 2. Flor. Paeoniae.
Popenblumen: Herb. Taraxac.
Poppelkörner: Plv. ctr. pedic.
Populeumsalbe: Ungt. Populi.
Porrich: Herba Boraginis.
Porsch oder **Porst:** Herb. Ledi.
Portchaisenpflaster: Emplastr. oxycroc.
Postapfelsalbe: Ungt. populi.
Postchaisenpflaster: Emplastr. oxycroc.
Postchaisensalbe: Ungt. mixt.
Postemkraut: 1. Herb. Abrot. 2. Herb. Scabiosae.
Postessig: Acet. aromaticum.

Postillonspulver: Pulv. Liquir.
Postkraut: Herb. Ledi. [comp.
Postmeistersalbe: Ungt. ophth.
Postpflaster: Empl. fuscum.
Postsecretäröl: Ol. Rusci.
Potagenwurzel: Rad. Alcannae.
Potelgensaat: Plv. ctr. pedicul.
Potenchenblätter: Flor. Paeon.
Potessalbe: Ungt. Hydrarg. rubr.
Potloth: Graphit.
Potpourri: Species fumales.
Pottangen: Herb. Betonicae.
Pottasche: Kali carbonicum.
Pottlack: Plumbago.
Pracherläuse: 1. Sem. Staphisagr. 2. Pulv. contra Pediculos.
Präcipitatsalbe, rothe: Ungt. Hydrarg. rubr.
—, weisse: Ungt. Hydrarg. alb.
Präglerpulver: Pulv. Liq. comp.
Präparirsalz: Natr. stannicum.
Präparirter Leinthee: Species Lini.
Präparirter Minschenschütt: Lapides Cancror.
— **Wallrat:** Cetaceum sacch.
Pragerwasser: Aq. foet. antihyst.
Prangwurzel: Rad. Ononidis.
Preisselbeere, schwarze: Fruct. Myrtilli.
Preisselbeerkraut: Fol. Uv. Urs.
Preisselbeersaft: Sir. Ribium.
Premensamen: Sem. Genistae.
Preschpulver: Pulv. stimulans.
Presskraut: Herb. Tanaceti.
Pressschwamm: Spong. compr.
Presterpflaster: 1. Empl. fusc. camph. 2. Empl. Lithargyri.
Preussenthee: 1. Hrb. Galeops. 2. Spec. pectorales Boruss.

Preussischbrustpulver: Pulv. Liquirit. comp.
Priesebohne: Fab. Tonco.
Prinzdeputat, rother: Ungt. Hydrarg. rubr.
—, weisser: Ungt. Hydrarg. alb.
Prinzensalbe, rothe: Unguent. Hydrarg. rubr.
—, weisse: Ungt. Hydrarg. alb.
Prinzens gelbe Tropfen: Liq. Ammon. succin.
Prinz Friedrich-Pulver: Pulv. epilept. March.
Prinz Friedrich-Tropfen: Aether.
Prinz Heinrich: Plv. sternut. vir.
Prinzipalsalbe, rothe: Ungt. Hydrarg. rubr.
—, weisse: Ungt. Hydrarg. alb.
Prinziperi: Ungt. Hydrarg. oxyd. rubr.
Prinzipitat: Ungt. Hydrarg. oxyd. rubr. oder alb.
Prinz Karl-Pulver: Plv. Liquir. comp.
Prinzmetall: Minium.
Prinzmetallsalbe, rothe: Ugt. Hydrarg. oxyd. rubr.
—, weisse: Ugt. Hydr. praec. alb.
Prisadewasser: Aq. vulner. spir.
Probirsteine: Succinum.
Prohmetbieren: Fruct. Juniper.
Promerbeeren: Fruct. Juniper.
Prominzenplätzchen: Rotul. Menth. pip.
Prominzenthee: Fol. Menth. crsp.
Propositionssalbe: Ugt. Popul.
Proppwachs: Cerat. arboreum.
Prositsaft: Sirup. Liquiritiae.
Prosittropfen: Tinct. Chinae.

Provencer Oel: Ol. Olivarum.
Provinzenwasser: Aq. Menth. pip.
Provinzholz: Lign. Campechian.
Provisorchen: Candel. fumales.
Prozessionssalbe, rothe: Ugt. Hydrarg. rubr.
—, weisse: Ungt. Hydrarg. alb.
Prüfungstropfen: 1. Tct. Chin. comp. 2. Tinct. Chinoïdin.
Prunelle: Herb. Prunellae.
Prunellenkoken: Kal.nitr.tabul.
Prunellensaft: Sir. Liquiritiae.
Prunellensalz: Kal. nitr. tabul.
Prunellenstein: Kali nitricum.
Prunzblumenwurzel: Radix Taraxaci.
Puckepulver: 1. Lycopodium. 2. Talc. salicylatum.
Pucksalbe: Ungt. Populi.
Pudenplaster: Empl. Lith. cps.
Puder, gelber: Lycopodium.
—, grauer: Plv. contra pedicul.
—, weisser: Amylum.
Pudermehl: Lycopodium.
Puderreglise: Pulv. Liquir. cps.
Püllkraut: Herb. Pulegii.
Pugerlitzen: Flor. Rhoeados.
Puggelkraut: Herb. Artemisiae.
Pulsterblätter: Fol. Farfarae.
Pulver aus dem schwarzen Kästchen: Plv. ctr. pedicul.
—, blutreinigendes: Plv. laxans.
—, Dowers: Pulv. Ipecac. opiat.
—, Eberhards: Plv. Liquir. cps.
—, Elementlauer: Cornu Cervi ust.
— gegen Abweichen: Rhiz. Tormentill. pulv.

Pulver gegen Veitstanz: Conchae praep.
—, kohlensaures: Natr. bicarb.
—, Konrads: Pulv. pro equis.
—, neunerlei: Pulv. pro vaccis.
—, niederschlagendes: Pulvis temperans.
—, Peruvianisches: Cort. Chin. pulv.
— Prinz Friedrichs: Pulvis epilepticus.
—, Wedels: Pulv. Liquir. comp.
Pulverdatrothheet: Pulv. temperans ruber.
Pulverholzrinde: Cort. Frangul.
Pulvis anodynus: Kal. sulfuric.
Pulvis solaris: Pulv. temperans.
Pulvis vitalis: 1. Pulv. Liquirit. comp. 2. Pulv. temperans.
Pumpelrosen: Flor. Paeoniae.
Pumpernickel: Pulvis epilept. March.
Puppenkirschen: Fruct. Alkekengi.
Purenplaster: Empl. Lith. cps.
Purganze: Fol. Phytolacca.
Purgiräpfel: Fruct. Colocynthid.
Purgirbeeren: Fructus Rhamni.
Purgirblätter: Folia Senna.
Purgirkassie: Frct. Cassiae fist.
Purgirkörner: Sem. Ricini.
Purgirkraut: Herb. Gratiolae.
Purgirmoos: Lichen islandicus.
Purgirnüsse: Semen Ricini.
Purgirpillen: Pilulae laxantes.
Purgirpulver: Pulvis laxans.
Purgirsalz: Magnes. sulfuric.
Purgirschoten: Frct. Cass. fist.
Purgirschwamm: Agaricus alb.
Purgirwurz: Tub. Jalapae.

Purpuressenz: Tinct. Lignor.
Purpurrosen: Flor. Paeoniae.
Pursch: Herb. Ledi.
Puschenthee: Herb. Trifol. arv.
Puschkraut: Herb. Conyzae.
Pustblumen: 1. Herb. Taraxaci.
   2. Flor. Trifol. arvens.
Pustelkraut: Herc. Scrofular.
Pustelsalbe: Ungt. Tart. stib.
Pustenblumen: Flor. Paeoniae.
Putenkörner: Sem. Paeoniae.
Puttaenjenblätter: Flor. Paeon.
Puttenklaue: Conchae praep.
Puttlümchensamen: Sem.Paeon.
Putzdielaus: Pulv. ctr. Pedicul.
Putzöl: Oleïnum.
Putzpulver: Calcar. Viennens.
Putzwasser: Acid. sulfuric. dil.

Q.

Quabeben: Cubebae.
Quackelbeeren: Fruct. Junip.
Quältropfen: Sirup. Infantum.
Qualsterjahn: Lign. Quassiae.
Quandel: Herb. Serpylli.
Quangelchen: Herb. Serpylli.
Quappenfett oder **-öl:** Ol. Jecor. Aselli.
Quarkspitzen: Troch. Santonini.
Quassiaholz: Lign. Quassiae.
Quassienholz: Lign. Quassiae.
Quastwurz: Rad. Rubiae.
Quatre fleurs: Spec. pectorales.
Quebekenblumen: Flor. Samb.
Queckenhonig: Mellag. Gramin.
Queckenwurz: Rhiz. Graminis.
—, **rothe:** Rhiz. Caricis.
Queckholder: Fruct. Juniperi.
Quecksilber, zugerichtet: Ungt. Hydrarg. cin. dilut.
Quecksilberklökelchen: Ungt. Hydrarg. cin. dilut.
—, **rothe:** Ungt. Hydrarg. oxyd. rubr.
—, **weisse:** Ugt. Hydr. praec. alb.
Quecksilberpillen: Pilulae laxantes.
Quecksilberpomade: Unguent. Hydrarg. cin. dilut.
Quecksilbersalbe, graue: Ugt. Hydrarg. cin. dilut.
Quedenkerne: Sem. Cydoniae.
Queftchen: Flor. Sambuci.
Quellmeisel: Laminaria.
Quellranken: Herb. Nasturti.
Quellschwamm: Spong. compr.
Quellstrunk: Laminaria.
Quendel: Herb. Serpylli.
—, **Römischer:** Herb. Thymi.
Quengelchen: Herb. Serpylli.
Quercitron: Lignum citrinum.
Quesbenblumen: Flor. Sambuc.
Quesbie: Flor. Sambuci.
Questenwurz: Rad. Ononidis.
Quetschenkernöl: Ol. Amygdal.
Quetschkenöl: Ol. Amygdalar.
Quewetten: Flor. Sambuci.
Quewettenkernöl: Ol. Oliv. alb.
Quickquick: Unguent. Hydrarg. pedic.
Quillayarinde: Cort. Quillayae.
Quinappel: Fruct. Colocynthidis.
Quintangelwasser: Aq. aromat.
Quintappel: Fruct. Colocynthid.

Quintenappel: Fruct. Colocynth.
Quintessenz von Menschurin: Liq. Amm. carbon. pyrooleos.
Quinthangwasser: Aq. aromat.
Quinttropfen: Tinct. Aloës cps.
Quirinskraut: Fol. Farfarae.
Quitschen: Fruct. Sorbi.
Quitschenblumen: Flor. Sambuci.
Quitschenkraide: Succ. Sorbor. insp.
Quitten: Fruct. Cydoniae.

Quittenappel: Fruct. Colocynth.
Quittenbrod: Troch. Santonini.
Quittenkerne: Sem. Cydoniae.
Quittenkernöl: Ol. Amygdal.
Quittenöl: Ol. Papaveris.
Quittensaft: 1. Sir. Liquiritiae.
2. Sir. Papaveris.
Quittenschnitzel: Fruct. Cydon.
Quittensteine: 1. Sem. Cydoniae.
2. Zinc. sulfuricum.
Quitzenkraide: Succ. Sorb. insp.
Quitzenmus: Succ. Sorbor. insp.

R.

(Rauch, ruh = rauh. Ròd = roth.)

Raabsalbe: Cerat. fuscum.
Rabels Wasser: Mixt. sulf. acid.
Rabenblut: Oleum Rusci.
Rabendistel: Rad. Eryngii.
Rabentenöl: Oleum Terebinth.
Rabenwurzel: Tubera Jalapae.
Rabullersalbe: Ungt. flavum.
Rabullerthee: Flores Verbasci.
Racahout: Pulv. Cacao comp.
Rachenputzer: Aq. Vitae amar.
Rackbeeren: Fruct. Juniperi.
Rackerwurz: Pulv. stimulans.
Rackerzeug: Ol. mixtum.
Racoles: Succus Liquiritiae.
Raddigbeeren: Fruct. Juniperi.
Raddigmus: Succ. Junip. insp.
Rade: Herb. Githaginis.
Radeln: Herb. Centaurii.
Radendistel: Rad. Eryngii.
Radeöl: Ol. Juniperi.
Radikalessig: Acid. acetic. dil.
Radtheer: Pix liquida.
Räffer: Herb. Tanaceti.

Räkholder: Fruct. Juniperi.
Ränderpoley: Herb. Serpylli.
Rändepree: Flor. Ulmariae.
Rätterspuren: Flor. Calcatrip.
Räuberessig: Acet. aromaticum.
Räubersalbe: Ungt. Hydr. ped.
Räuberwasser: Aq. aromatic.
Räucherblüthen: Pulv. fumal.
Räucheressenz: Tinct. fumalis.
Räucheressig: Acet. aromatic.
Räucherkerzen: Candel. fumal.
Räucherpapier: Chart. fumalis.
Räucherpulver: Pulv. fumalis.
Räucherthee: Pulv. fumalis.
Raf: Succinum raspatum.
Raffsblod: Sang. Hirci.
Ragwurz: Tubera Salep.
Rahmbeeren: Fruct. Rubi frut.
Raimain: Flor. Chamomillae.
Rainblumen: Flor. Stoechados.
Rainfarn: Herb. oder Flor. Tanaceti.
Raingerte: Flor. od. Herb. Tanac.

Rainholzblätter: Fol. Ligustri.
Rainkümmel: Herb. Serpylli.
Rainpolei: Herb. Serpylli.
Rainritze: Herb. Galii.
Rainweide: Fol. Ligustri.
Ramerian: Flor. Chamomillae.
Rami: Ungt. contra pediculos.
Ramsel: Herb. Polygalae.
Rankkorn: Secale cornutum.
Rapontika: Rad. Rhapontici.
Rapperwurzel: 1. Rad. Rhei. 2. Tubera Jalapae.
Rapsöl: Ol. Rapae.
Rapsölpflaster: Empl. Litharg. simpl.
Raritätensalbe: Ungt. flavum.
Rasenrübe: Rad. Bryoniae.
Rasenwurz: Herb. Hyoscyami.
Rasirpinsel: Bulb. Victor. long.
Rasirpulver: Sapo venet. pulv.
Rasirtborkpulver: Cort. Chin. pulv.
Raspal: Lichen Islandicus.
Rattendistel: Rad. Eryngii.
Rattenfänger: Menthol.
Rattenkraut: Flor. Verbasci.
Rattenpfeffer: 1. Pulv. contra pediculos. 2. Sem. Sabadill. 3. Sem. Staphisagriae.
Rattenpulver: Acid. arsen. color.
Ratzenwurz: Rad. Valerianae.
Rauchapfel: Herb. Daturae.
Rauchkraut: Herb. Fumariae.
Rauchöl: Kreosot.
Rauchsalbei: Fol. Salviae.
Rauhe Salbe: Fol. Salviae.
Rauhfutter: Pulv. equorum.
Rauschgelb: Auripigmentum.
Rauschgrantenblätter: Folia Uvae Ursi.

Rauschkraut: Fol. Uvae Ursi.
Rauschpulver: 1. Zinc. oxydat. 2. Stib. sulf. nigr.
Raute: Herb. Rutae.
Rautensaft: 1. Sir. Althaeae. 2. Sir. Chamomillae.
Rautensalbe: Ungt. Populi.
Rautensamenpulver: Fructus Cumini pulv.
Rav: Succinum.
Rebeckenwein: Tinct. Benzoës.
Rebhuhnkraut: Herb. Parietar.
Rechgras: Rhiz. Graminis.
Rechhaide: Herb. Spartii.
Rechholderblumen: Flores Sambuci.
Rechholz: Lign. Juniperi.
Recinasöl: Ol. Ricini.
Reckholderbeeren: Frct. Junip.
Recköl: 1. Ol. Hyoscyami. 2. Ol. Poeli.
Reckpflaster: Empl. Meliloti.
Reck- und Treckpflaster: Empl. oxycroc.
Recksalbe: Ungt. Rosmar. cps.
Recksehnenöl: 1. Ol. camphor. 2. Ol. viride.
Redantenpulver: Plv. ctr. pedic.
Redlingerpillen: Pil. lax. rubr.
Reefern: Herb. Tanaceti.
Reefkoöl: 1. Oleum carminativ. 2. Ol. viride c. Ol. Terebinth.
Reefkotropfen: Tinct. amara.
Reels: Herba Millefolii.
Regedurre: Fructus Juniperi.
Regenbogengeist: Spir. Serpyll.
Regenfahrt: Flor. Tanaceti.
Regentenpulver: Plv. ctr. pedic.
Regenwurmgeist: Spir. Formic.
Regenwurmmehl: Farin. Fabar.

Regenwurmöl: 1. Ol. Lumbric. 2. Ol. Hyperici. 3. Ol. Lini. 4. Ol. Philosoph.
Regenwurmpulver: 1. Panis tost. plv. 2. Sang. Hirci plv.
Regenwurmspiritus: 1. Liq. Amm. carb. pyrooleos. 2. Spir. Cochlear. 3. Spir. Formicar. 4. Spir. Lumbricor. 5. Spir. Serpylli.
Regenwurmwurzel: Rad. Hel.
Reglise, braune: Past. Liquir.
—, **schwarze:** Succ. Liquiritiae.
—, **weisse:** Pasta gummosa.
Reglisenpulver: Pulv. Liquirit. comp.
Rehhaidekraut: Herb. Spartii.
Rehkörner: Sem. Foenugraeci.
Rehkrautblumen: Flor. Spartii.
Reibrübe: Rad Rhei.
Reibwachs: Cerat. Terebinthin.
Reibwisch: Herb. Equiseti.
Reichhard: Herb. Verbenae.
Reifbeeren: Fruct. Berberidis.
Reiferblumen: Flor. Tanaceti.
Reihbaumbeeren: Frct. Junip.
Reiherfett: Ol. Jecoris Aselli.
Reinakspann: Pulv. ctr. pedic.
Reinanis: Pulv. contra pedicul.
Reinbeeröl: Ol. Juniperi Ligni.
Reineclaudensalbe: Ugt. Linar.
Reinefahrt: Herb. Tanaceti.
Reinigung, braune: 1. Mel rosat. 2. Ungt. Aeruginis.
Reinigungsblätter: 1. Folia Sennae. 2. Fol. Uvae Ursi.
Reinigungspillen: Pil. laxant.
Reinigungssaft: Sirup. Rhei.
Reinigungssalz: Natr. bicarb.
Reisblei: Graphites.

Reisendersalbe: 1. Ungt. Hydr. pedicul. 2. Ungt. nervinum. 3. Ungt. Populi.
Reiserwurzel: Rhiz. Caricis.
Reiskontent: Pulv. Cacao comp.
Reismehl: Amylum Oryzae.
Reisöl: Ol. Ricini.
Reispuder: Amylum Oryzae.
Reissbeeren: Fruct. Berberid.
Reissblei: Graphites.
Reisselbeeren: Fruct. Berberid.
Reissenderstein: Kali aceticum.
Reissmanns Salbe: Ungt. ophthalm. rubr.
Reisstärke: Amylum Oryzae.
Reitersalbe: Ugt. Hydrarg. ped.
Reiterseife: Sapo viridis.
Reitpulver: Cantharides pulv.
Reizsalbe: 1. Ungt. Cantharid. 2. Ungt. Sabinae.
Rekrutenpflaster: Empl. oxycr.
Relaka: Herb. Millefolii.
Relitz: Herb. Millefolii.
Relkike: Herb. Millefolii.
Rendantenpulver: Pulv. contra insect.
Renköl: 1. Ol. Juniperi ligni. 2. Ol. Terebinth. empyreum.
Renksalbe: 1. Ungt. nervinum. 2. Ungt. Populi.
Renksehnenöl: Ol. camphorat.
Rennefahrt: Herb. Tanaceti.
Renovatum: Sem. Foen. graec.
Renscher Thee: Spec. laxantes.
Rentamtspflaster: 1. Emplastr. fuscum. 2. Empl. Puendteri.
Resinaöl: Ol. Ricini.
Resinegalle: Resina Jalapae.
Resolvirender Spiritus: Spir. Rosmarini.

Resselbeeren: Fruct. Berberidis.
Resskenblumen: Flor. Sambuci.
Rettigpulver: Elaeos. Foenicul.
Rettigsaft: Sir. simplex c. Spir.
  Sinapis 1000:1.
Rettigtropfen: Spir. Cochlear.
Reutersalbe: Ungt. Hydr. pedic.
Reutlinger Pillen: Pil. laxantes.
Revierblumen: Flor. Tanaceti.
Rewaldsthee: Spec. aperientes.
Rewkohkenöl: Ol. Rapae.
Rewkosalbe: Ungt. flavum.
Rezkorn: Secale cornutum.
Rhabarber: Rad. Rhei.
—, schwarzer: Tub. Jalapae.
—, wilder: Rad. Lapathi.
Rhabarberbeeren: Frct. Berber.
Rhabarbermagentropfen:
  Tinct. Rhei vinos.
Rhabarberöl: Ol. Papaveris.
Rhabarbersaft: Sir. Rhei.
Rhabarbertinctur, Darellis:
  Tinct. Rhei vinosa.
—, wässrige: Tinct. Rhei aq.
—, weinige: Tinct. Rhei vinosa.
Rhabarbertropfen: Tinct. Rhei
  aquos.
Rhabarberwein: Tct. Rhei vin.
Rhapontica: Rad. Rhaponticae.
Rheinblumen: Flor. Stoechados.
Rheumatismusblätter: 1. Fol.
  Castaneae. 2. Herb. Taraxaci.
Rhinozerosöl: Ol. Ricini.
Ribeselsaft: Sir. Ribium.
Richardkraut: Herb. Verbenae.
Richters Salbe: Ungt. Lapid.
  Calaminar.
— Pflaster: Empl. fusc. camph.
Ricinelappe: Resina Jalapae.
Ricinusöl: Ol. Ricini.

Ricinussamen: Sem. Ricini.
Rickertsöl: Balsam. Peruvian.
Rickum: Sem. Foenugr. pulv. gr.
Riechäther: Aether aceticus.
Riechefichte: Herb. Teucrii.
Riechendes Wasser: 1. Aqua
  foetid. comp. 2. Spirit. Bret-
  feldi. 3. Spirit. Coloniens.
Riechessig: Acet. aromaticum.
Riechsalz: Ammon. carbonicum.
Riechwasser: 1. Liq. Ammon.
  caust. 2. Spirit. odoratus.
Riedgras: Rhiz. Caricis.
Riegöl: Ol. Lumbricorum.
Riementang: Laminaria.
Riemerei: Flor. Chamom. Rom.
Rieverscher Thee: Herb. Gale-
  opsidis.
Riewöl: Oleum viride.
Riewsel: Ceratum Terebinthinae.
Rifspitzbeeren: Fruct. Berberid.
RigaerBalsam: 1.Bals.Locatelli.
  2. Tinct. Benzoës comp. 3. Mixt.
  oleos. bals.
Rilsthee: Flor. Millefolii.
Rinde, faule: Cort. Frangulae.
—, peruvianische: Cort. Chinae.
Rindeken: Cort. Cinnam. Zeyl.
Rindenthee: Cort. Frangulae.
Rinderblumen: Flor. Calendul.
Rinderkugeln: Boletus cervinus.
Rinderlust: Boletus cervinus.
Rindermark: Medulla bovina.
Rinderpulver: Pulv. stimulans.
Rindsgalle: Fel Tauri.
Rindstropfen: Tinct. amara.
Ringelblumen: Flor. Calendul.
—, mineralische: Ammon. chlor.
  ferrat.
Ringelblumensalbe: Ungt. flav.

Ringelhards Pflaster: Empl. fuscum camph. in scat.
Ringelken: Flor. Calendulae.
Ringelkraut: Herb. Mercurialis.
Ringelmeyers Pflaster: Empl. fusc. camph. in scat.
Ringelrosen: 1. Flor. Calendul. 2. Flor. Rhoeados.
Ringelrosenbutter: Ungt. flav.
Ringelrosenöl: Ol. Papaveris.
Ringelrosensaft: 1. Sir. Althaeae. 2. Sir. Rhoeados.
Ringelrosensalbe: Ugt flavum.
Ringelrosenspiritus: Tinctura Arnicae dil.
Ringelsalbe: Ungt. flavum.
Ringelwasser: Aq. Sambuci.
Ringeza: Fol. Taraxaci.
Ringöl: Ol. Lumbricorum.
Rinkenpflaster: Empl. oxycroc.
Rinnefahrt: Herb. Tanaceti.
Rippenkraut: 1. Herb. Millefolii. 2. Herb. Plantaginis.
Rippstangen: Rad. Lapathi.
Rispel: Lichen Islandicus.
Ritgesöl: Ol. Ricini.
Ritterblumen: Flor. Calcatripp.
Ritterkerzen: Candelae fumales.
Ritterpomade oder -salbe: Ungt. Hydrarg. pediculosum.
Ritterspiel: Flor. Calcatrippae.
Rittersporn: Flor. Calcatrippae.
Rittersporn öl: Ol. viride.
Rittersporn samenpulver: 1. Pulv. contra pedicul. 2. Sem. Nigellae pulv.
Ritterspornwasser: Aq. Tiliae.
Ritzebüttelsalbe: Ungt. ophthalmic.
Ritzelesöl: Ol. Ricini.

Ritzersaft: Succus Liquiritiae.
Riversches Tränkchen: Potio Riveri.
Roabsalbe: Ceratum fuscum.
Robertskraut: Herb. Geranii.
Robertwitt: Tinct. Chinae comp.
Rochbeerrinde: Cort. Mezereï.
Rochellersalz: Tartar. natronat.
Rochowstropfen: Tct. Chinoid.
Rochustropfen: Tinct. Absinth.
Rockenblumen: Flor. Cyani.
Rocku: Orleana.
Rodamiustropfen: Tinct. Rhei vinosa.
Rodebodder: Cerat. Cetac. rubr.
Rodebundika: Rad. Rhapontic.
Rodendistel: Rad. Eryngii.
Röberblüthen: Flor. Tanaceti.
Röckerkätschen: Candel. fumal.
Rödelkraut: Herb. Pedicularis.
Rödströggerod: Rhiz. Torment.
Röhlk: Herb. Millefolii.
Röhrenkassie: Frct. Cassiae fist.
Röhrkraut: Herb. Taraxaci.
Rölken: Herb. Millefolii.
Rölkwasser: Aq. Melissae.
Rölskraut: Herb. Millefolii.
Römerien: Fol. Althaeae.
Römisch. Alaun: Alumen.
— **Bohnen:** Sem. Ricini.
— **Hanfsamen:** Sem. Ricini.
— **Kamillen:** Flor. Cham. Rom.
— **Kümmel:** Fruct. Cummi
— **Rübe:** Rad. Bryoniae.
— **Thee:** Herb. Chenopodii.
Rön Zaft: Sir. Rubi Idaei.
Röskenroth: Bezetta rubra.
Röstgummi: Dextrin.
Rötalwurz: Rad. Succisae.
Röthe: Rad. Alcannae.

Röthel: Lapis Haematitis.
Rötheli: Flor. Primulae.
Röthelstein: 1. Bolus rubra.
2. Lap. Haematitis.
Röthelwurz: Rad. Rubiae.
Röthke: Herb. Millefolii.
Rogenschmalz: Ol. Jecor. Aselli.
Roggenblüthenwasser: Aqua Sambuci.
Roggenmutter: Secale cornut.
Roggenöl: Ol. Jecoris Aselli.
Rohfleischtupp: Alumen ust.
Rohlegg: Herb. Millefolii.
Rohmbeeren: Fruct. Rubi frutic.
Rohrheide: Herb. Genistae.
Rohrkassie: Fruct. Cast. fistul.
Rohrlack: Lacca in tabulis.
Rois Kräutermedicin: Infus. Sennae comp.
— **Kräuterthee:** Spec. laxantes.
Roku: Orleana.
Roleiblumen: Flor. Millefolii.
Rollspulver: Plv. epilept. March.
Romantischer Essig: Acetum aromaticum.
Romeien: Flor. Chamomillae.
Romeikenöl: Ol. Chamom. coct.
Romer: Flor. Chamomillae.
Romerai: Flor. Chamomillae.
Romey: Flor. Chamomillae.
Roob Laffecteur: Sir. Sarsap. cps.
Roraxsalbe: Bals. Locatelli rubr.
Rosabalsam: Tinct. Aloës.
Rosaspiritus: Spir. Rosmarini.
Rosemarie: Fol. Rosmarini.
Rosenäpfel: Gallae Rosae.
Rosenbeeren: Fruct. Cynosbati.
Rosenblätter: Flor. Rosae.
Rosenbranntwein: Spir. odorat.
Rosenessenz: Ol. Tamarisci.

Rosenflor: Bezetta rubra.
Rosenholz: Lignum Rhodii.
Rosenholzöl: 1. Ol. Lign. Rhodii.
2. Ol. palmae ros. et ol. anis. aa. partes.
Rosenhonig: Mel rosatum.
Rosenkerne: Semen Cynosbati.
Rosenknochensalbe: Unguent. Rosmarin. comp.
Rosenköhm: Aq. Rosmar. spir.
Rosenkranzthee: Hrb. Serpylli.
Rosenkraut: Fol. Ribis.
Rosenlatwerge: 1. Cons. Rosae.
2. Electuar. e Senna.
Rosenmehl: 1. Flor. Rosae pulv.
2. Pulv. ad Erysipelas.
Rosenmilch: Aqua Rosae c. Tinct. Benzoës.
Rosenöl, rothes: Ol. crinal. rubr.
Rosenpappeln: Flor. Malv. arb.
Rosenpflaster: 1. Empl. Cerussae.
2. Cerat. fusc. 3. Empl. sapon. rbr.
Rosenpomade: Ungt. pomadin.
— **von Kampen:** Ungt. Ceruss. camph.
Rosenpulver: 1. Flor. Rosae plv.
2. Pulv. ad erysipelas.
Rosenrothes Heilpflaster: Empl. fuscum.
Rosensaft: Mel rosatum.
Rosensalbe: 1. Ungt. leniens.
2. Ungt. rosatum. 3. Ungt. ophthalmic.
Rosensamen: Sem. Cynosbati.
Rosenschwamm: Fung. Cynosb.
Rosenstein: Zincum sulfuricum.
Rosensteinsche Augensalbe: Ungt. Zinci.
— **Kinderpulver:** Pulv. Magnes. c. Rheo.

Rosenstocköl: Mixt. oleos. bals.
Rosentuch: Bezetta rubra.
Rosenvankampher: Unguent. Cerussae camph.
Rosenwasser: Aq. Rosae.
Rosenzucker: Conserva Rosar.
Rosewiess: Sirup. Ribium.
Rosinengalak,-gojak,-klappe, -polaken: Plv. Jalap. laxans.
Rosinengalle gegen Frost: Ungt. Plumbi.
Rosinenpulver: 1.Chinin. sulfur. 2. Tub. Jalapae pulv.
Rosinensalbe: 1. Empl. Litharg. comp. 2. Ungt. rosatum.
Rosinentropfen, weisse: Solut. Chinini sulf.
Rosinenwein: Vin. Malacense.
Roskenblumen: Flor. Sambuci.
Rosmarin: Fol. Rosmarini.
Rosmarinbettstroh: Herba Serpylli.
Rosmarinbutter: Ungt. Rosmar. comp.
Rosmaringeist: Spir. Rosmarini.
Rosmarinkrautwein: Spiritus Rosmarini.
Rosölikraut: Herb. Rorellae.
Rospel: Lichen Islandicus.
Rossaloë: Aloë.
Rossamselspiritus: Spir. Formicarum.
Rossbeeren: Fructus Myrtilli.
Rossblätter: Fol. Farfarae.
Rossessenz: 1. Acet. pyrolignos. 2. Tinct. Aloës et Tinct. Asae foetid. $\widehat{aa}$. 3. Tinct. Vater. aeth.
Rossfarnwurzel: Rhiz. Polypod.
Rossfenchel: Fruct. Phellandrii.
Rosshub: Fol. Farfarae.

Rosshufen: Fol. Farfarae.
Rosshuftinctur: Tinct. Aloës et Tinct. Benzoës comp. $\widehat{aa}$.
Rosskästenäschel: Cort. Hippocastani.
Rosskastanienrinde: Cortex Hippocastani.
Rossklee: Herb. Acetosellae.
Rosskraut: Herb. Ledi.
Rosskümmel: Fruct. Cumini.
Rosslattig: Fol. Farfarae.
Rosslaugkraut: Herb. Scordii.
Rossmierenspiritus: Spiritus Formicar.
Rossnageln: Caryophylli.
Rosspappeln: Fol. Malvae.
Rosspulver: 1. Pulv. pro Equis. 2. Sem. Foenugraec. pulv. gr.
Rossschwefel: Sulfur griseum.
Rosswurzel: 1. Rad. Bryoniae. 2. Rad. Carlina.
Rostfleckensalz: 1. Kali bioxal. 2. Acid. tartaricum.
Rostocker Fiebertropfen: Tct. Chinoidin.
— **Krampftropfen**: Tinct. Valerian. aeth.
— **Magentropfen**: Tinct. amara.
Rostpulver: 1. Kali bioxalicum. 2. Acid. tartaricum.
Roth, englisches: Caput mortuum.
Roth. Aepfelblüthe: Flores Granati.
— **Anhaltspulver**: Pulv. temperans rubr.
— **Archenpulver**: Pulv. contra Pediculos.
— **Augenbalsam**: Ugt. Hydrarg. rubr.

Roth. Aurin: Herb. Centaurii.
— **Beettropfen**: Tct. Pini comp.
— **Beinsalbe**: Ungt. exsiccans.
— **Bethstropfen**: Tct. bezoard.
— **Bolssalbe**: Ungt. exsiccans.
— **Brandschmeer**: Cerat. Cetac. rubr.
— **Brandschwede**: Cerat. Cetac. rubr.
— **Brasilienholz**: Lign. Fernam.
— **Bundika**: Rad. Rhapontic.
— **Butter**: Ungt. potabil. rubr.
— **Chinakinderpulver**: Pulv. pro infantibus.
— **Doste**: Herb. Origani.
— **Drachenpulver**: Pulv. pro Equis ruber.
— **Edelherzpulver**: Pulvis epilept. ruber.
— **Edelsteinpulver**: Pulvis epilept. ruber.
— **Ernst**: Rad. Gentianae.
— **Flor**: Bezetta rubra.
— **Flusstropfen**: Spir. aether. camph. rubr.
— **Fritzensalbe**: Ugt.Hydr.rubr.
— **Guldenöl**: Ol. Petrae rubr.
— **Himmelssalbe**: Ungt. ophthalm rubr.
— **Hirschhorn**: Caput mortuum.
— **Hundszunge**: Ugt.potab.rubr.
— **Kapuzinersalbe**: Ungt. Hydrarg. rubr.
— **Katharinenöl**: Ol. Petr. rubr.
— **Knoblauch**: Asa foetida.
— **Kopfsalbe**: Ungt. Hydr. rubr.
— **Krätzsalbe**: Ugt. Hydr. rubr.
— **Kruciuspflaster**: Empl.oxycr.
— **Lawendeltropfen**: Tinctura Lavand. comp.

Roth. Liebespulver: Plv. arom.
— **Makari**: Ungt. Hydrarg. rubr.
— **Missethat**: Ungt. ophth. rubr.
— **Moos**: Carrageen.
— **Myrrhen**: Myrrha.
— **Nerventropfen**: Tinct. Ferr. acet. aeth.
— **niederschlagend. Pulver**: Pulv. temper. rubr.
— **Nieröl**: Ol. philosoph.
— **Ochsenzunge**: Rad.Alcannae.
— **Olium**: Ol. Hyperici.
— **Pappeln**: Flor. Malvae.
— **Pimpinelle**: Rad. Sanguisorb.
— **Pingelsalbe**: Ugt.Hydr. rubr.
— **Praecipitat**: Ungt. Hydrarg. oxyd. rubr.
— **Prinz mit Haar**: Ungt.Hydr. rubr.
— **Pulver**: 1. Pulv. Magnes. c. Rheo. 2. Pulv. temperans rubr.
— **Rosenöl**: Ol. crinale rubrum.
— **Schlagtropfen**: Tct. aromat.
— **Schreckpulver**: Pulvis temperans rubr.
— **Schwefel**: Cinnabaris.
— **Seidensalbe**: Ungt. Hydrarg. rubr. in sacc.
— **Sensen-Magentropfen**: Tct. Sennae comp.
— **Stahlpulver**: Ferr. oxyd. rubr.
— **Thee**: Flor. Rhoeados.
— **Widerthon**: Hrb. Adiant. aur.
— **Wundbalsam**: Tct. Benzoes comp.
— **Wurzel**: Rad. Alcannae.
— **Zehrtropfen**: Tinct. aromatic.
— **Zungenwurzel**: Rad. Alcann.

Rothbackenküple: Pilul. Ferri Valetti.

Rothbeerblätter: Fol. Fragariae.
Rothbeersaft: 1. Sir. Berberidis.
2. Sir. Rubi Idaei.
Rothbeersalbe: 1. Ungt. Populi.
2. Ungt. potabile rubr.
Rotheibenblätter: Fol. Taxi.
Rotheisenstein: Lap. Haematit.
Rothfärberwurzel: Rad. Alcann.
Rothheilwurzel: Rhiz. Torment.
Rothholz: Lignum Fernambuci.
Rothkelchenbeersalbe: Ungt. potabile rubr.
Rothkelchenöl: Ol. Hyperici.
Rothkelchensaft: Sirup. Rubi dilut.
Rothlaufkraut: Herb. Geranii.
Rothlaufkugeln: Globuli ad erysipelas.
Rothlauföl: Ol. Hyperici.
Rothlaufpflaster: Empl. Ceruss.
Rothlaufpulver: Plv. ad erysip.
Rothlaufsalbe: Ungt. Cerussae.
Rothlaufschutz: Acid. hydrochl. dil.
Rothlümpel: Bezetta rubra.
Rothmachgelb: Crocus.
Rothmichelherzpulver: Pulv. epileptic. ruber.
Rothminenpflaster: Emplastr. Minii rubr.
Rothöl: Ol. Hyperici.
Rothpraecipitat: Ugr. Hydrarg. rubrum.
Rothrindenthee: Cort. Frangul.
Rothsalz: Natr. aceticum crud.
Rothsantelholz: Lign. Santal. rubr.
Rothscharlakenpulver: Gutti pulv.
Rothschlütten: Frct. Alkekengi.
Rothwisplichöl: Ol. Hyperici.
Rothwundwasser: Aq. vuln. rub.
Rothwurz: Rad. Alcannae.
Rothwurzöl: Ol. Hyperici.
Rottenstein: Terra tripolit.
Rottenwurzel: Rad. Valerian.
Rubenpflaster: Empl. fusc. camph.
Rubricke: Minium.
Rubsalbe: Empl. fusc. camph.
Ruchelkörn: Pulv. contra Pedic.
Ruchfutter: Pulv. pro Equis.
Ruckerlblüth: Flor. Bellidis.
Rübenkraut, wildes: Fol. Farf.
Rübenpflaster, schwarzes: Empl. fuscum.
—, **weisses**: Empl. Cerussae.
Rübensaft: Succ. Dauci inspiss.
Rübezahltropfen: 1. Tinctura amara. 2. Tinct. Chinoidin.
Rüböl: Ol. Rapae.
Rübsamen: Sem. Napi.
Rüdsalbe: Ungt. sulfuratum.
Rügelikümmi: Fruct. Coriandr.
Rülsblumen: Flor. Millefolii.
Rüpschpomade: Ungt. Hydrarg. pedicul.
Rüsterrinde: Cort. Ulmi.
Rütersaft: Succ. Liquiritiae.
Rütersalv: Ugt. Hydrarg. pedic.
Rütte: Herb. Rutae.
Ruffensalbe: Ungt. Hydrarg. alb.
Rufkraut: Herb. Sideritidis.
Ruf Widerruf und Gegenruf: Herb. Conyzae, Herb. Ptarmicae et Herb. Sideritidis ā̄a.
Rugerthee: Herb. Marrubii.
Ruhenicht: Liq. Ammon. caust.
Ruhesaft: Sir. Papaveris.
Ruhlatwerge: Electuar. e Senna.

Ruhpulver: 1. Pulv. epilepticus. March. 2. Pulv. carminativus. 3. Plv. pro Infant. Hufel. 4. Plv. Magnes. c. Rheo.
Ruhralant: Herb. Conyzae.
Ruhrblumen: Flor. Stoechados.
Ruhrkirschen: Fruct. Corni.
Ruhrkraut: Herb. Mercurialis.
Ruhrkrautblüthen: Flores Stoechados.
Ruhröl: Oleum viride.
Ruhrrinde: 1. Cort. Cascarillae. 2. Cort. Simarubae.
Ruhrwurzel: 1. Rad. Colombo. 2. Rad. Ipecacuanh. 3. Rhiz. Tormentillae.
Ruhsaft: 1. Sirupus Chamomillae. 2. Sir. Mannae. 3. Sir. Papaver. 4. Sir. Rhei. 5. Sir. Valerian.
Ruhtropfen: Tinct. Valerianae.
Ruhwasser: 1. Aq. aromatica. 2. Aq. Foeniculi.
Ruku: Orleana.
Rulands Lebensbalsam oder Schwefeltropfen: Oleum Terebinth. sulfurat.
Rumesch: Herb. Teucrii.
Rumorpflaster: Emplastr. ad ruptur.

Rund. Allermannsharnisch: Bulb. Victorialis rot.
— **Sigmarswurz:** Bulb. Vict. rot.
Rundrie: Secale cornutum.
Ruprechtskraut: Herb. Geranii.
Russelrinde: Cortex Ulmi.
Russenpulver: Pulv. Insect. c. Borac.
Russessenz: Tinct. Fulginis.
Russisch. Balsam: Tct. Benz. cps.
— **Bohnen:** Sem. Ricini.
— **Kalk:** Calc. Viennensis.
— **Oel:** Oleum Rusci.
— **Pflaster:** Empl. fuscum.
— **Schoten:** Fruct. Capsici.
— **Stahltropfen:** Tinct. Ferri chlor. aeth.
— **Tropfen:** Tinct. anticholeric.
— **Wasser:** Spir. Melissae comp.
Russnussenöl: Ol. Petrae.
Russöl: Kreosot.
Russtinctur: Tct. Fulig. Clauder.
Rustbaumrinde: Cort. Ulmi.
Rutenkraut: Fol. Rutae.
Rutenöl: Ol. Jecoris Aselli.
Rutenwurz: Rhiz. Ari.
Rutheil: Fol. Rutae.
Ruthmachgähl: Crocus.
Rutschpulver: Talcum pulv.

S.

(Saat, Soat = Samen. Salv, Schmiere, Schmierm = Salbe. Schäufeln = Plätzchen. Schwede = Pflaster. Salse, Selz, Sulz = eingedickter Saft. Soht = süss. Stätt = Aether. Stötten = gestossen. Stupp = Pulver. Sünnt = Sankt)

Saafbrod: Fruct. Ceratoniae.
Saatgras: Rhiz. Graminis.
Sabadill: 1. Semen Sabadillae. 2. Pulv. contra Pediculos.

Sabadillsalbe: Ugt. Hydr. pedic.
Sabikraut: Fol. Salviae.
Sabintinctur: Tinct. Arnicae.
Sachsenfrass: Lign. Sassafras.

Sackpackdi: Pulv. ctr. pedicul.
Sackuar: Herb. Scabiosae.
Sadebaum: Summit. Sabinae.
Sadebaumöl: 1. Ol. Hyoscyami. 2. Ol. Papaveris. 3. Ol. Sabinae.
Sadewurzel: Lignum Quassiae.
Säbenbaumbeeren: Frct. Junip.
Säbendeispulver: Pulvis pro Equis.
Sächsische Erde: Pulv. contra Blattas.
— **Magentropfen:** Tct. Aloës cps.
Sächsische Schwefelsäure: Acid. sulfur. fumans.
Säckchenpulver: Plv. ctr. Insect.
Säckelkraut: Hrb. Burs. Pastoris.
Säffer: Crocus.
Säftpflaster: Empl. Lithargyri.
—, **vermehrtes:** Empl. Litharg. comp.
Säftle: Sir. Mannae.
Sägkraut: Herb. Millefolii.
Säkflthee: Flor. Chamomillae.
Sälv: Fol. Salviae.
Sämchenöl: Ol. Rapae.
Sämehl: Lycopodium.
Sämersamen: Fruct. Cannabis.
Säneschlotten: Follic. Sennae.
Sängerkraut: Herb. Saturejae.
Säuberungssalbe: Ugt. Hydrarg. pedicul.
Säuerling: Herb. Acetosae.
Säupulver: Stib. sulfurat. nigr.
Säure, Hallersche: Mixt. sulf. acid.
Säwersaat: Flores Cinae pulv.
Säwkenpulver: Flor. Cinae plv.
Safengeist: Spiritus saponatus.
Safferblumen: Flores Carthami.
Saffernt: Crocus.

Saffian: Herb. Salviae.
Saflat siehe Salvolat.
Saflor: Flores Carthami.
Safran: Crocus.
—, **falscher oder wilder:** Flor. Carthami.
Safranpflaster: Empl. oxycroc.
Safranspiritus: Spir. camph. croc.
Safran und Blum: Crocus et Macis.
Safrich: Crocus.
Saftbraun: Catechu.
Saftgrün: Succus viridis.
Saftgrünbeeren: Fruct. Rhamni cathart.
Sagarill: Cort. Cascarillae.
Sagebaum: Summitat. Sabinae
Sagstoff: Pulv. contra Pediculos.
Sahentsöl: Ol. Juniperi Ligni.
Saidschützer Salz: Magnes. sulf.
Saint Germainthee: Spec. lax.
Saint Germaintinctur: Tinct. Sennae.
Salatöl: Ol. Olivarum.
Salbe: Fol. Salviae.
—, **ägyptische:** 1. Ugt. Aerugin. 2. Ungt. ophthalm. rubr.
—, **alte Schaden-:** Ungt. Zinci.
—, **aromatische:** Ungt. nervin.
—, **austrocknende:** Ugt. exsicans.
—, **Authenrieths:** Ungt. Plumb. tannicum.
—, **blaue:** Ungt. Hydrarg. pedic.
—, **borsdorfer:** Ungt. pomadin. album.
—, **durchdringende:** Ungt. nervinum.
—, **einfache:** Ungt. cereum.
—, **englische:** Ungt. leniens.

Salbe, flüchtige: Linim. ammon.
—, französische: Ungt. Hydr. citrin.
—, gelbe: Ungt. flavum.
—, gewöhnliche: Ungt. cereum.
—, Glogauer: Ungt. Hydr. citr.
—, Goulardsche: Ugt. Plumbi.
—, graue: Ungt. Hydrarg. pedic.
—, grüne: 1. Ugt. nervin. 2. Ugt. Populi.
—, hebräische: Ungt. diachylon.
—, Hebras: Ungt. diachylon.
—, Königseer:Empl.fusc.camph.
—, Lauks: Ungt. Hydrarg. citrin.
—, Londoner: Ungt. leniens.
—, Neapolitanische: Unguent. Hydrarg. pedic.
—, neunerlei: Ungt. nervinum.
—, rauhe: Folia Salviae.
—, Reissmanns: Ugt. ophthalm.
—, scharfe: Ungt. Cantharidum.
—, schmale: Folia Salvae.
—, schwarze: 1. Empl. fuscum. 2. Ungt. contra Pediculos.
—, tolle: 1. Electuarium e Senna. 2. Electuarium thericale.
—, weisse: Ungt. Cerussae.
—, Werthofs: Ungt. Hydr. alb.
—, zertheilende: Ungt. Kalii jodati.
Salbei: Folia Salviae.
Salbenblätter: Folia Salviae.
Salbinethee: Folia Salviae.
Salegrag: Tubera Salep.
Salep: Tubera Salep.
—, Amerikan.: Amyl. Marantae.
Sal essentiale tartari: Acid. tartaricum.
Salfererbalsam: Ol. Lini sulf.
Salfererthee: Folia Salviae.

Salicylstreupulver: Pulvis salicylicus cum Talco.
Saliter: Kali nitricum.
Salmblume: Flor. Bellidis.
Salmensalbe: Ugt. Rosmar. cps.
Salmiak: Ammon. chloratum.
— —, fixer: Calcar. chloratum.
—, flüchtiger: 1. Ammon.carbon. 2. Liq. Ammon. caust.
—, martialischer: Amm.chlorat. ferrat.
— zum Backen: Amm. carbon.
Salmiakgeist: Liq. Amm. caust.
—, blauer: Spiritus coeruleus.
Salmiaklakrizen: Troch. Amm. chlor.
Salmiakpastillen: Troch. Amm. chlor.
Salmiakspiritus: LiquorAmmon. causticus.
Salmiakstein: Ammon. chlorat.
Salniter: Kali nitricum.
Salomonssiegel: Rhiz. Polygon.
Salomonsstiefel: Rhiz. Polygon.
Salomontropfen: Ol. Tereb. sulf.
Salpeter: Kali nitricum.
—, cubischer: Natr. nitricum.
Salpeteräther: Spir. Aeth.nitros.
Salpetergeist: Acid. nitricum.
—, versüsster: Spir. Aeth. nitros.
Salpeterkügelchen: Kali nitric. tabulat.
Salpeternaphta: Spir. Aeth. nitr.
Salpeterpapier: Charta nitrata.
Salpetertafeln: Kali nitr. tabul.
Salpetertropfen: Spir.Aeth. nitr.
Salpeterzeltchen: Kali nitr. tab.
Salsendornbeeren: Frct. Berber.
Saltaltri: Kali carbonicum.
Saltartari: Kali carbonicum.

Saltling: Herb. Acetosae.
Saltorter: Kali carbonicum.
Saltrianbeeren: Frct.Alkekengi.
Salus et vinus: Liq. Amm. caust.
Salusspiritus: Acid.hydrochl.dil.
Salvatorbalsam: 1. Bals. Peruv. 2. Tinct. Benzoës comp.
Salve, rauhe: Fol. Salviae.
Salverer: Folia Salviae.
Salvetinctur: Tinct. amara.
Salvolate, aromatische: Liq. Ammon. aromat.
—, **blaue od. grüne:** Aq.coerul.
—, **gelbe:** Liq. Ammon. anisat.
—, **weisse:** 1. Liq. Amm. caust. 2. Aq. vulner. spirit.
Sal volatile: Ammon. carbon.
Salvolatspiritus: Liq. Ammon. caust.
Salz, Berliner: Natr. bicarbonic.
— **Bertholletts:** Kali chloricum.
—, **Braunschweiger:** Natr. sulfuricum.
—, **Bullrichs:** Natr. bicarbon.
—, **Egerer:** Magnes. sulfuricum.
—, **englisches:** Magn. sulfuric.
—, **flüchtig-englisch.:** Ammon. carbon.
—, **flüchtiges:** Ammon. carbon.
—, **Karlsbader:** Sal Carolinum.
—, **Kreuzburger:** Magnes. sulf.
—, **Rocheller:** Tartar. natronat.
—, **Seidlitzer:** Magnes. sulfuric.
Salzäther: Spir. Aether. chlor.
Salzalkali: Natr. carbonicum.
Salzburger Tropfen: 1. Elixir Proprietatis. 2. Tct. Aloës cps.
Salzgeist: Acid. hydrochloricum.
—, **versüsster:** Spir. Aeth. chlor.
Salzglas: Fel Vitri.

Salzkraut: Herb. Salsolae.
Salzöl: 1. Acid. hydrochloricum. 2. Linim. resolvens.
Salzsäure: Acid. hydrochloric.
Salzschaff: Pulv. pro Equis.
Salzspiritus: 1. Acid. hydrochlor. 2. Spir. Vini Gallic. c. Sale.
Salzunger Tropfen: 1. Elixir Proprietatis. 2. Tct. Aloës cps. 3. Tinct. salina Hallensis.
Samakt: 1. Hrb. Melissae. 2. Hrb. Sanicularum.
Samariterbalsam: Ol. rubrum.
Samaritergeist: Spir.Meliss. cps.
Samariterpflaster: 1.Empl.fusc. 2. Empl. Cerussae. 3. Empl. Lithargyri molle.
Samaritersalbe: Empl. Lithrag. molle.
Samen der Brautimhaar oder der Jungferimgrünen: Sem. Nigellae.
—, **Spanischer:** Rem. Canariens.
—, **wohlriechender:** Fructus Amomi.
Samenlack: Lacca in granis.
Samenöl: Ol. Sesamt.
Samensalz: Ammon. chloratum.
Samenstaub: Pulv. ctr. Pedicul.
Samlottenkraut: Hb. Oreoselin.
Sammtblümchen: Flor.Bellidis.
Sammtpappelblüthen: Folia Althaeae.
Sammtpappeln: Flor. Malv. arb.
Sammtschwarz: 1.Carbo ossium. 2. Spodium.
Sanamundenwurzel: Rhizoma Caryophyllat.
Sandbeerblätter: Fol. Uv. Ursi.
Sandblätter: Fol. Farfarae.

Sandbrod: Fruct. Ceratoniae.
Sanddistelwurzel: Rad. Carlin.
Sanddornblätter: Fol. Hippoph.
Sandedroni: Flores Cinae.
Sandelholz, blaues: Lignum nephriticum.
—, **gelbes:** Lign. Santali citrin.
—, **rothes:** Lign. Santali rubrum.
—, **weisses:** Lign. Santali album.
Sandelroth: Lign. Santali rubr.
Sandimmortellen: Flor. Stoech.
Sandkraut: 1. Folia Farfarae.
2. Herb. Ivae moschatae.
Sandrach: Sandaraca.
Sandrainblumen: Flor. Stoech.
Sandriedwurz: Rhiz. Caricis.
Sandruhrblumen: Flor. Stoech.
Sandsaat: Sem. Staphisagriae.
Sandsegge: Rhiz. Caricis.
Sandstrohblumen: Flor. Stoech.
Sanikel: Herb. Saniculae.
Sanikelöl: Oleum viride.
Sanikelsalbe: 1. Ungt. basilic.
2. Ungt. nervinum viride.
Sanissalbe: Ungt. nervinum.
Saniterspiritus: Spirit. Aether. nitros.
Sanktbernhardskraut: Herba Cardui bened.
Sanktgeorgstropfen: Oleum Terebinth. sulfur.
Sanktgermainthee: Spec. lax.
Sanktjakobsöl: 1. Ol. Hyoscyam.
2. Ol. rubrum.
Sanktjakobstropfen: Tinctura Aloës comp.
Sanktjohanniskraut: Herba Hyperici.
Sanktlorenzwurz: Rad. Vincetoxici.

Sanktorikraut: Herb. Centaurii.
Sanktpaulswurzel: Rhiz. Imperatoriae.
Sanktpeterskoken: Kali nitric. tabulat.
Sanktpeterskraut: Hrb. Parietariae.
Sanktpeterswurzel: Rad. Succis.
Sanktpetristab: Herb. Virgaur.
Sanktumholz: Lign. Guajaci.
Sankt Yves Augenbalsam: Ungt. ophthalm. comp.
Sansonatebalsam: Bals. Peruv.
Santedroni: 1. Flores Cinae.
2. Troch. Santonini.
Santelholz: Lign. Santalinum.
Santeywurzel: Rad. Saniculae.
Saphedenthee: Fol. Salviae.
Sappikanten: Succ. Liquiritiae.
Sapsüss: Succ. Liquiritiae.
Sareptasenf: Sem. Erucae.
Sarratisalbe: Ungt. Plumbi.
Sarriette: Herb. Saturejae.
Sarsaparillian: Sir. Sarsap. cps.
Sarsaparille: Rhiz. Sarsaparill.
—, **deutsche:** Rhiz. Caricis.
Sartoriuspflaster: Emplastr. Litharg. spl.
Sassafras: Lign. Sassafras.
Sassafrasnüsse: Sem. Pichurim.
Sassdaundhatabrillauf: Rad. Sarsaparill.
Sassundfrass: Lign. Sassafras.
Satermannskraut: Hrb. Saturej.
Sattlerspiritus: Acid. hydrochl. dilut.
Satureikraut: Herb. Saturejae.
Saturnbalsam: Liq. Plumb. subacetici.
Saturnicerat: Ungt. Plumbi.

Saturnsalbe: Ungt. Plumbi.
Saturnus, umgewandter: Ugt.
Satzmehl: Amylum. [Plumbi.
Saubrod: Rhiz. Cyclaminis.
Saudann: Herb. Ledi.
Saudistel: Rad. Taraxac. c. Herb.
Saudrain: Flor. Stoechados.
Sauer, Hallers: Mixt. sulf. acid.
Sauerachrinde: Cort. Berberid.
Sauerampfer: Herb. Acetosae.
Sauerampfersalz: Kali bioxalic.
Sauerampföl: Acid. sulfuric. dil.
Sauerbalsam: Ol. Tamarisci.
Sauerbeeren: Fruct. Berberidis.
Sauerbeerensaft: Sir. Berberid.
Sauerbittergallenmagendarmwasser: Liq. Ammon. pyrooleos. dilut.
Sauerdattel: Pulp. Tamararind. depur.
Sauerdorn: Fruct. Berberidis.
Sauerhonig: Oxymel simplex.
Sauerklee: Herb. Acetosellae.
Sauerkleesäure: Acid. oxalic.
Sauerkleesalz: Kali bioxalic.
Sauerkraut: 1. Herb. Levistici. 2. Herb. Majoranae.
Sauerlampe: Herb. Acetosae.
Sauerlump: Herb. Acetosae.
Sauermus: Pulp. Tamarind. dep.
Sauerpulver: Tartar. depurat.
Sauersaft: Sirup. Citri.
Sauersalz: Acidum tartaricum.
Sauersirup: Sir. Citri succi.
Sauertropfen: Mixt. sulf. acida.
Sauerwasser: Acid. sulfur. dil.
Saufenchel: Rad. Peucedani.
Saugras: Herb. Polygoni.
Saukraut: 1. Herb. Hyoscyami. 2. Hrb. Levist. 3. Hrb. Polygoni.

Saumehlwurz: Rad. Peucedani.
Saumelke: Herb. Taraxaci.
Saumwurz: Rad. Bryoniae.
Saunickel: Herb. Saniculae.
Saupulver: Stib. sulfurat. nigr.
Saur. Elixir: Mixt. sulfuric. acid.
— Nerventropfen: 1. Aether. aceticus. 2. Tinct. aromat. acid.
— Tropfen: 1. Mixt. sulfur. acid. 2. Tinct. aromat. acid.
— Zahntropfen: Mixt. sulfur. acid.
Saurachbeeren: Frct. Berberid.
Saurebe: Stipit. Dulcamarae.
Sauringel: Herb. Potentillae.
Saustock: Herb. Taraxaci.
Sautanne: Herb. Lycopodii.
Sauwurz: Rhiz. Veratri alb.
Savenbaum: Sumit. Sabinae.
Schabab: Herb. Millefolii.
Schaback: Ungt. contra scabiem.
Schabarisalbe: Ungt. sulf. gris.
Schaben: Blatt. orientalis.
Schabenkraut: Fol. Patschuli.
Schabensalz: Naphthalin.
Schaberthee: Herb. Millefolii.
Schabijak: Ungt. Hydrarg. alb.
Schablone: Ungt. flavum.
Schaborblüthen: Flor. Millefol.
Schabrell: Cort. Cascarillae.
Schabrian, umgewandter: Ungt. contra scabiem.
Schabstein: Talcum pulv.
Schabziegerklee: Herb. Melilot. coerul.
Schachtelhalm: Herb. Equiseti.
Schachtelpflaster: Empl. fusc.
Schachtkraut: Herb. Spartii.
Schackerillenbork: Cort. Cascarillae.

Schadenpflaster: Empl. Litharg. molle.
Schadensalbe, alte: 1. Unguent. exsiccans. 2. Ungt. Zinci.
Schadenwasser: Aq. phagadaen.
Schadheil: Rad. Consolidae.
Schächterhai: Herb. Equiseti.
Schäferbalsam: Liq. Ammon. anisat.
Schäferkern: Pulv. contra pedic.
Schäferkraut: Hrb. Burs. Pastor.
Schäfermädchensalbe: Ungt. ophthalm.
Schäferpflaster: Empl. fuscum.
Schäfersalbe: 1. Ungt. basilic. fusc. 2. Ungt. cereum. 3. Ungt. ophthalmicum. 4. Ungt. Zinci.
Schäfertropfen: Tinct. aromat.
Schäferwurzel: Rhiz. Galang.
Schämdich: Stincus marinus.
Schämgraff: Herb. Linariae.
Schärfepulver: 1. Natr. bicarb. 2. Pulv. Liquiritiae comp.
Schärfkräutig: Herb. Sideritid.
Schafdistel: Herb. Card. bened.
Schafeminzwurz: Rhiz. Veratri.
Schafennigwurzel: Rhiz. Veratr.
Schafentel: Flor. Lavandulae.
Schafentelwurz: Rad. Bryoniae.
Schaferlthee: Follicul. Sennae.
Schaffkraut: Herb. Teucrii.
Schaffrus: Herb. Equiseti.
Schafgarbe: Herb. Millefolii.
Schafgarbenessenz: Tinctura amara.
Schafheu: Herb. Equiseti.
Schafklee: Fol. Trifolii alb.
Schafkopfkraut: Herb. Chenopodii.
Schafkunz: Fung. Sambuci.

Schafmullensaat: Fruct. Phellandrii.
Schafrippchen: Herb. Millefol.
Schafrippelblumen: Flores Millefolii.
Schafsalbe: Lanolin.
Schafschwanz: Flor. Verbasci.
Schafstroh: Herb. Equiseti.
Schaften: Herb. Equiseti.
Schafthalm: Herb. Equiseti.
Schaftheu: Herb. Equiseti.
Schaftreck: Rad. Bryoniae.
Schafzungen: Flor. Millefolii.
Schaiblers Pulver: Pulv. pro equis.
Schakalpulver, Indianisches: Cort. Chinae pulv.
Schakarillenbork: Cort. Cascarillae.
Schakorinde: Cort. Cascarillae.
Schalberrisalbe: Ungt. sulf. gris.
Schampanirwurz: Rhiz. Veratri.
Schampionkraut: Hrb. Scabios.
Schanikel: Herb. Saniculae.
Schankersalbe: Ugt. Hydr. rubr.
Schanzwurz: Rad. Consolidae.
Schappang: Ungt. Hydrarg. alb.
Schappox: Ungt. Hydrarg. alb.
Schappsalbe: Ugt. ctr. Scabiem.
Schapscharthee: Herb. Millefol.
Schapshose: Herb. Scabiosae.
Scharbe: Herb. Genistae.
Scharbockklee: Fol. Trifol. fibr.
Scharbockkraut: 1. Fol. Arnic. 2. Hrb. Cochlear. 3. Hrb. Ficar.
Scharbocksalbe: Ugt. ctr. scab.
Scharbockspiritus: Spiritus Cochleariae.
Scharbocktropfen: 1. Tinctura Chinae comp. 2. Tct. Myrrhae.

Scharf. Juni: Ol. Olivarum.
— **Salbe**: Ungt. Cantharidum.
— **Schmiere**: 1. Ungt. sulfurat.
cps. 2. Ungt. acre.
— **Spiessglanztinctur**: Tinct. kalina.
Scharfkopfsalbe: Ungt. basilic.
Scharfkraut: Herb. Sideritidis.
Scharfnessel: Herb. Urticae.
Scharfrichterpflaster: Empl. fusc. camph.
Scharfrichterpulver: Rhizoma Tormentill. pulv.
Scharfrichtersalbe: 1. Unguent. basilicum. 2. Ungt. contra scabiem. 3. Ungt. Populi.
Scharfruss: Herb. Equiseti.
Scharlachkörner: Gran. Kermes.
Scharlachkraut: Fol. Salviae.
Scharlachwasser: Sol. Carmini.
Scharlachwurzel: 1. Rad. Alcanae. 2. Rad. Rubiae tinct.
Scharlakenpulver: Tubera Jalapae pulv.
Scharlei: Fol. Salviae.
Scharlottenpulver: Tub. Jalap. pulv.
Scharmakwurzelpulver: Rad. Consolidae pulv.
Scharnikel: Herb. Saniculae.
Scharnokel: Herb. Hyperici.
Scharnpiepen: Hb. Chaerophyll.
Scharpiesalbe: Ungt. basilicum.
Scharpionöl: 1. Ol. Hyperici. 2. Ol. Lumbricor. 3. Ol. Olivar.
Scharte: Herb. Genistae.
Schartenöl: Ol. Amygdalarum.
Scharwekraut: Fol. Patschuli.
Schascharellenbork: Cortex Cascarillae.

Schathütlichkraut: Herba Alchemillae.
Schattenklee: Fol. Trifolii.
Schauderbalsam: Spirit. aromat.
Schauerbalsam: 1. Ungt. Rosmarin. comp. 2. Spir. Melissae comp. 3. Spir. Angelic. comp.
Schaumkraut: Herb. Cardamin.
Schaupen: Flor. Convallariae.
Schedelkraut: Herb. Burs. Past.
Schedelwater: Acid. nitricum.
Scheefbein: Cornu Cervi ustum.
Scheefennigsaat: 1. Flor. Pyrethri pulv. 2. Pulv. ctr. pedic. 3. Rhiz. Veratri pulv. 4. Sem. Staphisagriae.
Scheelesches Süss: Glycerin.
Scheepseeschwede: Emplastr. defensiv. rubr.
Scheerenschleifertropfen: Tinct. aromat. acid.
Scheerkraut: Herb. Taraxaci.
Scheesenträgerpflaster: 1. Empl. ad rupturas. 2. Empl. oxycroceum.
Scheetpulver: Pulv. pro pecore.
Scheibenwurz: Rhiz. Asari.
Scheidewasser: Acid. nitricum.
Scheissbeeren: Fruct. Rhamni.
Scheissbeerholz: Cort. Frangul.
Scheissholzschalen: Cortex Frangulae.
Scheisskraut: Herb. Mercurial.
Schellack: Lacca in tabulis.
Schellkraut: Herb. Chelidonii.
Schelmenkraut: Hrb. Antirrhini.
Schenscheldemenschenthee: Species laxantes.
Scherbelstein: Talcum.
Scherbenkobalt: Arsen. metall.

Scherkraut: Herb. Sirideritis.
Schermönthee: Species laxant. St. Germain.
Schernekelöl: Ol. Hyperici.
Schernekelthee: Hrb. Hyperici.
Scherzensalbe: Ungt. oxygenat.
Schetschken: Flor. Sambuci.
Schetschkensaft: Succ. Sambuc.
Scheuerchenpulver: Pulv. pro infant. Hufel.
Scheuergras: Herb. Equis. min.
Scheuerkraut: Hrb. Equis. min.
Scheurles Pflaster: Empl. fusc.
Schibberschabber: Pulv. contra pediculos.
Schibken: Flor. Sambuci.
Schickerill: Cortex Cascarillae.
Schieferöl: 1. Benzin. 2. Oleum Petrae rubr.
Schieferweiss: Cerussa.
Schielkraut: Herb. Chelidonii.
Schielkrautpflaster: Emplastr. aromatic.
Schiemen: Rhiz. Calami.
Schienenwurz: Rhiz. Calami.
Schierling: Herb. Conii.
Schierlingswasser: Aq. Petros.
Schierwasser für Kühe: Acid. nitr. crud.
Schiessbeeren: Fruct. Rhamni cathart.
Schiesswurz: Rad. Bryoniae.
Schiewecken: Flor. Sambuci.
Schifferstein: Tutia praeparat.
Schiffspech: Pix navalis.
Schiffstheer: Pix liquida.
Schildkraut: Lichen Pulmonar.
Schildmoos: Lichen Pulmonar.
Schillkrautsalbe: Ugt. Linariae.
Schiltwort: Rad. Bryoniae.

Schimmelsalz: Acid. salicylic.
Schimpfkapseln: Caps. c. bals. Copaivae.
Schinakelsalbe: Empl. Litharg. comp.
Schinderpflaster: Empl. basilic.
Schindholdersalbe: Unguent. oxygenatum.
Schindkraut: Herb. Chelidonii.
Schinken: Herb. Bursae Pastor.
Schinnkraut: Herb. Chelidonii.
Schinnpulver: Spec. emollient.
Schirmenthee: Spec. laxantes.
Schirpklee: Fol. Trifolii alb.
Schischib: 1. Pasta Jujubae. 2. Pasta Liquiritiae.
Schismuskörner: Semen Tiglii.
Schisskraut: Herb. Mercurialis.
Schissmilde: Herb. Mercurialis.
Schiwiken: Flor. Sambuci.
Schlabeeren: Frct. Rhamn. cath.
Schlafäpfel: 1. Fruct. Papaveris. 2. Fung. Cynosbati.
Schlafkraut: 1. Fol. Belladonn. 2. Herb. Hyoscyami.
Schlafkunzen: Fung. Cynosbati.
Schlafpulver: Pulv. carminat.
Schlafsaft: 1. Sir. Chamomill. 2. Sir. Papaver. 3. Sir. sedatif.
Schlafthee: Fruct. Papaveris.
Schlaftrunk: Fruct. Papaveris.
Schlagbaumrinde: Cort. Rhamn.
Schlagbeeren: Fruct. Rhamni.
Schlagessig: Acet. aromaticum.
Schlagflusstropfen: Tinctura apoplectica.
Schlagkraut: Herb. Chamaepit.
Schlagpulver: Pulv. temperans.
Schlagtropfen, rothe: 1. Tinct. aromat. 2. Tct. apoplect. rubr.

Schlagtropfen, weisse: Spir. aethereus.
Schlagwasser: 1. Aq. apoplect. 2. Aq. aromatica. 3. Aq. vulnerar. acid. 4. Spirit. Angelic. comp. 5. Spiritus Coloniensis. 6. Spir. Lavandulae comp.
— **mit Gold:** Aq. aromatica c. Aur. foliat.
—, **Weissmanns:** Tinct. Arnicae c. Tinct. Kino 10:1.
— z. **Aufriechen:** Liq. Ammon. arom.
— z. **Einnehmen:** Aq. Melissae.
Schlangenfett: Ol. Jecor. Aselli.
Schlangengras: Rhiz. Graminis.
Schlangenholz: Lign. Guajaci.
Schlangenkraut: 1. Hrb. Consol. 2. Herb. Lycopodii. 3. Herb. Veronicae.
Schlangenkrautsaft: Sirupus communis.
Schlangenmehl: Lycopodium.
Schlangenmoos: Herb. Lycopod.
Schlangenmord: Rad. Consolid.
Schlangenöl: Ol. Jecoris Aselli.
Schlangenpulver: 1. Lycopod. 2. Millepedes pulv. 3. Rad. Serpentariae pulv.
Schlangenschmalz: Ol. Jecoris Aselli.
Schlangentritt: Rhiz. Bistortae.
Schlangenwasser: Aq. aromat.
Schlangenwundkraut: Herba Veronicae.
Schlangenwurz: 1. Rad. Serpentariae. 2. Rad. Vincetoxici. 3. Rhiz. Bistortae.
Schlaraffenpulver: Tubera Jalapae pulv.

Schlecksirup: Sir. Althaeae.
Schlegelthee: Spec. laxantes.
Schlehblüthen: Flor. Acaciae.
Schlehdorn: Flor. Acaciae.
Schlehenblut: Flor. Acaciae.
Schlehenöl: Oleum viride.
Schlehenpech: Gummi arabic.
Schlehensaft: Sir. Berberidis.
Schlehenwasser: Aq. Melissae.
Schleichöl: Ol. Olivarum.
Schleimkörner: Sem. Cydoniae.
Schleimkreim: Creta alba.
Schleimpflaster: Empl. Lith. cps.
Schleimpulver: Plv. Liquir. cps.
Schleimsaft: Sir. gummosus.
Schleimschäufeln: Rotulae lax.
Schleimthee: 1. Rad. Althaeae. 2. Spec. emoll. 3. Spec. pectoral.
Schleimtropfen: Tct. Jalap. dil.
Schleimundgallenpillen: Pil. laxantes.
Schleimwurzel: Rad. Althaeae.
Schlenzkersche Magentropfen: Tinct. Chinae comp.
Schleppchenpulver: Tubera Salep pulv.
Schletterlesthee: Fruct. Papav.
Schlichtmoos: Carrageen.
Schlickspottche: Elect. e Senna.
Schliefgras: Rhiz. Graminis.
Schlieköl: Ol. Olivarum.
Schlimmbluth: Flor. Acaciae.
Schlingbohnen: Sem. Phaseoli.
Schlingdornblüthe: Flor. Acac.
Schlingwurzel: Rad. Ononidis.
Schlingeblüthen: Flor. Acaciae.
Schlinkenblüthen: Flor. Acac.
Schlippenwurz: Rhiz. Bistortae.
Schlotfegertropfen: Tinctura Ferri pomata.

Schlotten: Fruct. Alkekengi.
Schlottenkraut: Herb. Pulsatill.
Schluckenwehrrohr: Rad. Levistici.
Schluckerwurz: Rhiz. Bistortae.
Schluckpulver: Rad. Gentianae pulv. gross.
Schlüsselblumen: Flor. Primul.
Schlüsselblumenwasser: Aqua Amygdal. am. dil.
Schlüsselkraut: Herb. Saponar.
Schlüsselwurz: Rad. Saponar.
Schlupfpulver: Talcum pulv.
Schlutten: Fruct. Alkekengi.
Schmackblätter: Fol. Rhoïs.
Schmärwurz: Rad. Bryoniae.
Schmale Salve: Fol. Salviae.
— **Sophie:** Fol. Salviae.
Schmalz: Adeps.
Schmalzhefen: Rad. Ononidis.
Schmalzthee: Spec. nutrientes.
Schmalzwurz: Rad. Consolidae.
Schmandsalbe: Ungt. leniens.
Schmeckbirnkerne: Semen Cydoniae.
Schmecke: Herb. Centaur. min.
Schmeckelswasser: Spir. odoratus.
Schmeckenicht: Pulv. Jalapae laxans.
Schmerblumen: 1. Flor. Arnicae. 2. Flor. Verbasci.
Schmergel: 1. Herb. Chenopodii. 2. Herb. Serpylli.
Schmerkraut: Herb. Cannabis.
Schmersamen: Fruct. Cannabis.
Schmerstein: Talcum.
Schmerwurz: Rhiz. Ari.
Schmerwurzel: Rad. Consolid.

Schmerzstillend. Essenz: Tct. carminativa.
— **für's Kind:** 1. Sir. Chamomill. 2. Sir. Papaveris.
— **Liquor:** Spiritus aethereus.
— **Opiumtropfen:** Acet. Opii.
— **Saft:** Sir. Papaveris.
— **Spiritus:** 1. Spir. aethereus. 2. Spir. Angel. comp. 3. Spir. Melissae comp.
— **Wasser:** 1. Aq. sedativa. 2. Aq. Petroselini.
Schmerzwurzel: Rad. Consolid.
Schmettenschmiere: Liniment. ammoniat.
Schmidts Pflaster: Empl. Res. Pini.
Schmierpflaster: Empl. fuscum.
Schmierpulver, schwarzes: Graphit.
Schmiersalbe: Sapo viridis.
Schmierseife: Sapo viridis.
Schminkbohnen: Sem. Phaseoli.
Schminke, rothe: Carmin.
— **weisse:** Bismut. subnitr.
Schminkläppchen: Bezett. rubr.
Schminkweiss: Bismut. subnitr.
Schminkwurzel: Rad. Alcannae.
Schmirgel: Lapis Smiridis.
Schmitze: Lign. campechian.
Schmitzerlein: Fruct. Jujubae.
Schmolt: Adeps.
Schmuckers Pflaster: Empl. consolid.
Schnabelwurz: Rad. Levistici.
Schnakenfett: Ol. Jecor. Asell.
Schnakengeist: Liq. Ammon. caust.
Schnakenöl: Ol. Papaveris.
Schnakenpulver: Plv. ctr. insect.

Schnallen: Flor. Rhoeados.
Schnallensaft: Sir. Rhoeados.
Schneckenfett: 1. Adeps. 2. Ol. Jecor. Asell. 3. Ol. Lumbricor.
Schneckengeist: 1. Liq. Ammon. caust. 2. Spirit. aromaticus.
Schneckengruss: Sir. Althaeae.
Schneckenhäuschen: Trochisci Santonin.
Schneckenhauspulver: Conchae praep.
Schneckenöl: 1. Ol. Lumbricor. 2. Ol. Jecor. Asell.
Schneckensaft: 1. Sir. Althaeae. 3. Sir. Aurant. flor. 3. Sir. Liquir.
Schneckensalbe: Ungt. Plumbi.
—, **schwarze:** Ungt. basil. fusc.
Schneckenzähne: 1. Conch. plv. gross. 2. Sem. Paradisi.
Schneeberger Schnupftahak: Pulv. sternutatorius alb.
Schneerose: Stipit. Rhododendr.
Schneesalbe: 1. Ungt. leniens. 2. Ungt. Plumbi. 3. Ungt. Zinci.
Schneesalz: Ammon. carbonicum.
Schneetropfen: Flor. Convallar.
Schneeweiss: Zincum oxydatum.
Schneiderbalsam: Ugt. ctr. scab.
Schneiderblumen: Flr. Acaciae.
Schneiderkurasche: Ungt. ctr. scabiem.
Schneiderleistenspiritus: 1. Spir. Lavand. comp. 2. Spir. sapon. camph.
Schneiderliebe: Ungt. ctr. scab.
Schneiders Kurzweil od. Vergnügen: Ugt. contra scabiem.
Schnellbleiche: Calcar. chlorat.
Schnellerblumen: Flor. Rhoead.
Schnellsalz: Ammon. carbonic.

Schnelltropfen: Tinct. Jalapae.
Schneppdiwepp: Infus. Sennae comp.
Schnitterblumen: Flor. Stoech.
Schnitttropfen: Sir. Sennae.
Schnitzelrothstein: Lap. Haem.
Schnitzerlein: Fruct. Jujubae.
Schnitzewitt: Ungt. sulfur. cps.
Schnuderbeeren: Fruct. Myrtill.
Schnüffelsalbe: Ungt. Zinci.
Schnupfensalbe: Ungt. Majoran.
Schnupfkapseln: Caps. Bals. Capaiv.
Schnupfpulver, Schneeberg.: Pulv. sternutatorius.
Schnupftabaksblumen: Flor. Arnicae.
Schnur: Rhiz. Graminis.
Schobbijak, weisser: Ungt. Hydrarg. alb.
Schober: Flor. Millefolii.
Schöllkraut: Herb. Chelidonii.
Schöllwurzelpulver: Rhizoma Veratri pulv.
Schönefrau: Fol. Belladonnae.
Schönemarie: Sem. Foenugraeci.
Schönhacke: Rad. Carlinae.
Schönheitsmilch: Aqua Rosae benzoinat.
Schönheitspflaster: Empl. Angl.
Schönkraut: Herb. Chelidonii.
Schönliebe: Flor. Stoechados.
Schöpsentalg: Sebum ovile.
Schofripple: Flor. Millefolii.
Schokoladenpflaster: Emplast. fuscum.
Schokoladensalbe: Cerat. fusc.
Scholzenpflaster: Empl. fuscnm.
Scholzensalbe: Ugt. basilic. fusc.

Schonungspflaster: Empl. Cantharid. perp.
Schooskraut: Herb. Perfoliat.
Schop: Ungt. contra Scabiem.
Schopfsalbe: Ungt. sulfuratum.
Schorfkopfsalbe: Ungt. basilic.
Schorflattichwurzel: Radix Oxylapathi.
Schossmaltenkraut: Herba Artemisiae.
Schosswurz: Herb. Abrotani.
Schoten, griechische: Fructus Ceraton.
Schotenklee: Herb. Meliloti.
Schotenpfeffer: Fruct. Capsici.
Schotenthee: Follicul. Sennae.
Schotenzucker: Sacchar. Lact.
Schotschen: Flor. Sambuci.
Schottendornsaft: Succ. Acac.
Schradel: Fol. Ilicis.
Schraminenstein: Lap. Calam.
Schrankschmier: Cera politor.
Schrapselsalbe: Ungt. ctr. scab.
Schreckbirnen: Sem. Paeoniae.
Schreckblumen: Flor. Arnicae.
Schreckensalbe: Ugt. sulfur. cps.
Schreckkörner: Sem. Paeoniae.
Schreckkraut: 1. Herb. Conyzae. 2. Herb. Centauri panic. in Bündeln. 3. Herb. Chenopodii. 4. Herb. Sideritidis.
Schreckpulver: 1. Pulv. epilept. 2. Pulv. pro infant. ruber. 3. Pulv. temperans ruber.
Schrecktropfen: 1. Mixt. oleos. balsam. 2. Tinct. Valerian.
—, **rothe**: Aq. aromat. rubr.
—, **weisse**: 1. Spirit. aethereus. 2. Spiritus aetheris nitros. 3. Spiritus Melissae comp.

Schreckwasser: Aq. aromatica.
Schrindwurz: Rad. Lapathi.
Schrotschusspulver: Pulvis contra pediculos.
Schrundensalbe: 1. Ugt. cereum. 2. Ungt. oxygenatum.
Schrunesalbe: Ungt. Terebinth.
Schrunnwasser: Glycerin.
Schubijack: Ungt. ctr. scabiem.
Schublack: Lacca in tabulis.
Schülerkraut: Herb. Acmellae.
Schürwurz: Rhiz. Tormentillae.
Schüssersalbe: Ungt. sulfurat.
Schulholz: Cort. Dita.
Schulzes Balsam: Tinctura odontalgic.
Schulzucker: Sacchar. rubrum.
Schumack: Herb. Sumach.
Schumannstropfen: Tct. amara.
Schumarkel: Herb. Asperulae.
Schuppenflechte: Lich. Island.
Schuppensalbe: Ungt. Zinci.
Schuppenwurz: 1. Rhiz. Bistort. 2. Rhiz. Filicis.
Schussblattersalbe: Ugt. Zinci.
Schusswasser: Mixt. vuln. acid.
Schusterkraut: Herb. Origani.
Schusterpuder: Talcum pulv.
Schusterpulver: Alum. plumos.
Schustersalbe: Ungt. sulfurat.
Schustertropfen: Tct. Chinoid.
Schutzpflaster, grünes: Empl. Meliloti.
Schwabenkraut: Herb. Chenop.
Schwabenöl: Ol. Ricini.
Schwabenpulver: Pulv. contra insect.
Schwabentod: 1. Borax pulv. 2. Pulv. contra Blattas.
Schwälkenöl: Ol. viride coct.

Schwämmchensaft: Mel borax.
Schwärkraut: Herb. Scabiosae.
Schwärkräuter: Spec. emollient.
Schwärpflaster: Empl. Litharg. comp.
Schwalbenkraut: Hrb. Chelid.
Schwalbenkrautöl: 1. Oleum Amygdal. 2. Ol. compositum. 3. Ol. Hyoscyami.
Schwalbenöl: 1. Ol. Amygdal. 2. Ol Jecor. Aselli fusc. 3. Ol. Philosoph. 4. Ol. viride.
Schwalbenwasser: 1. Aq. aromatica. 2. Aq. carminativa. 3. Aq. Tiliae.
—, schwarzes: Aq. Foeniculi.
Schwalbenwurzel: 1. Rhizoma Bistortae. 2. Rad. Vincetoxici.
Schwammbüchseltropfen: Spir. odorat.
Schwammerlwasser: Sol. Boracis.
Schwammkohle: Carbo Spong.
Schwammsaft: Sir. Althaeae.
Schwammsäftchen: Mel borax.
Schwammthee: Lichen Island.
Schwammwurz: Rad. Asparagi.
Schwammzucker: Sacch. rubr.
Schwanensalz: Tartar. natronat.
Schwanzpfeffer: Frct. Cubebae.
Schwarteehr: Mumia pulv.
Schwartenpeterkähm: Semen Nigellae.
Schwarz. Ahrand: Styrax.
— Andorn: Herb. Ballotae.
— Besinge: Fruct. Myrtilli.
— Chinaöl: Bals. Peruvian.
— Degen: 1. Ol. animale foet. 2. Ol. Rusci.
— Ehr: Mumia.

Schwarz. Essig: Acet. pyrolignos. crud.
— Hafer: Pulv. contra pedicul.
— Indischer Balsam: Balsam. Peruvian.
— Königssalbe: Ungt. basilic. nigr.
— Koriander: Sem. Nigellae.
— Kümmel: Sem. Nigellae.
— Malven: Flor. Malv. arbor.
— Mundertropfen: Tinctura Ferri pomata.
— Niesswurz: Rad. Helleb. nigr.
— Nüsse: Mirobalani.
— Paperkähm: Sem. Nigellae.
— Pech: Pix navalis.
— Pfeffer: Fruct. Piper immat.
— Picksalbe: Ungt. basilic. nigr.
— Platintropfen: Tinct. Aloes.
— Rhabarber: Tub. Jalapae.
— Schneckensalbe: Unguent. basilic. fusc.
— Seife: Sapo kalinus venalis.
— Senf: Sem. Sinapis.
— Steinöl: 1. Ol. animale foetid. 2. Ol. Petrae nigr. 3. Ol. Rusci.
— Stundentropfen: Tct. Aloës.
— Tafelsalbe: Empl. fusc. camph.
— Tropfen: 1. Elix. Aurant. cps. 2. Tinct. amara.
— Uran: Styrax calamita.
— Waschung: Aq. phagadaen. nigr.
— Wasser: Aq. phagadaen. nigr.
— Wundertropfen: 1. Tinct. Aloës comp. 2. Elix. uterin. Crollii.
— Zucker: Succ. Liquirit. anis.
Schwarzbeerblätter: Fol. Rubi frutic.

Schwarzbeeren: Fruct. Myrtilli.
Schwarzbeersaft: Sir. Moror.
Schwarzbergöl: Ol. Rusci.
Schwarzblätter: Hrb. Hepatic.
Schwarzbleiweiss: Graphit.
Schwarzbreitenpflaster: Empl. fuscum.
Schwarzburgerbalsam: Oleum Lini sulfurat.
Schwarzburgerpflaster: Empl. fuscum.
Schwarzdegenöl: Ol. animale foetid.
Schwarzdornblüthen: Flores Acaciae.
Schwarzdornbrei: Succ. Samb.
Schwarzdornrinde: Cort. Ulmi.
Schwarzdornwurzel: 1. Rad. Ononidis. 2. Rhiz. Tormentill.
Schwarzedelherzpulver: Plv. epilept. niger.
Schwarzenbergsalbe: Empl. fuscum.
Schwarzespenknospen: Gemmae Populi.
Schwarzfegertropfen: 1. Tct. Ferri pomat. 2. Tinct. Fuliginis. 3. Elix. uterin. Anglic. (Ph. Sax.)
Schwarzgallenmagentropfen: Tinct. Aloës comp.
Schwarzglaspulver: Stib. sulfurat. nigr.
Schwarzheilpflaster: Emplast. fuscum.
Schwarzholder: Flor. Sambuci.
Schwarzholzrinde: Cort. Frang.
Schwarzkirschenwasser: Aq. Amygdal. amar. dilut.
Schwarzkorn: Secale cornutum.
Schwarzkümmel: Sem. Nigellae.
Schwarzlosenpulver: Pulv. pro equis.
Schwarznessel: Herb. Scrophul.
Schwarzpappeln: Flor. Malvae arbor.
Schwarzpflaster: Empl. fuscum.
Schwarzrabenblut, innerl.: Tinct. Asae foetid.
— **äusserlich:** Ol. Rusci.
Schwarzrhabarber: Tub. Jalap.
Schwarzruschelrinde: Cortex Ulmi.
Schwarztaffetpflaster: Empl. Drouoti.
Schwarzwäldertropfen: Tinct. Aloës comp.
Schwarzwaldpulver: Pulvis epilept. niger.
Schwarzwaldwurzel: Radix Consolid.
Schwarzwurzel: Rad. Consolid.
Schwarzwurzelhonig: Sirup. Liquiritiae.
Schwarzwurzelöl: Ol. viride.
Schwarzwurzelpflaster: 1. Empl. fusc. 2. Empl. ad rupt.
Schwarzwurzelpulver: Rad. Althaeae pulv.
Schwarzwurzelsaft: Sir. Alth.
Schwarzwurzelsalbe: 1. Ungt. basilic. fusc. 2. Ungt. flavum.
Schwebelrinde: Cort. Frangul.
Schwede, alter: 1. Spec. amarae. 2. Tinct. Aloës comp.
Schwedentrank: 1. Tinct. Aloës comp. 2. Tinct. Benzoës comp.
Schwedisch. Balsam: 1. Tinct. Aloës cps. 2. Tinct. Benz. cps.
— **Elixir:** 1. Tinct. Aloës comp. 2. Tinct. Benzoës comp.

Schwedisch. Kräuter: Species amarae.
— **Magentropfen**: Tinct. Aloës comp.
— **Pomade**: Ungt. sulfurat. cps.
— **Tinctur**: 1. Tinct. Aloës comp. 2. Tinct. Benzoës comp.
— **Tropfen**: Elix. e succo Liquir.
Schwefeläther: Aether.
Schwefeläthergeist: Spiritus aethereus.
Schwefelalkali: Kal. sulfuratum.
Schwefelalkohol: Carbon. sulf.
Schwefelbalsam: Ol. Lini sulf.
Schwefelbalsamtropfen: Ol. Terebinth. sulf.
Schwefelblumen: Sulf. sublim.
Schwefelgeist: Acid. sulfur. fum.
Schwefelleber: Kal. sulfurat.
Schwefelleinöl: Ol. Lini sulfur.
Schwefelmehl: 1. Lycopodium. 2. Sulfur depurat.
Schwefelmilch: Sulfur praecip.
Schwefelnaphtha: Aether.
Schwefelöl: 1. Acid. sulfur. crud. 2. Ol. Terebinth. sulfurat.
Schwefelpraecipitat: Sulfur praecipit.
Schwefelpulver: Sulfur sublim.
Schwefelrahm: Sulfur praecipit.
Schwefelsäure: Acid. sulfuric.
— **Nordhäuser**: Acid. sulfuric. fumans.
Schwefelsalbe: Ungt. sulfurat.
—, **schwarze**: Ungt. sulfur. cps.
Schwefelspäne: Sulf. in foliis.
Schwefelspiessglanz: Stibium sulfurat nigr.
Schwefelstätt: Aether.

Schwefeltartar: Ol. Tereb. sulf.
Schwefelterpentinöl: Oleum Terebinth. sulfurat.
Schwefeltmodur: Ol. Terebinth. sulfurat.
Schwefelwurzel: 1. Bulb. Asphodeli. 2. Rad. Peucedani.
Schweinefrass: Lign. Sassafras.
Schweingras: Rhiz. Graminis.
Schweinegruse: Herb. Polygoni.
Schweinetropfen: Arsenic. III. homoeop.
Schweingaeder Nervensalbe: Ungt. nervin. virid.
Schweinigeltropfen: Oleum Terebinth. sulfurat.
Schweinsbeutel: Rhiz. Veratr. in sacc. (sogen. Niessbeutel).
Schweinsbrechwurzel: Rhiz. Veratri.
Schweinsbrot: Rad. Cyclaminis.
Schweinsbubenpflaster: Empl. Litharg. comp.
Schweinwurz: Rad. Bryoniae.
Schweisskraut: Hrb. Mercurial.
Schweisspulver: 1. Pulv. Salicyl. c. Talco. 2. Zinc. oxydatum.
— **zum Härten**: Kal. ferrocyan.
Schweisswurzel: Rhiz. Chinae.
Schweizerkräuter: Spec. amar.
Schweizermädelthee: Flores Rhoeados.
Schweizerpillen: Pil. laxantes.
Schweizerthee: Herb. Galeops.
Schweizerzucker: Sacch. lact.
Schwellkraut: Fol. Malvae.
Schwellstein: Cupr. aluminat.
Schwerkraut: Herb. Scabiosae.
Schwernothtropfen: Tinctura Chinoidini.

Schwersaat: Flor. Cinae.
Schwertelwurzel: Rhizom. Irid. Flor.
—, wilde: 1. Bulb. Asphodeli. 2. Bulb. Victorial. rot. 3. Rad. Pyrethri. 4. Rhiz. Pseudacori.
Schwiegermütterchen: Herb. Violae tricol.
Schwiensbüdel: Rhiz. Veratri in sacc.
Schwiensbulenpflaster: Empl. Litharg.
Schwienwörtel: Rhiz. Veratri.
Schwigerli: Herb. Violae tricol.
Schwillpflaster: Empl. Litharg.
Schwindelkörner: 1. Fructus Cocculi. 2. Fructus Cubebae. 3. Fruct. Coriandri. 4. Sem. Sinapis alb.
Schwindelöl: Ol. Terebinthinae.
Schwindelpulver: Plv. temper.
Schwindelwurzel: Rad. Arnic.
Schwindensalbe: Ugt. Hydr. alb.
Schwindsuchtwurzel: Radix Actaeae.
Schwirzelkörn: Sem. Staphisag.
Schwitzalse: Succ. Junip. insp.
Schwitzerlack: Plv. pro vaccis.
Schwitzerlein: Fruct. Jujubae.
Schwitzerpulver: Pulv. lactesc.
Schwitzsaft: Succ. Sambuci insp.
Schwitzthee: 1. Flor. Sambuci. 2. Flor. Tiliae.
Schwitztropfen, grüne: Tinct. Menthae pip.
—, weisse: 1. Liq. Ammon acet. 2. Spir. Angelicae comp.
Schwollkraut: Fol. Malvae.
Schwülkenöl: 1. Ol. Philosoph. 2. Ol. viride.

Schwülkenwasser: 1. Aq. aromatica. 2. Aq. Foeniculi.
Schwulstkraut: Herb. Chelidon.
Schwulstsalbe: Ungt. Kali. jodat.
Schwundbalsam: Liqu. Ammon. caust. 1,0, Tinct. Arnicae, Spir. camph., Spir. sapon. $\overline{aa}$ 5,0.
Schwundsalbe: 1. Ugt. Rosmar. comp. 2. Ungt. Zinci.
Schwungsalbe: Ungt. Populi.
Schwungsalz: Ammon. carbon.
Scorbuttinctur: Tinct. lignor.
Scordienkraut: Herb. Scordii.
Scorpionöl: 1. Ol. Lini. 2. Ol. camphorat.
Sebarsaat: Flor. Cinae.
Sebastianthee: Lign. Quassiae.
Sebenbaum: Summit. Sabinae.
Sebersaat: Flor. Cinae.
Sechserleischmiere: Ungt. nervinum.
Sechswöchnerinthee: Herba Violae tricol.
Seckelkraut: Hrb. Bursae Past.
Sedativhalbsäure: Acid. boric.
Sedativsalz: 1. Acid. boricum. 2. Natr. bicarbon.
Sedlitzer Salz: Magnes. sulfur.
Seeblumensamen: Sem. Paeon.
Seebohnen: Umbilic. marin.
Seegamselspiritus: Spir. Form.
Seegras: Herb. Equiseti min.
Seegraswurzel: Rhiz. Caricis.
Seejungferfett: Ol. Jecor. Asell.
Seelenpolekten: Lycoyodium.
Seelenspeck: Cetaceum.
Seelnonnenpflaster: Ugt. Tereb.
Seemoos: Carrageen.
Seeperlen, rothe: Corall. rubr.
—, weisse: Conchae praep.

Seerosen: Flor. Nymphaeae.
Seesalz: Sal marinum.
Seeschaum: Ossa Sepiae pulv.
Seeschwede: Empl. Ceruss. rubr.
Seewebaum: Summit. Sabinae.
Seewurzel: Rhiz.Galang.maj.tot.
Segelbaum: Summit. Sabinae.
Segelstern: Succinum raspatum.
Segelsterntropfen: Tct. Succin.
Segenbaum: Herb. Sabinae.
Segenkraut: Herb. Verbenae.
Seggenwurzel: Rhiz. Caricis.
Sehmsblätter: Fol. Sennae.
Sehnengras: Rhiz. Graminis.
Sehnenöl: 1. Ol. camphoratum. 2. Ol. nervinum.
Sehnenrecksalbe: 1. Ol. Hyoscyam. c. Ol. Terebinth. 2. Ungt. Populi. 3. Ungt. nervinum.'
Sehnentreck: Ugt. Hydrarg. alb.
Sehnenzieh öl: 1. Ol. Hyoscyami. 2. Ol. Philosophorum.
Seichdiakel: Empl. Litharg. cps.
Seicherin: Rad. Taraxaci c. Herb.
Seidelbast: Cort. Mezerei.
Seidenblau: Coeruleamentum.
Seidensalbe: Ugt. Hydrarg. rubr. in sacc.
Seidenspiritus: Liquor Ammon. carbon. pyrooleos.
Seidlitzer Salz: Magnes. sulfur.
Seidlitzpulver: Pulv. aerophor. laxans.
Seidschützer Salz: Magn sulfur.
Seife, Alikantisch., Spanische, od. Venetische: Sapo Venet.
—, chemische: Ammon carbon.
—, Englische: Sapo oleaceus.
—, grüne od. schwarze: Sapo kalin. venalis.

Seifenbalsam: Linim.sap.camph.
Seifengeist: Spirit. saponatus.
Seifenholz: Cort. Quillajae.
Seifenkampherspiritus: Spir. saponat. camph.
Seifenpflaster: Empl. saponat.
Seifenrinde: Cort. Quillajae.
Seifensiederlauge: Liq. Kali caust.
Seifensiedersalbe: Ugt. Plumbi.
Seifenspiritus: Spir. saponatus.
Seifenstein: Natr. causticum.
Seifenwurzel: Rad. Saponariae.
Seigamselspiritus: Spir.Formic.
Seignettesalz: Tart. natronatus.
Seihkrautsamen: Lycopodium.
Seilerschmiere: Tinct. Arnicae.
Seilkraut: Herb. Lycopodii.
Seitholt: Rad. Liquirit.
Sektenpulver: Flor. Pyreth. plv.
Selbenblätter: Fol. Salviae.
Selbin: Fol. Salviae.
Selbstheil: Herb. Prunellae.
Self: Fol. Salviae.
Sellerieöl: Ol. Philosophorum.
Selleriepomade oder -salbe: Ungt. Hydrarg. alb. dil.
Selleriesamen: Fruct. Apii.
Sellerietropfen: Spir. Petrosel.
Selleriewurzel: 1. Rad. Petrosel. 2. Rad. Bardan.
Selotten: Flor. Meliloti.
Selvenblätter: Fol. Salviae.
Semencontra: Flor. Cinae.
Semensblätter: Fol. Sennae.
Sembamundjaphet: Fol.Sennae, Rad. Liquir.,Fol. Aurant. $\widehat{aa}$. pts.
Sempervigensalbe: Ugt. Popul.
Sendbeeren: Fruct. Myrtilli.
Senden: Herb. Ericae.

Senf, Englischer: Sem. Erucae.
—, **Französischer**: Sem. Sinap.
—, **gelber oder weisser**: Sem. Erucae.
—, **grüner oder schwarzer**: Sem. Sinapis.
—, **Holländischer** od. **Russischer**: Sem. Erucae.
Senfblätter: Fol. Sennae.
Senfkraut: Herb. Saturejae.
Senföl: Spiritus Sinapis.
Senfpflaster: Charta sinapisata.
Senfspiritus: Spiritus Sinapis.
Senftblätter: Fol. Sennae.
Senfteig: 1. Sinapismus. 2. Sem. Sinapis pulv.
Sengenessel: Flores Lamii.
Sennesamdihle: Fruct. Sabadill.
Sennesbälge, -schäfen oder **-schäffle**: Folliculi Sennae.
Sennesblätter: Folia Sennae.
Sennesmus: Electuar. e Senna.
Sennessaft: Sir. Sennae.
Sennesschoten: Follic. Sennae.
Sensentropfen: Inf. Sennae cps.
Sentbeeren: Fruct. Myrtilli.
Sentichblätter: Sum. Sabinae.
Sentinellpulver: Magn. carbon.
Sepedellensaat: Plv. ctr. pedic.
Sepiaschalen: Ossa Sepiae.
Septemwurzel: Rad. Zedoariae.
Serbelsaat: Flores Cinae.
Serpentilsamen: Sem. Sabadill.
Serpentin: Rhiz. Bistortae.
Servelati: Mixt. oleos. balsamic.
Sevenbaum: Sumit. Sabinae.
Sevikraut: Fol. Salviae.
Sibbeeren: Fruct. Myrtilli.
Sibirisches Salz: Magnes. sulfur.
Sibyllentropfen: Tinct. Chinoid.

Sichelblumen: 1. Flor. Cyani. 2. Flor. Millefolii.
Sichelschnitt: Herb. Millefolii.
Siddensalv: Ungt. Plumbi.
Sië: Herb. Cuscutae.
Sieblumenöl: Ol. Olivar. alb.
Siebenbaum: Sumit. Sabinae.
Siebenblatt: Rhiz. Tormentill.
Siebenerlei Pflaster: Emplastr. oxycroceum.
— **Schmiere**: Ungt. nervinum.
Siebenfrüchtethee: Spec. pectorales cum fructib.
Siebengartenkraut: Herba Millefolii.
Siebengezeugsamen: Semen Foenugraeci.
Siebenmannstrank: Flores Tanaceti.
Siebennagelspitzen: Herba Marrubii.
Siebenstundenkraut: 1. Herb. Fumariae. 2. Herb. Meliloti.
Siebenundsiebziger: Species aromaticae.
Siebenundsiebzigerlei Borkpulver: Cort. Chinae pulv.
— **Tropfen**: Tinct. Chinoidin.
Siebenzeit: Herb. Meliloti.
Siebenzeiten: Sem. Foenugraeci.
SieboldsPflaster: Empl. fuscum.
Siebziger fürs Vieh: Pulv. pro vaccis.
Siedeblümchen: Fol. Trifol. fibr.
Siedelkraut: Herb. Sideritidis.
Sieden-Langenbecker Schulzenpflaster: Empl. Litharg. simpl.
Siedesudesalzöl: Liquor. antarthritic. Pottii.

Siegelerde: Bolus armen. alb. oder rubr.
Siegelöl: Ol. philosophor.
Siegelwachs, grünes: Cerat. Aerugin.
Siegelwurz: Rhiz. Polygonat.
Siegertsches Pflaster: Empl. fusc. camph.
Siegwurz: 1. Bulb. Victorialis. 2. Rad. Hellebori alb.
Siewemannstark: Flor. Tanacet.
Sigge: Rhiz. Calami.
Sigmarsblumen: Flor. Malvae arbor.
Sigmarskraut: Fol. Malvae.
Sigmarswurzel: Bulb. Victorial.
Sigmundblumen: Flor. Malvae arbor.
Silberaufdermilch: Magnesia carbon.
Silberbalsam: 1. Ol. Lini sulfur. 2. Ol. Terebinth. sulf.
—, **weisser:** Tinct. Wilhelm.
Silberblatt: Herb. Potentillae.
Silberdistel: Fruct. Cardui Mar.
Silberglätte: Lithargyrum.
Silberglätteessig: Liq. Plumb. subacet.
Silberglättpflaster: Emplastr. Lithargyri.
Silberglättsalbe: 1. Ugt. Ceruss. 2. Ugt. diachyl. 3. Ugt. Plumbi.
Silberglätttropfen: 1. Oleum Tereb. sulf. 2. Tinct. Chinoidin.
Silberglücksalbe: Ugt. Plumbi.
Silberknopf: Herb. Ptarmicae.
Silberkraut: Herb. Alchemillae.
Silbersalbe: Ungt. Hydrarg. alb.
Silbersalpeter: Argent. nitr. c. Kali nitric.

Silberschaum: Argent. foliatum.
Silberstein: Argent. nitricum.
Silbertropfen: Ol. Tereb. sulfur.
— **gegen Fieber:** 1. Tinctura Chinae cps. 2. Tct. Chinoïdin.
Silfiktrin: Acid. sulfuric. dilut.
Silgenkraut: Herb. Oreoselin.
Silgensamen: 1. Fruct. Sabadill. 2. Pulv. contra pediculos.
Siliensamen: Fruct. Petroselini.
Silksamen: Fruct. Petroselini.
Sillerkraut: Herba Artemisiae.
Simeonsblumen: Flor.Malv.arb.
Simio: Herb. Serpylli.
Simonsblätter: Fol. Salviae.
Simplexpflaster: Emplastr. Lithargyri simpl.
Simplextinctur: Tinct. Arnicae.
Simsamdill: Sem. Sabadillae.
Simsen: Stipites Junci.
Simsons Pflaster: Empl. oxycr.
— —, **braunes:** Empl. fuscum.
— —, **weisses:** Empl. Litharg.
Sinaäpfelschale: Cort. Aurant. fruct.
Sinabork: Cort. Chinae.
Sinau: Herb. Alchemillae.
Sindaukraut: Herb. Rorellae.
Sinfersaat: Flor. Cinae.
Singsalbe: Ungt. Zinci.
Sinnestropfen: Spir.Menth. pip.
Sinngrün: Herb. Vincae.
Sinnthau: Herb. Rorellae.
Sirenzwurzel: Rhiz. Imperator.
Siriigehlwater: Liq. Ammonii aromatic.
Sisendisenpulver: Pulv. Magnesiae c. Rheo.
Skabiosenpulver: Pulv. Liquiritiae cps.

Skabiosensaft, rother: Sirup. Rhoeados.
—, weisser: Sir. Aurant. florum.
Skabiosenwasser: Aq. Foenicul.
Skali: Kali chloricum.
Skorbutkraut: Herb. Cochlear.
Skorbutthee: Spec. lignorum.
Skorbuttinctur: 1.Tct. Myrrhae. 2. Tinct. lignorum.
Skorpionöl: 1. Ol. Chamomill. coct. 2. Ol. Hyperici. 3. Ol. Lini. 4. Ol. Lumbricor. 5. Ol. Olivarum.
Skorpionwurzel: Rad. Succisae.
Skrofelkraut: Hrb. Scrofulariae.
Skrofelthee: Herb. Violae tricol.
Skuttie: Gutti.
Slagwater: 1. Aq. apoplectica. 2. Aq. aromatic.
Slimthee: Spec. demulcentes.
Smak: Pulv. Sumach.
Smalle Sophie: Fol. Salviae.
Smartpulver: Lycopodium.
Smolt: Adeps.
Sodakraut: Herb. Salsolae.
Sodalaugensalz: Natr. carbon.
Sodasalz: Natr. bicarbonicum.
Sodatropfen: Liq. Kali carbon.
Sodbrod: Fruct. Ceratoniae.
Sögöl: Ol. Foeniculi.
Sögpulver: Plv. Magnes. foenicul.
Söpli: Herb. Hyssopi.
Söppelkraut: Herb. Hyssopi.
Sötpich: Succus Liquiritiae.
Sogpflaster: Empl. ad rupturas.
Sohrsäftchen: Mel rosat. borax.
Soldatenholz: Lign. Guajaci.
Soldatenkraut: Fol. Matico.
Soldatensalbe: Ungt. ctr. pedic.
Soldatenthon: Talcum pulv.

Soldatentropfen: Tct. Chinoid.
Solferwurz: Rad. Peucedani.
Sommerbingel: Hrb. Mercurial.
Sommerdorn: Fol. Taraxaci.
Sommergrün: Herb. Veronicae.
Sommerstaub: 1. Flor. Pyrethri pulv. 2. Pulv. contra pedicul.
Sommerthürle: Fol. Farfarae.
Sommerwurzel: Rad. Taraxaci.
Sommerzwiebel: Bulb. Cepae.
Sondaukraut: Herb. Rorellae.
Sonnenauge: Herb. Matricariae.
Sonnenblätter: Herb. Alchemill.
Sonnenblumen: Flor. Calendul.
Sonnenblumenöl: Ol. Papaveris.
Sonnenbrand: Rad. Cichorii.
Sonnendistelwurzel: Radix Carlinae.
Sonnendraht: Rad. Cichorii.
Sonnengold: Flor. Stoechados.
Sonnenhirse: Sem. Millii solis.
Sonnenkäfer: Coccionella.
Sonnenkrautöl: Ol. Ricini.
Sonnenlöffelkraut: Hb. Rorell.
Sonnenpulver: Pulv. herbar.
Sonnenrosen: Flor. Calendulae.
Sonnenrosenöl: Ol. Papaveris.
Sonnensalz: 1. Ammon. chlorat. 2. Sal marinum.
Sonnenschiit: Herb. Scordii.
Sonnenthau: 1. Herb. Rorellae. 2. Herb. Asperulae.
Sonnenwende: Flor. Calendulae.
Sonnenwendel: Herb. Artemis.
Sonnenwendgürtel: Herb. Artemisiae.
Sonnenwirbel: Fol. Taraxaci.
Sonnenwurzel: Rad. Taraxaci.
Soodbrot: Fruct. Ceratoniae.
Soodschote: Fruct. Ceratoniae.

Sophie, schmale: Fol. Salviae.
Sophienblätter: Fol. Salviae.
Sophienmargarethenpulver:
    Sem. Foenugraeci pulv.
Sophienpulver: Plv. epilept. alb.
Sophiensaft: Mel rosat. boraxat.
Sorsäftchen: Mel. boraxatum.
Sottöl: Kreosot.
Sowassalbe: 1. Ugt. ctr. pedicul.
   2. Ungt. sulfurat. comp.
Spalmöl: Ol. Pini.
Spaltersalbe: 1. Ungt. Rosmar. cps. 2. Ungt. Populi.
Spaltholzöl: 1. Oleum cadinum.
   2. Ol. Lauri.
Spandeersalbe: Ugt. Rosm. cps.
Spangrün: Aerugo.
Spanierpulver: Borax pulv.
Spanisch. Erde: Catechu.
— **Fliederthee**: Herb. Origani.
— **Fliege**: Cantharides.
— **Fliegenpflaster**: Emplastr. Cantharid.
— **Fliegensalbe**: Ungt. Canthar.
— **Flor**: Bezetta rubra.
— **Glas**: Glacies Mariae.
— **Hafer**: Pulv. contra pedicul.
— **Hafermehl**: Plv. ctr. pedicul.
— **Heidelbeerblätter**: Folia Uvae Ursi.
— **Hopfen**: Herb. Origani Cretic.
— **Hopfenöl**: Ol. Origani Cretic.
— **Kornpulver**: Plv. ctr. pedicul.
— **Kreide**: Talcum.
— **Kreuzthee**: 1. Hrb. Galeopsid. 2. Spec. pectorales.
— **Metwurst**: Fruct. Cass. fistul.
— **Mucke**: Cantharides.
— **Mucken, immerwährende**: Empl. Canth. perp.

Spanisch. Pfeffer: Frct. Capisci.
— **Reitersalbe**: Ugt. ctr. pedic.
— **Saft**: Succ. Liquiritiae.
— **Samen**: Sem. Canariens.
— **Seife**: Sapo venetus.
— **Thee**: 1. Herba Chenopodii. 2. Herb. Galeopsid. 3. Spec. Hispanicae. 4. Spec. laxantes. St. Germ.
Spannsalbe: 1. Ungt. flavum. 2. Ungt. nervinum.
Sparadrap: Empl. adhaes.extens.
Spargelwurzel: Rad. Asparagi.
Spargensamen: Sem. Nigellae.
Sparlei: Fol. Salviae.
Sparrfadenkraut: Hrb. Lycopi.
Spathsalbe: Ugt. Cantharid. acre.
Spatzenwurzel: Rad. Saponar.
Spechtwurzel: 1. Rad. Carlinae. 2. Rad. Dictamni.
Specificum cephalicum:
   1. Pulv. epilept. Marchionis.
   2. Pulv. temperans ruber.
Speckblümchen: Flor. Lavand.
Speckgummi: Resina elastica.
Specklilienwasser: Spir. dilut.
Speckmelde: Herb. Mercurial.
Specknarresblüthen: Flores Lavandulae.
Specköl: Ol. Spicae.
Speckstein: Talcum pulv.
Speerkrautwurzel: Rad. Valerianae.
Speichelwurz: 1. Rad. Pyrethri. 2. Rad. Saponariae.
Speikwurzel: Rad. Valerianae.
Speimiezel: Herb. Trifol. arvens.
Speiseessig: Acetum.
Speisekümmel: Fruct. Carvi.
Speisesoda: Natr. bicarbonic.

Speiskraut: Herb. Linariae.
Speispulver: Natr. bicarbonic.
Speiswurz: Rad. Bryoniae.
Speiwurzel: 1. Rad. Ipecacuanh. 2. Rad. Pyrethri.
Spektakelpflaster: 1. Emplastr. Lithargyri. 2. Empl. saponat.
Sperberbeeren: Fruct. Berber.
Sperberkraut: Hrb. Sanguisorb.
Spergelbaumrinde: Cortex Frangulae.
Sperlingskraut: Herb. Anagall.
Spermacet: Cetaceum.
Spermacetpflaster: Cerat. Cetac.
Spermacetsalbe: Ungt. leniens.
Sperwurzel: 1. Rhiz. Ari. 2. Rhiz. Iridis.
Spiauter: Zincum metallicum.
Spickatblüthe: Flor. Lavandul.
Spickblumen: Flor. Lavandul.
Spicke: Ol. Olivarum.
Spickernalienöl: Ol. Spicae.
Spickeröl: Ol. Spicae.
Spiegelharz: Colophonium.
Spiegelsaat: Fruct. Foeniculi.
Spike: Flor. Lavandulae.
Spieknardenöl: Ol. Spicae.
Spieknervenöl: Ol. Spicae.
Spieköl: Ol. Spicae.
Spierkraut: Herb. Spiraeae.
Spierlingssaft: Succus Sorbor.
Spiessglanz: Stib. sulfurat. nigr.
Spiessglanzleber: Hepar Antim.
Spiessglanzöl: 1. Liq. Stibii chlorati. 2. Acid. hydrochl. fum.
Spiessglanztinctur: Tct. kalina.
Spiessglas: Stib. sulfurat. nigr.
Spiessglasbutter: Liq. Stibii chlorati.
Spiesskraut: Herb. Plantaginis.

Spikanard: 1. Rad. Nardi. 2. Flor. Lavandul.
Spikanardöl: Ol. Spicae.
Spikatblüthen: Flor. Lavandul.
Spikblüthen: Flor. Lavandulae.
Spikgeist: Spir. Lavandulae.
Spiknardblüthen: Flor. Lavand.
Spiköl: Ol. Spicae.
Spilettenschmiere: Ugt. leniens.
Spilfiktrin: Acid. sulfuric. dilut.
Spillbaumrinde: Cort. Frangul.
Spillingblüthen: Flor. Acaciae.
Spiltersalbe: Ungt. flavum.
Spinatschbeeren: Frct. Berber.
Spindlers Pflaster: 1. Emplastr. fuscum. 2. Empl. Litharg. comp.
Spinellenblüthen: Flor. Acac.
Spinnenblumenwurzel: Tub. Colchici.
Spinnendistelkraut: Herba Cardui bened.
Spinnkraut: Herb. Chelidonii.
Spiraltropfen: Acid. hydrochlor. dilut.
Spirfiktrin: Acid. sulfuric. dilut.
Spiritus, aromatischer: Spir. Melissae comp.
—, **fliegender**: Liq. Amm. caust.
—, **flüchtiger**: Liq. Amm. caust.
—, **grüner**: Spir. nervin. virid.
—, **Laufmanns**: Spir. Formicar.
—, **Minderers**: Liq. Amm. acet.
—, **schmerzstillender**: Spiritus aethereus.
Spiritusablitus: Spir. Angel. cps.
Spiritusacmoneceus: Liquor Ammon. caust.
Spiritusadulcius: Spirit. Aether. nitros.
Spiritusalfolat: Liq. Amm. caust.

Spiritusapoplectic: 1. Aqua aromatica. 2. Spirit. odoratus.
Spiritusarmonacerus: Liquor Ammon. caust.
Spiritusbranse: Ol. Terebinth.
Spiritusdulcis: Spir.Aeth.nitros.
Spiritusfiktri: Acid. sulfuric. dil.
Spiritusflink: Liq.Ammon.caust.
Spiritushoch: Alcohol.
Spiritushussarius: Liquor. Ammon. caust.
Spiritusmatricarius: Spiritus Mastich. comp.
Spiritusniteröl: Acid. nitr. crud.
Spiritusnitri: Acid. nitricum.
Spiritusnitridulcis: Spiritus Aether. nitros.
Spirituspoliticus: Spir. odorat.
Spiritusrabineröl od. -rebentenöl: Ol. Hyoscyami c. Ol. Terebinth. ãa.
Spiritusrein: Spir. camphorat.
Spiritusresolvens: Spirit. Rosmarini.
Spiritussalis: Acid. hydrochl.dil.
— **rauchender:** Acid. hydrochl. crud.
Spiritussalisdulcis: Spiritus Aether. chlorati.
Spiritussaturni: Liquor. Plumb. subacet.
Spiritussavile: Ol. Rusci.
Spiritustinctur: Tinct. Arnicae.
Spiritusturnus: Liquor Plumbi subacet.
Spiritusverbind: Ol. Terebinth.
Spiritusvertheidig: Liq. Ammon. caust.
Spiritusvictrinöl: Acid.sulfuric. Anglicum.

Spiritusvitrioli: Acid. sulf. dilut.
Spirsäure: Acid. salicylicum.
Spirvictrin: Acid. sulfuric. dilut.
Spitz: 1. Ol. Spicae. 2. Spirit. Lavandulae.
Spitzampfer: Rad. Lapathi.
Spitzbeeren: Fruct. Berberidis.
Spitzbläer: Herb. Ranunculi.
Spitzbubenessig: 1. Acet. aromaticum. 2. Acet. Sabadillae.
Spitze Lenore: Spec. lignor.
Spitzewaederi: Herb. Plantagin.
Spitzfeder: Herb. Plantaginis.
Spitzglas: Stib. sulfurat. nigr.
Spitzklette: Herb. Xanthii.
Spitzkugeln: Troch. Santonin.
Spitzöl: Ol. Spicae.
Spitzpulver, englisches: Tub. Jalapae pulv.
Spitzwegerich: Hrb. Plantagin.
Spitzwegerichsaft: Sir.Plantag.
Spitzwegerichsalbe: Ugt. flav.
Spitzwegramsaft: 1. Sir. Plantaginis. 2. Sir. Althaeae 3. Sir. Liquiritiae.
Splietwasser: Aq. aromatica.
Splittersalbe: Ungt. flavum.
Splittertropfen: Ol. Terebinth.
Spodium: Carbo ossium.
Spörks Pflaster: Empl. Canthar. perp.
Spöttlich: Herb. Euphrasiae.
Spor: Moschus.
Spornblumen: Flor. Calcatripp.
Sporngrünpflaster: Ceratum Aeruginis.
Sprangers Magentropfen: Tinct. Aloës comp.
Sprausalbe: Ungt. Zinci c. Bals. Peruv.

Spreesalbe: Ungt. rosatum.
Spregelbaumrinde: Cortex Frangulae.
Spreusaft: Mel rosat. boraxat.
Spreuwasser: Sol. Boracis 1:20.
Sprillpulver: Borax pulv.
Sprillsalv: Mel boraxatum.
Springaufblumen: Flor. Convallariae.
Springgurke: Fruct. Elaterii.
Springkörner: Sem. Ricini.
Springkörneröl: Ol. Ricini.
Springkraut: Herb. Impatiens.
Springsalz: Ammon. carbonic.
Springwurzel: Rad. Dictamni.
Springwurzelmilch: Tinctura Benzoës, Ol. Cajeputi ãa pts.
Springwurzelöl: Ol. Cajeputi.
Spröhpulver: 1. Borax pulv. 2. Zinc. oxydat.
Spröhsaft: Mel rosatum boraxat.
Sprossöl: 1. Ol. Olivarum. 2. Ol. Lumbricorum. 3. Ol. Lini.
Sprühhonig: Mel rosat. boraxat.
Sprüllsaft: Mel rosat. boraxat.
Sprungöl: 1. Ol. Philosophor. 2. Ol. Terebinth.
Spulwurz: Rhiz. Graminis.
Spulwurzblumen: Flor. Trif. alb.
Stabkraut: Herb. Abrotani.
Stabwurzel: 1. Rad. Artemisïae. 2. Rhiz. Ari.
Stabwurzelbeifuss: Herba Abrotani.
Stachelkraut: Hrb. Card. bened.
Stachelkrautwurz: Rad. Ononidis.
Stachelnuss: Sem. Stramonii.
Stachwurzel: Rad. Taraxaci.
Stachyssalbe: Ungt. Linariae.

Stäkkorn: Fruct. Cardui Mariae.
Stänker: 1. Liq. Ammon. caust. 2. Ol. Lini sulfuratum.
Stänkerbalsam: Ol. Lini sulfur.
Stännes, Succ. Liquir.
Stärkeglanz: Acid. stearinicum.
Stärkeweiss: Borax.
Stärkungskugeln: Tartarus ferrat. in glob.
Stärkungstropfen: 1. Tinctura apoplect. rubr. 2. Tinct. Cinnam.
Staffadrian: Pulv. contra pedicul.
Stahlfeile: Ferrum pulveratum.
Stahlhärter: Kal. ferrocyanat.
Stahlkraut: Herb. Verbenae.
Stahlkugeln: Tart. ferr. in glob.
Stahlpillen, schwarze: Pilul. aloëticae ferratae.
— **weisse**: Pil. Ferr. carb. sacch.
Stahlpulver, braunes: Ferrum oxydatum sacchar.
—, **gelbes**: Ferrum citric. efferv.
—, **graues**: Ferr. carbon. sacch.
—, **schwarzes**: 1. Ferr. pulver. 2. Ferr. reduct. 3. Plv. Ferr. cps.
—, **weisses**: Ferr. lactic. c. Sacch.
Stahlsalz: Ferrum sulfuricum.
Stahlschwefel: Ferr. sulfuric.
Stahltropfen, äpfelsaure oder schwarze: Tct. Ferri pomati.
—, **ätherische oder gelbe**: Tinct. Ferri chlor. aeth.
— **braune oder saure**: Tinct. Ferri acet. aeth.
Stahlwein: Vinum ferratum.
Stahlzucker: Ferr. oxyd. sacch.
Stahupundgehweg: Herba Veronicae.
Stallkraut: Herb. Linariae.
Stallkrautwurzel: Rad. Ononid.

Stallwurz: Herb. Abrotani.
Standelbeere: Fruct. Myrtilli.
Standsalbe: Ungt. consolidans.
Stangenheft: Empl. adhaesiv.
Stangenkakao: Ol. Cacao.
Stangenlack: Lacca in ramulis.
Stangenpfeffer: Piper longum.
Stangenpflaster: 1. Emplastr. adhaesiv. 2. Empl. Litharg. cps.
Stangenrosen: Flor. Malv. arbor.
Stangensalbe: Empl. Lith. cps.
Stangenschwefel: Sulf. in bacul.
Stanzmarie: Stincus marinus.
Staphisander: Plv. ctr. pedicul.
Starkkraut: Herb. Linariae.
Starkwurzel: Rad. Hellebor. nigr.
Staubmehl: Lycopodium.
Staubwurzel: Rhiz. Imperator.
Staudelbeeren: Fruct. Myrtilli.
Staversaat: 1. Pulv. ctr. pedicul. 2. Pulv. flor. Pyrethri.
Stearinöl: Oleïnum.
Stebbwolle: Gossypium ferrat.
Stebmehl: Lycopodium.
Stechapfel: Folia Stramonii.
Stechapfelsamen: Sem. Stramon.
Stechbeeren: 1. Fruct. Juniperi. 2. Fruct. Rhamni.
Stechbeersaft: Sir. Rhamn. cath.
Stechdistel: Rad. Eryngii.
Stechdornblätter: Fol. Ilicis.
Stechdornblüthen: Flor. Acac.
Stecheiche: Fol. Ilicis.
Stechelbergs Pflaster: Empl. fuscum.
Stechholz: Lign. Juniperi.
Stechkörner: Fruct. Card. Mar.
Stechkraut: Herb. Mariveri.
Stechlaub: Fol. Ilicis.
Stechpalme: Fol. Ilicis.

Stechpfriemen: Herb. Spartii.
Stechsaat: Fruct. Card. Mariae.
Stechwart: Herb. Mariveri.
Stechwasser: Lin. sap. camph. liq.
Stechwurzel: Rad. Eryngii.
Steckbeeren: 1. Fruct. Juniperi. 2. Fruct. Rhamni.
Steckelkrautöl: Ol. Hyoscyami.
Steckflusssaft: Sirup. Althaeae c. Liq. Ammon. anis.
Steckflusswasser: Aqua antiasthmatica.
— **gegen Schwämmchen:** Mel rosat. boraxat.
— **gegen Krämpfe:** Aq. aromat. c. Liq. Ammon. anis.
Stecknadelsamen: Sem. Psyllii.
Stefania: Herb. Pulmonariae.
Steffadrian: Sem. Staphisagr.
Steffensalbe: Ungt. ctr. scabiem.
Steffenskörn: 1. Sem. Staphisagriae. 2. Pulv. ctr. pediculos.
Steftsamen: Sem. Staphisagriae.
Stehaufundgehweg od. Stehaufundwandle: 1. Bulb. Victorial. long. 2. Herb. Veronic. 3. Rad. Gentian. 4. Rad. Levistici. 5. Ungt. contr. scabiem.
Stehkörner: Frct. Card. Mariae.
Steierscher Kräutersaft: Sir.
Steifmehl: Amylum. [Rhoead.
Steinasche: Kali carbonic. crud.
Steinbeerblätter: Fol. Uvae Urs.
Steinblumen: Flor. Stoechados.
Steinbrechherz: Frct. Alkekeng.
Steinbrechkraut: Hrb. Pyrolae.
Steinbrechwasser: 1. Aq. Petroselini. 2. Aq. Tiliae.
Steinbrechwurzel: Rad. Saxifragae.

Steinbruchwasser: Aq. foetida.
Steinessenz: Elix. Aurant. cps.
Steinfarn: Rhiz. Polypodii.
Steinfassel: Lichen Pulmonariae.
Steinflachs: Alumen plumosum.
Steinfusselthee: Herb. Pulmon. arbor.
Stein, göttlicher: Cupr. alumin.
—, **weisser göttlicher**: Zinc. sulfuricum.
Steinhägeröl: Ol. Junip. e baccis.
Steinharz: Res. Dammara.
Steinhirse: Sem. Milii solis.
Steinkirsche: Fruct. Alkekengi.
Steinklee: Herb. Meliloti.
Steinkohlenbenzin: Benzol.
Steinkohlenkamfer: Naphtalin.
Steinkohlenkreosot: Acid. carbolicum.
Steinkohlenöl: Ol. Lithanthrac.
Steinkraut: Herb. Agrimoniae.
Steinkrautöl: Ol. Chamomill.
Steinlakritzen: Rhiz. Polypodii.
Steinleckens: Rhiz. Polypodii.
Steinlecker: Rad. Taraxaci.
Steinleim: Minium.
Steinlungenmoos: Lichen Pulmonariae.
Steinmark: 1. Bolus armeniacus. 2. Medulla Saxorum.
—, **grünes**: Ungt. nervin. virid.
Steinmarköl: Ol. Olivarum.
Steinmünze: Herb. Nepetae.
Steinnelken: 1. Flor. Tunicae. 2. Herb. Centaurii.
Steinnessel: Herb. Nepetae.
Steinöl, rothes: Ol. Petrae Italic.
—, **schwarzes**: Ol. animale foet.
—, **weisses**: Ol. Petrae album.
Steinpeterlein: Rad. Pimpinell.

Steinpfefferpulver: Semen Nigellae pulv.
Steinpflanze: Herb. Pirolae.
Steinpilzkugeln: Bolet. cervin.
Steinpilzöl: Ol. Papaveris.
Steinpimpinelle: Rad. Pimpin.
Steinpolei: Herb. Acinos.
Steinpulver: Lycopodium.
Steinpuppen: Fruct. Alkekengi.
Steinquendel: Herb. Serpylli.
Steinrauten: Herb. Adianti.
Steinsalbe: Ungt. cereum.
Steinsalz: Sal Gemmae.
Steinsamen: Sem. Milii Solis.
Steinsetzerthee: Herb. Pyrolae.
Steinspiritus: Spir. Vini Gallic.
Steinthee: Flor. Stoechados.
Steintinctur: Tinct. lignorum.
Steinwallseife: Sapo Venetus.
Steinwurz: Herb. Agrimoniae.
Steinwurzel: Rhiz. Polypodii.
Stelzmarie: Stincus marinus.
Stempelienöl: Oleum Lini.
Stendelbeeren: Fruct. Myrtilli.
Stendelwurz: Tubera Salep.
Stengelpflaster: Empl. Litharg. comp.
Stenzelpulver: Pulv. pro equis.
Stenzmarin: Stincus marinus.
Stenzmarinöl: Ol. Lini.
Stenzmarintropfen: Tinctura aromatica.
Stephanienthee: Herb. Pulmon.
Stephanpulver: Pulv. contra pediculos.
Stephanskörner: 1. Sem. Staphisagr. 2. Pulv. ctr. pedicul.
Stephenssalbe: Ungt. ctr. scab.
Sterenblumen: Flor. Arnicae.
Sternanis: Fruct. Anisi stellat.

Sternbalsam: Linim. sap. camph.
Sterndistel: Herb. Calcatrippae.
Sternkraut: 1. Herb. Alchemill.
2. Herb. Asperulae. 3. Herb.
Galii. 4. Herb. Veronicae.
Sternkuchen: Troch.bechic.nigr.
Sternleberkraut: 1. Hb. Asperul.
2. Herba Pirolae.
Sternöl: Ol. Olivarum album.
Sternsamen: Fruct. Anisi stell.
Sternsmarie: Stincus marinus.
Sternundplanetenbalsam,
Linim. sapon. camph.
Sternwurzel: Rad. Anchusae.
Stichbeeren: Fol. Ribis nigr.
Stichkörner: Fruct. Card. Mar.
Stichkraut: 1. Fol. Card. bened.
2. Herb. Arnicae.
Stichkrautblumen: Flor. Arnic.
Stichpflaster: 1. Empl. sticticum.
2. Papier Wlinsi.
—, gelbes: Empl. oxycroceum.
—, Hamburger: Empl. Litharg.
comp.
—, rothes: Empl. ad rupturas.
Stichsaft: Sir. Althaeae.
Stichsalbe: Ungt. flavum.
Stichtikum: Empl. sticticum.
Stichtropfen: Elix. e succo Liq.
Stichwurz: Rad. Arnicae.
Stickdurusöl: Ol. Philosophor.
Stickrübe: Rad. Bryoniae.
Stickschwede: Empl.fusc.camph.
Stickwurzel: Rad. Helenii.
Stieckwurz: Stipit. Dulcamar.
Stiefelknechtstropfen: Tinct.
Asae foetid.
Stiefkinderkraut: Herb. Viol.
tricol.
Stiefmütterchen: Flor.Viol. tric.

Stiefmütterchenbutter: Ungt.
Populi.
Stiefmütterchenkraut: Herba
Violae tricol.
Stiefpfeffer: Fruct. Cubebae.
Stiefstandwurzel: Rad.Taraxac.
Stielpfeffer: Fructus Cubebae.
Stierbolus: Boletus cervinus.
Stierkörner: Semen Paradisi.
Stierkugeln: Boletus cervinus.
Stierpulver: Pulv. stimulans.
Stievels: Amylum.
Stiftungspillen: Pilul. laxantes.
Stiktumpflaster: Empl. stictic.
Stillende Krampftropfen: Tct.
Valerian. aeth.
Stillsalz: Acidum boricum.
Stillstand: Tinct. Cinnamomi.
Stilltropfen: 1. Sirup. Papaver.
2. Tinct. Valerianae.
Stimmer: Succus Liquiritiae.
Stimmkuchen: Succ. Liquirit.
Stimmküchel: Troch. Am. chlor.
Stimmwachs: Succus Liquirit.
Stingelkörner: Sem. Staphisagr.
Stinkasand: Asa foetida.
Stinkbalsam: Ol. Terebinth. sulf.
Stinkbaumrinde: Cort. Frangul.
Stinkdillsamen: Frct. Coriandri.
Stinkeidechse: Stincus marinus.
Stinkendes Thieröl: Ol. animale
foetid.
Stinkholzblätter: Sum.Sabinae.
Stinkmarie: Stincus marinus.
Stinkmarietropfen: Glycerin.
Stinköl: Ol. animale foetidum.
Stinkrosen: 1. Flores Paeoniae.
2. Flores Rhoeados.
Stinktropfen: 1. Ol. Terebinth.
sulfurat. 2. Tinct. Asae foetid.

Stinkwasser: Aq. foetid. antihyst.
Stinolls: Amylum.
Stipstap: 1. Pulv. contra pedicul. 2. Sem. Staphisagriae.
Stiptikum: 1. Liq. haemostaticus. 2. Lycopodium.
Stiwelsch: Gelatina alba.
Stockdohnstropfen od. **Stockdumm**: 1. Elixirium Viscerale Stoughton. 2. Liquor Ammon. caust. 3. Tinct. Aloës comp. 4. Tinct. amara. 5. Tct. aromat. 6. Tct. apoplectic. rubra. 7. Tct. Chinae comp. 8. Tinct. febrifug.
Stockerlsalbe: Empl. Lith. cps.
Stockfischholz: Lign. citrinum.
Stockfischkiemen: Conchae praep.
Stockfischthran: Oleum Jecor. Aselli.
Stockflusswasser: Aq. aromatic.
Stockkraut: Herb. Linariae.
Stocklack: Lacca in ramulis.
Stockrosen: Flor. Malvae arbor.
Stocksalbe: Empl. fuscum.
Stockschwungkraut: Herba Virgaureae.
Stochwurz, wilde: Stipit. Dulcamarae.
Stockwurzel: Rad. Althaeae.
Störgruss: 1. Cerussa. 2. Zincum oxydatum.
Störkenfett: Adeps.
Stöttenklander: Fruct. Coriand.
Stoffsaat, Stoffsack, Stoffschrot: Pulv. contra pediculos.
Stolzemarie: Stincus marinus.
Stolzerheinrich: Hrb. Chenopod.
—, **gestossen**: Pulv. pro vaccis.
Stomachaltropfen: Tct. amara.

Stomeienblumen: Flores Chamomillae.
Stopfbeeren: Fructus Myrtilli.
Stopfkraut: Herb. Trifol. arvens.
Stopfzu, Stopparsch, Stoppkeert, Stoppsloch: 1. Flor. Stoechad. 2. Fol. Trifol. fibrin. 3. Herb. Solidaginis. 4. Herb. Trifol. arvensis.
Storaxsalbe: Ungt. Styracis.
Storbiswurzel: Rad. Lapathi.
Storchensalbe: Adeps.
Storchfett: Ol. Jecoris Aselli.
Storchschnabel: 1. Hrb. Geranii. 2. Herb. Rorellae.
Storchschnabelfett: Adeps.
Strämmels: Liq. seriparus.
Strahlstein: 1. Alumen plumos. 2. Cuprum aluminatum.
Strahltinctur: Tinct. Aloës.
Strandriedgras: Rhiz. Caricis.
Strassenräubersalbe: Unguent. contra pediculos.
Strauchdistel: Rad. Eryngii.
Streichblumen: Flor. Stoechad.
Streichkraut: Herb. Luteolae.
Streichöl, braunes: Oleum Philosophorum.
—, **grünes**: Ol. Hyoscyami.
Streifwurzel: Rad. Oxylapathi.
Streippert: Rad. Lapathi.
Streitwurzel: Rad. Lapathi.
Strehmelsch: Liq. Seripari.
Strengselpulver: Plv. pro equis.
Strenzwurzel: Rhiz. Imperator.
Streumehl: Lycopodium.
Streupulver: 1. Lycopodium. 2. Pulv. salicyl. c. talco.
Stricksalbe: Ugt. Hydrarg. pedic.
Strieköl, braunes: Ol. Philosoph.

Strieköl, grünes: Ol. Hyoscyam.
Strigauer Erde, rothe: Bolus rubra.
—, weisse: Alumina hydrata.
Striggertwurzel: Radix- Oxylapathi.
Strizelpflaster: Empl. Litharg.
Strohblumen: Flor. Stoechados.
Stroböl: 1. Balsamum Copaivae. 2. Kreosot.
Strompack: Styrax liquidus.
Strühmahl: Lycopodium.
Stubenöl: Ol Lini.
Stubkraut: Herb. Agrimoniae.
Stuck- u. Sehnenöl: Ol. nervin.
Studentenblumen: Flores Calendulae.
Studentenpflaster: 1. Emplastr. fuscum. 2. Empl. Meliloti.
Studentenpillen: Rotul. Liquir.
Studentenpulver: Pulv. contra pediculos.
Studentensalbe: Ugt. ctr. pedic.
Stüb: Lycopodium.
Stulkenwurzel: Rhiz. Caryoph.
Stuhlkrautwurzel: Rad. Ononidis.
Stumpenstoff: Pulv. ctr. pedicul.
Stundenkrautsamen: Semen Foenugraeci.
Stupkraut: Herb. Bidentis.
Stupp: Lycopodium.
Stuppflaster: Empl. Litharg. cps.
Stuppstein: Talcum pulv.
Sturack: Styrax calamitus.
Sturmfederwein: Vinum aromaticum.
Sturmhut: Herb. Aconiti.
Styraxbalsam: Styrax liquidus.
Subsidientropfen: Tct. Chinoïd.

Suchtenpulver: Rhiz. Curcumae pulv.
Suchtkraut: Herb. Pilosellae.
Suckade: Confect. Citri et Aurant.
Suckelthee: Flor. Lamii alb.
Suckotrina: Aloë.
Suckpflaster: 1. Empl. fuscum. 2. Empl. Litharg. comp.
Suckulizsch: Succ. Liquiritiae.
Sudensalbe, graue: 1. Ungt. contra scab. gris. 2. Unguent. Hydrarg. pediculor.
Südweh: Aloë.
Suëröl: Acid. sulfuricum anglic.
Sügede: Flor. Lamii alb.
Sührkesalbe: Ungt. sulfur. comp.
Sülfür: Ol. Lini sulfurat.
Sülzsalbe: Linim. sapon. camph.
Sünnenstoff: Pulv. ctr. pedicul.
Sünnenthau: Herb. Rorellae.
Sünntkathrinenöl: Ol. Petrae.
Sünntpeter: Kali nitricum.
Sünntpeteröl: Ol. Petrae Ital.
Süring: Herb. Acetosae.
Sürrachtäfele: Rotul. Acid. citric.
Süss, Scheelesches: Glycerin.
Süssbitterholz: Stipit. Dulcam.
Süsser Kümmel: Fructus Anisi.
Süsserle: Flor. Lamii.
Süssholz: Rad. Liquiritiae.
—, gebacknes od. gekochtes: Succus Liquiritiae.
Süssholzpasta: Pasta Liquirit.
Süssholzpulver, zusammengesetztes: Plv. Liquirit. cps.
Süssholzsaft: Succ. Liquiritiae.
Süssholzstengel: Rad. Liquirit.
Süssnachtschatten: Stipites Dulcamarae.
Süssöl: Glycerin.

Süsspech: Succus Liquiritiae.
Süsssauersaft: Sirupus Citri.
Süssundsaurerthee: Rad. Liq. et Herb. Centaurii ãã.
Süsswurzel: Rhiz. Polypodii.
Süttsapp: Succus Liquiritiae.
Süwersaat: Flor. Cinae.
Süwkenpulver: Flor. Cinae plv.
Sufkesaat: Flor. Cinae pulv.
Sugerlethee: Flor. Lamii alb.
Sulfurwurzel: Rad. Peucedani.
Sultansalbe: Ungt. ophth. rubr.
Sulzbacher Tropfen: Tinctura Aloës comp.
Sulzbergers Flusstinctur: Tinct. Aloës comp.
Sulzsalbe: Linim. sapon. camph.
Sumach: Fol. Rhoïs Toxicodendr.
Sumpfbeeren: Frct. Oxycoccos.
Sumpffingerkraut: Rad.Comari.
Sumpfgarbe: Herb. Ptarmicae.
Sumpfiriswurzel: Rhiz. Iridis.
Sumpfklee: Fol. Trifol. fibrin.
Sumpfporst: Herb. Ledi.

Superintendenttropfen: Tinct. Pimpinellae.
Suppenfarbe: Crocus.
Supulver: Pulvis aerophorus.
Surbeertropfen: Mixt. sulf. acid.
Suren: Herb. Acetosae.
Swattentogplaster: Empl. fusc.
Swattentogsalbe: Ungt. basilic. fuscum.
Swattenverweken: Emplastr. basilicum.
Swinegras: Herb. Avicularis.
Sylvisches Digestivsalz: Kal. chloratum.
Sympathiebalsam: Tinctura Benzoës comp.
Sympathiepulver: Pulv. herbar.
Sympathiestein: Cupr. alumin.
Sympathietropfen: Tinctura Pimpinellae.
Syriigehlwater: Liq. Ammonii aromat.
Syrischgartengummi: Galban.
Syrup, weisser: Sir. simplex.

T.

(Togemakt = zur Salbe angerieben. Triweln = Trauben.)

Tabak, Asiatischer, Brasilianischer, Mexikanisch., Türkischer, Ungarischer, Virginischer: Fol. Nicotian.
—, Indischer: Herb. Lobeliae.
Tabaksblumen: Flor. Lavandul.
Tabaksbohnen: Fabae Tonco.
Tabakwasser: 1. Aq. Nicotianae Rademacher. 2. Aq. Kreosoti.
Tabaskapfeffer: Fruct. Amomi.
Tachtak: Tacamahaca.

Tackenkraut: 1. Herb. Linariae. 2. Herb. Malvae.
Tackenöl: Ol. Hyoscyami.
Tackensalbe: 1. Ungt. Linariae. 2. Ungt. Populi. 3. Unguent. Rosmarini comp.
Tackmack: Tacamahaca.
Täfelchen: Cerat. Resinae Pini.
Tännegras: Herb. Polygoni.
Täschelkraut: Herba Bursae Past.

Tafelbalsam, gelber — Taternöl. 199

Tafelbalsam, gelber: Unguent. Hydrarg. citrin.
Tafellack: Lacca in tabulis.
Tafelöl: Ol. Olivarum.
Tafelsalbe, braune: Empl. fusc.
— **gegen Krätze**: Ungt. Hydrarg. citrin.
—, **gelbe**: Cerat. Resinae Pini.
—, **schwarze**: Empl. fuscum.
—, **weisse**: Ceratum Cetacei alb.
Tafelverweichen: Empl. basilic.
Taffetpflaster: Empl. Anglicum.
Taffia: Spiritus Sacchari.
Taftan: Spiritus aethereus.
Tagebruchkraut: Hrb. Euphras.
Taggenkraut: 1. Folia Malvae. 2. Herb. Linariae.
Taggensalbe: 1. Ungt. Linariae. 2. Ungt. Plumbi. 3. Unguent. Rosmarini comp.
Tagleuchte: Herb. Euphrasiae.
Tagrödelwasser: Aq. aromatica.
Tagundnachtblumen: Flores Violae tricol.
Tagundnachtharz: Tacamahac.
Tagundnachtkraut: Herba Succisae.
Takamahak: Tacamahaca.
Takinöl: Ol. Juniperi empyreum.
Taksalbe: Ungt. Plumbi.
Talg: Sebum.
Talgsäure: Acid. stearinicum.
Talk: Talcum.
Talkerde: Magnesia carbonica.
—, **gebrannte**: Magnes. usta.
Tamarinden: Pulpa Tamarind.
Tamarindenlatwerge: Elect. e Senna.
Tamariskenessenz: 1. Tinct. Myrrhae. 2. Tinct. Pini comp.

Tamariskenöl: Acet. pyrolignos. rectif.
Tamariskenwurzel: Rad. Tarax.
Tankarellen: Fruct. Tamarind.
Tannapfelöl: Ol. Terebinthinae.
Tannenrindenmarks: Pulpa Tamarind. dep.
Tannenspitzenöl: Ol. Pini.
Tannharz: Resina Pini.
Tannknospen: Turiones Pini.
Tannkraut: Herb. Tanaceti.
Tannlengert: Terebinthina.
Tannnessel: Herb. Galeopsidis.
Tannpech: Resina Pini.
Tannporst: Herb. Ledi.
Tannsprossen: Turiones Pini.
Tannzapfenöl: 1. Oleum Pini. 2. Ol. Terebinth.
Tannzapfensalbe: Ungt. nervin.
Tanzbodenpulver: Talcum plv.
Tanzpulver: Talcum pulv.
Tapferundgeschwind: Liquor Ammon. caust.
Tappedi: Terebinthina.
Tapta: Ceratum fuscum.
Tarant, blauer: Herb. Orig. vulg.
Tarpentillwurzel: Rhiz. Tormentillae.
Tartarisirter Weinstein: Kali tartaricum.
Tartschenflechte: Lich. Islandic.
Tartzentingpflaster: Ceratum Resinae Pini.
Taschenblumenthee: Herb. Burs. Past.
Taschendieb: Herb. Burs. Pastor.
Taschenkraut: Herb. Burs. Past.
Taschenpfeffer: Fruct. Capsici.
Taschenwachs: Cera nigra.
Taternöl: Ol. animal. foetidum.

Tatersalbe: Ungt. flavum.
Taubenanis: Fruct. Anis.
Taubenfuss: Herb. Geranii.
Taubenknöpfe: Flor. Primulae.
Taubenkörbel: Herb. Fumariae.
Taubenkopf: Herb. Fumariae.
Taubenkraut: 1. Hrb. Verbenae. 2. Rad. Liquirit.
Taubenkropf: Herb. Equiseti.
Taubenkropfwurz: Rhiz. Torm.
Taubenöl: Ol. Anisi.
Taubenwasser: Aq. Valerianae.
Taubkorn: Secale cornutum.
Taubnessel: Flores Lamii.
Taudenbloma: Flor. Rhoeados.
Taufstein: 1. Lycopod. 2. Talcum pulverat.
Taugenichtssalbe: Ugt. sulf. cp.
Tausendblatt: Herb. Millefolii.
Tausenderlei: Pulv. pro vaccis.
Tausendfüsse: Millepedes.
Tausendgüldenkraut: Herba Centaurii.
Tausendkorn: Herb. Herniariae.
Tausendloch: Herb. Hyperici.
Tausendnessel: Herb. Urticae.
Tausendschön: 1. Herb. Violae tricolor. 2. Flor. Bellidis.
Tauteöl: Ol. Hyoscyami.
Taxbaum: Summitates Taxi.
Taxfett: Adeps.
Teegelsteenöl: Ol. Philosophor.
Teichlilie: Rhiz. Pseudacori.
Telegreman: Sem. Foenugraeci.
Tempelöl: Ol. Petrae rubr.
Temperirpulver: Pulv. temper.
Templinöl: 1. Ol. Pumilionis. 2. Ol. Terebinthinae.
Tenakelpflaster: Empl. Litharg. comp.

Tennants Bleichpulver: Calc. hypochloros.
— **Säure**: Aq. chlorata.
Terich: Talcum.
Terpantpflaster: Empl. oxycroc.
Terpentin, dicker, gemeiner, weisser: Terebinth. comm.
—, **umgewandter**: Ungt. Tereb.
—, **Venetianischer**: Terebinth. laricin.
Terpentingeist: Ol. Terebinth.
Terpentinliniment: Liniment. Terebinthinae.
Terpentinöl: Ol. Terebinthinae.
Terpentinpflaster: 1. Ceratum Resin. Pini. 2. Terebinth. comm. 3. Ungt. Terebinthinae comp.
Terpentinsalbe: 1. Terebinthin. communis. 2. Ungt. basilicum. 3. Ungt. Terebinthinae.
Terpentinschwefelbalsam: Ol. Terebinth. sulfur.
Terpentinseife: Sapo terebinth.
Terpentinspiritus: Ol. Terebin.
Tesachten: Fructus Vanillae.
Tester: Ceratum fuscum.
Teufelchen: Rotul. Menth. pip.
Teufelsabbiss: 1. Rad. Mors. Diab. 2. Herba Scabiosae. 3. Rad. Taraxaci.
Teufelsabwärtspulver: Rhiz. Tormentillae pulv.
Teufelsäpfel: Fruct. Colocynth.
Teufelsaugen: Herb. Adonidis.
Teufelsbeerblätter: Fol. Bellad.
Teufelsbirnen: Flor. Taraxaci.
Teufelsblumen: Herb. Euphras.
Teufelsblut: Sang. Draconis.
Teufelsdreck: 1. Asa foetida. 2. Ol. animale foetid.

Teufelsflucht: Herb. Hyperici.
Teufelshütchen: Herb. Plantag.
Teufelskirschen: Fruct. Alkekengi.
Teufelsklatten: Stipit. Dulcam.
Teufelsklauden: Stipit. Dulcam.
Teufelsklaue: Herb. Lycopodii.
Teufelsklauenwurz: Rhizoma Filicis.
Teufelskoth: Asa foetida.
Teufelskrallenmehl: Lycopod.
Teufelskraut: Herb. Scabiosae.
Teufelsöl: Ol. Philosophorum.
Teufelspeterlein: Herb. Conii.
Teufelspflaster: Empl. fuscum camphorat.
Tenfelspuppen: Frct. Alkekengi.
Teufelsraub: Herb. Hyperici.
Teufelsrippen: Herb. Taraxaci.
Teufelssalbe: Ungt. nervinum.
Teufelsschutt: Herb. Lycopodii.
Teufelsstein: Argent. nitricum.
Teufelswurzel: Tubera Aconiti.
Teufelszwirn: 1. Hrb. Cuscutae. 2. Penghawar Djambi.
Teveken: Rhiz. Graminis.
Thalblumen: Flor. Convallariae.
Thamillen: Flor. Chamomillae.
Thaublätter: Herb. Alchemillae.
Thaunessel: Flor. Lamii.
Thaurosen: Herb. Alchemillae.
Thauschüsseli: Herb. Alchem.
Thea amara: Fol. Trifol. fibrin.
Thebau: Thea nigra.
Thebetpfeffer: Fruct. Amomi.
Thedens Pulver: Pulv. Liquir. comp.
— **Umschlag** oder **Wundwasser:** Mixt. vulvnerar. acid.
Thee, abführender: Spec. laxant.

Thee, Augsburger: Spec. pector.
—, **Berliner:** Species laxantes.
—, **Blankenheimer:** Herba Galeopsidis.
—, **Chinesischer:** Thea nigra.
—, **Dresdner:** Species laxantes.
—, **Emanuels:** Species laxantes.
—, **Europäischer:** Hrb. Veronic.
—, **Französischer:** Spec. laxant.
—, **Griechischer:** Fol. Salviae.
—, **Hamburger:** Spec. laxantes.
—, **Königsrieder:** Stipit. Dulc.
—, **Liebers:** Herb. Galeopsidis.
—, **Mexikanischer:** Herb. Chenopod. ambros.
—, **Müschs:** Fol. Uvae Ursi.
—, **Rivers:** Herb. Galeopsidis.
—, **Römischer:** Herb. Chenopod.
—, **rother:** Flor. Rhoeados.
—, **Russischer:** 1. Thea nigra. 2. Rad. Liquirit.
—, **schwarzer:** Thea nigra.
—, **Schweizer:** Herb. Galeopsid.
—, **Spanischer:** Hrb. Chenopod.
—, **Ungarischer:** Herb. Chenop.
Theeblatt: Herb. Betonicae.
Theebu: Thea nigra.
Theekraut: 1. Herb. Asperulae. 2. Herb. Chenopodii. 3. Herb. Fragariae.
Theer: Pix liquida.
Theerbandpflaster: 1. Emplastr. oxycroc. 2. Empl. ad ruptur.
Theerjacke: Elect. theriacale.
Theeröl: 1. Oleum Fagi. 2. Oleum Junip. empyr. 3. Pix liquida.
Theerpflaster: Empl. Picis.
Theersalbe: Ungt. Picis.
Theerschwefelsalbe: Unguent. sulfurat. comp.

Theerwachspflaster: Emplastr. fuscum.
Theerwasser: Aq. Picis.
Theetropfen: Aq. aromatica.
Theewurzel: Rad. Althaeae.
Theilöl: Ol. Hyoscyami.
Theimiänche: Herb. Thymi.
Theklasalbe: Ungt. diachylon.
Therant: Herb. Ptarmicae.
Theriak: Elect. Theriacale.
Theriakgeist: Spirit. Angel. cps.
Theriakkraut: Herb. Mariveri.
Theriakwurzel: 1. Radix Angelicae. 2. Rad. Pimpinella. 3. Rad. Valerianae.
Thierisches Oel: Ol. animale.
Thierkohle: Ebur ustum.
Thierlaugensalz: Ammon. carb.
Thieröl, stinkendes: Ol. animale foetid.
Thomasbalsam: Bals. Tolutan.
Thomaszucker: Sacchar. cristall. fuscum.
Thorand: Herb. Origani.
Thomienich: Ungt. ctr. scabiem.
Thon, rother: Bolus rubra.
—, weisser: Bolus alba.
Thorwartspflaster: Emplastr. oxycroc.
Thürbandpflaster: Emplastr. oxycroc.
Thumirnichtssalbe: Unguent. sulfurat. griseum.
Thumirnichtspulver: 1. Pulv. ctr. pedicul. 2. Stib. sulf. nigr.
Thymche: Herb. Thymi.
Thymian: Herb. Thymi.
—, Römischer: Flor. Lavandul.
—, wilder: Herb. Serpylli.
Thymianwurzel: Rad. Serpent.

Thymseide: Herb. Epithymi.
Thyrmann: Herb. Thymi.
Tick-Tack: Tacamahaca.
Tickewitiki: Spec. amarae.
Tiedemannstropfen: Tinctura anticholerica.
Tiefenkraut: Fol. Trifol. fibrin.
Tiefstandwurzel: Rad. Taraxac.
Tikmehl: Amyl. Marantae.
Tillyöl: Ol. Terebinth. sulfurat.
Tillytropfen: Ol. Terebinth. sulf.
Timotheus, grauer: Stib. sulf. nigr.
Tinctur: 1. Tinctura Benzoës. 2. Tinct. Cinnamomi.
Tincturasolaris: Tinct. lignor.
Tincturtropfen: Mixt. sulf. acid.
Tinctussalbe: Ungt. Kal. jod.
Tinkal: Borax.
Tintenbeeren: Fruct. Rhamni.
Tintenfischbein: Ossa Sepiae.
Tintenflecksalz: 1. Acid. tartaric. 2. Kali bioxalic.
Tintengummi: Gummi arabic.
Tintenholz: Lign. Campechian.
Tintenpulver: Spec. ad Atram.
Tiptap: Rad. Dictamni.
Tirmenöl: Ol. Tamarisci.
Tirmensalbe: Ungt. Aeruginis.
Tirolerpflaster: Emplastr. Cantharid. perp.
Tirolerweiss: Cerussa.
Titan: Herb. Pulmonariae.
Tizianwasser: Mixt. vuln. acid.
Tobkraut: Fol. Stramonii.
Tochpflaster: Empl. Litharg. cps.
Tockenkraut: Herb. Linariae.
Tockensalbe: Ungt. Linariae.
Todtenbein: 1. Conchae praep. 2. Rad. Dictamni albi.

Todtenbeinstropfen: 1. Kreos. dilut. 2. Tinct. Spilanth. cps.
Todtenblätter: Herb. Vincae.
Todtenblumen: Flor. Calendul.
Todtenblumensalbe: Ungt. flav.
Todtengräberwasser: Kreosot. dilutum.
Todtengrün: Herb. Vincae.
Todtenkopf: Ferr. oxydat. rubr.
—, **weisser:** Ossa Sepiae.
Todtenkopfblüthen: Herba Linariae.
Todtenkopfpflaster: 1. Empl. ad rupturas. 2. Empl. Lith. cps.
Todtenkraut: Fol. Rutae.
Todtenmucker: Liq. Am. caust.
Todtenmyrthe: Herb. Vincae.
Todtennessel: Flor. Lamii alb.
Todtenöl: 1. Kreosot. dilut. 2. Ol. Petrae.
Todtenstille: Ungt. ctr. pedicul.
Todtenveilchen: Herb. Vincae.
Todtenwecker: 1. Liq. Ammon. caust. 2. Kreosot. dilutum.
Todtenweckeröl: Ol. Papaveris.
Todtenzahnöl: Kreosot. dilutum.
Tödtliches Wundwasser: Mixt. vulnerar. acid.
Tölpelsamen: Sem. Rapae.
Töppelblätter: Folia Malvae.
Togemaktklöckelchen, -quecksilber, -stafadrian, -stiptap, -stoffsaat: Ungt. Hydrarg. pedicilor.
Togemaktschwefel: Unguent. sulfurat.
Togemakttrippmadam: Ungt. Hydrarg. oxyd. rubr.
Togemakttripptrapp: Ungt. Plumbi.

Togemakttutian: Ungt. Zinci.
Toggensalbe: 1. Ungt. Linariae. 2. Ungt. Rosmar. comp.
Togplaster gegen Zahnweh: Empl. Canth. perp.
—, **gelbes:** Empl. Litharg. comp.
—, **schwarzes:** Empl. Picis.
Togrödelsalv: Ugt. Rosmar. cps.
Togrödelwater: Aq. aromatica.
Togroisalv: Ungt. Rosmar. cps.
Toiletteessig: Acetum cosmetic.
Toilettesalbe: 1. Ugt. Glycerini. 2. Ungt. leniens.
Tolle Salbe: Elect. theriacale.
Tollkirsche: Fol. Belladonnae.
Tollkörner: Fruct. Cocculi.
Tollkraut: 1. Fol. Belladonnae. 2. Fol. Stramonii.
Tollrübe: Rad. Bryoniae.
Tollwurzel: Rad. Hyoscyami.
Tolubalsam: Bals. Tolutan.
Tomesöl: Rubramentum.
Tonkabohnen: Fabae Tonco.
Tonkakraut: Herb. Asperulae.
Tonkarellenmus: Pulp. Tamarindorum.
Toostsaft: Mel rosat. boraxat.
Torand: Herb. Origani vulg.
Torkenkraut: Herb. Linariae.
Tormentill: Rhiz. Tormentillae.
Tornamiras Salbe: Ugt. Ceruss.
Tornes: Tinct. Aloës comp.
Torsköl: Mel rosat. boraxat.
Torksaft: Mel rosat. boraxat.
Tournesolläppchen: Bezetta rubra.
Trabantentropfen: Ol. Terebinth. rectif.
Traben: Herb. Dracunculi.
Trackenwurz: Rhiz. Bistortae.

Tragantensalbe: Ungt. flavum.
Traganth: Tragacentha pulv.
Traganthpulver, zusammengesetztes: Pulv. gummos.
Tramilben: Flor. Cham. Roman.
Tranikel: Herb. Saniculae.
Trank, Wiener: Inf. Sennae cps.
—, Zittmanns: Decoct. Sarsaparillae comp.
Traubencerat: Cerat. Cetacei.
Traubenkirschrinde: Cortex Pruni Padi.
Traubenkraut: Herb. Chenopod.
Traubenpfeffer: Piper longum.
Traubenpomade, rothe: Cerat. Cetacei rubr.
Traubensalbe fürs Haar: Ugt. pomadin.
—, weisse: Ungt. rosatum.
Traufkraut: Herb. Parietariae.
Trauungskraut: Herb. Sideritid.
Treber: Sem. Foenugraeci.
Treckploster: Empl. Cantharid.
Treibaus: Sem. Plantaginis.
Treiber: Ammon. carbonicum.
Treibkörner: Sem. Ricini.
Treiböl: Oleum Ricini.
Treibsalz: Ammon. carbonicum.
Treibwurzel: Rad. Turpethi.
Tremsen: Flor. Cyani. [Tiliae.
Tremsenblumenwasser: Aqua
Triachels: Elect. theriacale.
Triakelsalbe: Empl. Litharg. cps.
Triaks: Elect. theriacale.
Triantensalbe: Ungt. flavum.
Trieb: Ammon. carbonicum.
Triebesöl: Ol. Hyperici.
Trieblepomade, rothe: Cerat. Cetacei rubr.
—, weisse: Ungt. leniens.

Triebpulver: Natr. bicarbonic.
Triebsalz: Ammon. carbonicum.
Trinitatis: Tartarus depuratus.
Trinjäockdi: Ungt. Zinci.
Trinkpulver: Pulvis temperans.
Tripel: Terra Tripolitana.
Tripmadam: Herb. Sedi.
Tripp: Ammonium carbonicum.
Tripperpillen: Capsulae Balsam. Copaïvae.
Triptrap: 1. Tacamahac. 2. Rotul. Menth.
Triptraptrull: Ugt. Hydrg. rubr.
Trisonettpulver: Pulv. aromat. c. Sacch.
Tritrumtratrum: Moschus.
Trittau: Ungt. Plumbi.
Tritteinundtrittaus: Unguent. Plumbi.
Trittvortritt: Ungt. Plumbi.
Tritum: Ungt. Plumbi.
Triwelpomade, rothe: Cerat. Cetacei rubr.
—, weisse: Ungt. leniens.
Trockenstein: Cap. Calam. praep.
Troddelmehl: Lycopodium.
Trögewehthatspflaster: Empl. oxycroceum.
Trogschmiere, flüssige: Linim. ammon. camph.
—, gelbe: Ungt. flavum.
—, grüne: Ungt. mixtum.
Trolldistelwurz: Rhiz. Polypod.
Trompetenpulver: Conchae praep.
Tropfen, aromatische: Tinct. aromatica.
—, aromatische saure: Tinct. aromatica acid.
—, Augsburger: Tct. Aloës cps.

Tropfen, Baumanns: Tinctura aromatica.
—, **Bergmanns:** Tinct. aromatic.
—, **bittere:** Tinct. amara.
—, **Dänische:** Elix. e Succo Liquor.
—, **Danziger:** Tinct. aromatica.
—, **Englische:** Liquor Ammon. carbon. pyrooleos.
—, **Erlauer:** Spir. Meliss. comp.
—, **Feldheimer:** Tinct. Valerian.
—, **Flecks:** Elix. e Succo Liquir.
—, **Hallersche:** Mixt. sulf. acid.
—, **Hoffmanns:** Spir. aethereus.
—, **Jenaer:** Tinct. Aloës comp.
—, **Klapproths:** Tinct.Ferr.acet. aetherea.
—, **Kollmanns:** Tinct. carminat.
—, **Lamottes:** Tinct. Ferri chlor. aetherea.
—, **Mainzer:** Tinct. Aloës, Spir. aethereus $\widehat{aa}$.
—, **Mariazeller:** Tinct.Aloés cps.
—, **Petermanns:** Tinct. Chinoïd.
—, **Prinzens:** Liq. Ammon. succ.
—, **Rockows:** Tinct Chinoïdin.
—, **rothe:** Tinct. aromatica.
—, **rothe saure:** Tinct. aromat. acid.
—, **Salzburger:** Tinct. Aloës cps.
—, **saure:** Mixt. sulfurica acida.
—, **schwarze:** Tinct. amara.
—, **Schwarzwälder:** Tinctura Aloës comp.
—, **Schwedische:** Tct. Aloës cps.
—, **siebenundsiebzigerlei:** Tinct. Chinoïdin.
—, **Sulzberger:** Tinct. Aloës cps.
—, **Ungarische:** Spirit. Rosmar.
—, **Wads:** Tinct. Benzoës comp.

Tropfen, Wedels: Tinct. carminativa.
—, **Whytts:** Tinct. Chinae cps.
—, **zertheilende:** Tct. strumalis.
Tropfkraut: Herb. Parietariae.
Tropfsteinwasser: Aq.Petrosel.
Tropfwurzel: 1. Rhiz. Filicis. 2. Rhiz. Polypodii.
Tropp: Succus Liquiritiae.
Tropschmiere: Unguent. flav. et Unguent. Populi $\widehat{aa}$.
Trossis Brustpulver: Gelatin. Lich. Island. sacchar.
Trostderkrätzigen: Herba Fumariae.
Trottenmehl: Lycopodium.
Truddemälch: Herb. Chelidonii.
Trudelmehl: Lycopodium.
Trüdingerpflaster: Emplastr. Lithargyri comp.
Trumpeterpulver: Cubeb. pulv.
Trumpethenpulver: Conchae praep.
Truttenmehl: Lycopodium.
Tschickan: Herb. Chaerophylli.
Tückertück: Species amarae.
Tümchen: Herb. Thymi.
Tümmelthymian: Herb. Thymi.
Türkenblut: 1. Resina Draconis. 2. Sanguis Hirci.
Türkenkopfkerne: Semen Cucurbitae.
Türkenpulver: Sang. Draconis.
Türkisch.Beifuss: Hrb. Botryos.
— **Gras:** Rhiz. Graminis.
— **Hanföl:** Oleum Ricini.
— **Kümmel:** Fruct. Cumini.
— **Mohrstein:** Conchae praep.
— **Pfeffer:** Fruct. Capsici.

Türkisch. Röthe: Rad. Alcannae.
Türlestrich. Sebum.
Tugendsalben: Fol. Salviae.
Tumerik: Rhiz. Curcumae.
Tungenrübe: Rad. Bryoniae.
Tunkpulver: Tutia praeparat.
Tunröw: Rad. Bryoniae.
Tupfstein: Cupr. aluminatum.
Turanken: Rad. Bryoniae.
Turisches Gummi: Gumm. arab.
Turmerik: Rhiz. Curcumae pulv.

Turpethwurzel: 1. Radix Turpethi. 2. Tubera Jalapae.
Turpith: Tubera Jalapae.
Tutiansalbe, graue: Unguent. ophthalm. gris.
—, weisse: Ungt. Zinci.
Tutz: Tutia praeparata.
Tutzthee: Herb. Cardui bened.
Tymchen: Herb. Thymi.
Tyrolerpflaster: Empl. Canthar. perp.

U.

Ubrike: Minium.
Udram: Herb. Hederae.
Ueberrüthesalbe: 1. Empl. fusc. 2. Ungt. Plumbi.
Ueberseeisches Pulver: Pulv. insector.
Ueberwachsöl: Ol. viride.
Ueberwachstropfen: Tinctura bezoardica.
Ueberwurzel: Rad. Carlinae.
Ueberzuckert. Wurmsamen: Confectio Cinae.
Uetzenpulver: Sanguis Hirci.
Ulanenholz: Rad. Saponariae.
Ulanenrinde: Cort. Quillagae.
Ulmenkraut: Herb. Lycopodii.
Ulmenpotzensalbe: Ugt. Populi.
Ulmenrinde: Cort. Ulmi.
Ulmensprossensalbe: Ungt. Populi.
Ulmspierkraut: Herb. Ulmariae.
Ulrichs Pflaster: Empl. Ceruss.
— Pulver: Natrum bicarb.
— Zahntropfen: Tinct. Guajaci ammon.

Ultramincastoriumöl: Tinct. Arnicae.
Ultramkraut: Herb. Hederae.
Umbreits Thee: Spec. amarae.
Umgewandt. Boneta: Unguent. contra Pediculos.
— Böbel: Ungt. contra Pedicul.
— Degenstiefel: Ungt. digestiv.
— Dickentief: Ungt. digestiv.
— Merkurius: Ugt. Hydr. pedic.
— Muskus: Ungt. ctr. Scabiem.
— Napoleon: Ugt. Hydrg. pedic.
— Nerum: Ungt. nervinum.
— Nutritum: Ungt. Plumbi.
— Prinzdeputat, roth.: Ungt. Hydrarg. rubr.
— —, weiss.: Ugt. Hydrarg. alb.
— Schabrian: Ugt. ctr. Scabiem.
— Trittum: Ungt. Plumbi.
Umschlag, Autenrieths: 1. Ugt. diachyl. 2. Ugt. Plumbi tannic.
—, Burows: Liq. Alumin. acet.
—, Thedens: Aq. vulnerar. acid.
Umschlagkräuter: Spec. emoll.
Umschlagthee: Spec. resolvent.

Umundumarsenicum: Ungt. basilicum flavum.
Umwand, blauer: Ungt. Hydrg. pediculos.
Unbekannt: Empl. Litharg. cps.
Unflatpulver: Pulv. ctr. Pedicul.
Unflatsalbe: Ungt. ctr. Pedicul.
Ungarisch. Balsam: 1. Aqua aromat. 2. Mixt. oleos. balsam. 3. Terebinthina Veneta.
— **Essenz:** Ol. Lini sulfuratum.
— **Hafer:** Pulv. contra Pedicul.
— **Steinlacköl:** Ol. Jecor. Asell.
— **Thee:** Herb. Chenopodii.
— **Tropfen:** Spir. Rosmarini.
— **Wasser:** 1. Aq. aromatica. 2. Spir. Lavandulae. 3. Spir. odoratus. 4. Spir. Rosmar. cps.
Ungefärbte Altheesalbe: Ungt. Rosmarini dil.
Ungelöschtes Feuer: Chinoïdin.
Ungelswater: Spiritus odoratus.
Ungenannt. Kräuter: Species resolventes.
— **Pflaster:** Cerat. Resinae Pini.
— **Politant:** Ugt. Hydrg. cin. dil.
Ungerblumen: Flor. Malv. arbor.
Ungers Augensalbe: Unguent. Hydrarg. rubr.
Ungezieferöl: Ol. Anisi.
Ungeziefersalbe: Ungt. contra Pediculos.
Ungsenöl: Ol. carbolicum.
Ungsensaft: Sir. Sarsaparill. cps.
Ungsensalbe: Ungt. Zinci.
Unheilspulver: Pulv. pro equis.
Unholdkerzen: Flor. Verbasci.
Unholdwurz: 1. Bulb. Victorial. long. 2. Rad. Mandragorae.

Universalbalsam: 1. Tct. Aloës comp. 2. Tinct. Benzoës comp. 3. Ol. Lini sulf. 4. Ol. Tereb. sulf. 5. Ungt. basilic. fusc.
Universalkinderbalsam: Aqua aromat. spirituos.
Universallebensöl: 1. Mixtura oleos. balsam. 2. Tct. Aloës cps.
Universalpflaster: 1. Empl. fusc. 2. Empl. Litharg. comp.
Universalpillen: Pilul. laxantes.
Universalpulver: 1. Natr. bicarb. 2. Pulv. carminativ. Wedel.
Universalsalbe: 1. Ungt. exsiccans. 2. Ungt. Plumbi.
Universalsalz: Natr. bicarbonic.
Universalspiritus, gelber: Mixt. oleos. balsam.
Universitätssalbe, eletrische: Ungt. Hydrarg. alb.
Unkengries: Ungt. ctr. Pedicul.
Unkraut: Herb. Equiseti.
Unkrautpulver: Pulv. Magnes. c. Rheo.
Unksenöl: Ol. animale foetidum.
Unlenkwurz: Rad. Helenii.
Unnützesorgen: Herba Violae tricolor.
Unreife Pomeranzen: Fructus Aurant. immat.
Unreinkoth: Asa foetida.
Unreinpomade: Ugt. ctr. Pedicul.
Unruhe: Lycopodium.
Unruhwasser: Spirit. Anhaltin.
Unruhwurzel: Rad. Eryngii.
Unschlitt: Sebum.
Unserliebenfrauenbettstroh: 1. Hrb. Galii. 2. Hrb. Serpylli.
Unserliebenfrauendistel: Herb. Cardui Mariae.

Unserliebenfrauenmilch-
kraut: Herb. Pulmonar.
Unstätpulver: Plv. Liquirit. cps.
Unterhaltungssalbe: 1. Ungt.
epispastic. 2. Ugt. Hydrg. ciner.
Untermast: Bolet. cervinus.
Untermladentisch: Spirit. Angelicae comp. c. Ol. Terebinth.
et Liq. Ammon. caust. mixt.
Untertumunter: Ungt. Plumbi.
Unterwachssalbe: Ungt. flavum.
Unverleid: Hrb. Polygon. avicul.
Unvermischter göttlicher'
Balsam: Tinct. Benzoës cps.
Unvertritt: Hrb. Polygon. avicul.
Uptochsöl: Oleum viride.
Uralholz: Rad. Saponariae.

Uralsches Pulver: Pulv. Liquiritiae comp.
Urament: Ungt. potabile rubr.
Uran, schwarzer: Styrax Calam.
—, weisser: Olibanum.
Urantpulver: Herb. Origani plv.
Urian: Orleana.
—, gebrannter: Alumen ustum.
Uriaöl: Oleum rubrum.
Urinblumen: 1. Flores Lamii.
2. Flores Stoechados.
Urinkraut: Herb. Herniariae.
Urinspiritus: Liq. Ammon. caust.
Uruku: Orleana.
Uschak: Ammoniacum.
Utechsöl: Oleum viride.
Utram: Herba Hederae.

V.

Vahrenkraut: Fol. Belladonnae.
Vallerln: Flor. Violae odorat.
Valmnesaft: Sir. Papaveris.
Vanille: Fruct. Vanillae.
Vanillenöl: Bals. Peruvianum.
Vaselwurz: Rad. Bryoniae.
Vaterkorn: Secale cornutum.
Vaterunserwasser: Aq. Petros.
Vegetabilisch. Aether: Aether aceticus.
— Kalomel: Podophyllin.
— Laugensalz: Kali carbonic.
— Mohr: Carbo pulv.
— Pulver: 1. Pulv. Liquir. cps.
2. Tub. Jalapae pulv.
Vehdriakel: Elect. theriacale.
Vehedistel: Fruct. Card. Mariae.
Veielotenblau: Flor. Viol. odorat.
Veielotenkraut: Hrb. Viol. tricol.

Veielotesaft: Sir. Violae.
Veielotewurzel: Rhiz. Iridis.
Veigelwurz: Rhiz. Iridis.
Veilchenkraut: Hrb. Viol. tricol.
Veilchenöl: Balsam. Peruvian.
Veilchensaft: Sir. Violarum.
Veilchensalbe: Ugt. pomad. rubr.
Veilchenwasser: Aq. Sambuci.
Veilchenwurzel: Rhizoma Irid. Florentin.
Veilchenwurzelzucker: Pulv. Iridis Sacchar.
Veitsalbe: Ungt. Hydrarg. alb.
Veitstanzpulver: Conch. praep.
Venetian. Zug: Cerat. Res. Pini.
Venetisch. Balsam: Terab. venet.
— Dreiacker: Elect. Theriac.
— Kümmel: Fruct. Cumini.
— Rosen: Flor. Paeoniae.

Venetisch. Seife: Sapo Venetus.
— **Terpentin:** Terebinth. laricin.
Venusblätter: Fol. Sennae.
Venusblut: Herb. Verbenae.
Venusfinger: Herb. Cynoglossi.
Venushaar: Herb. Adianti aur.
Venuskörner: Sem. Foenugraec.
Venusmilch: Aq. Rosae benzoïn.
Venustinctur: Tinct. Benzoës.
Verbindspiritus: Ol. Terebinth.
Verbogenharz: Tereb. Veneta.
Verborgenharz: Pix Burgund.
Verborgenwiederkunft: Herb. Veronicae.
Verdauungsessenz: Vin.Pepsin.
Verdauungspastillen: Troch. Natr. bicarb.
Verdauungspulver: Pulvis carminativus.
Verdauungssalz: Natr. bicarbonicum.
Verdauungsthee: Species pectorales laxantes.
Verdauungswein: Vin. Pepsin.
Verdauungszeltchen: Troch. Natr. bicarbon.
Verdeulungsöl: Oleum viride.
Verdigries: Cuprum subacetic.
Verdrehtkörn: Fruct. Card. Mar.
Verdünnt.Bleiessig: Aq.Plumb.
Verfangkraut: Herb. Arnicae.
Verfangspulver: Boletus cervinus pulv.
Vergängnisspulver: Pulvis temperans.
Vergehkraut: Herb. Plantaginis.
Vergehundkommwieder: Hrb. Violae tricolor.
Vergiftet Ameisenpulver: Semen Nigellae pulv.

Vergissmeinnicht: Flor.Jaceae.
Vergüldungssalbe: Ugt. basilic.
Verkaltungstropfen: Tinctura antispast.
Verlachwurzel: Rad.Gentianae.
Vermächtnisspflaster: Empl. fuscum.
Vermächtnisszucker: Sacchar. rubrum.
Vermillon: Cinnabaris.
Verneds Drejakel: Elect. theriacale.
Vernunftundverstand: Herba Anagallidis.
Veronikenwurz: Rhiz. Ari.
Verrufkraut: Herb. Conyzae.
Versichbeeren: Fruct. Berberid.
Vertheilungskräuter: Species resolventes.
Vertheilungsöl: Oleum viride.
Vertheilungspflaster: 1. Empl. fuscum. 2. Empl. Hydrargyri. 3. Empl. saponatum.
Vertheilungssalbe: 1. Unguent. flavum. 2. Unguent. Kal. jodat. 3. Unguent. nervin. 4. Unguent. Rosmarin. comp.
Vertreibungstropfen: Tinctura Croci.
Verusdistelkörner: Fructus Cardui Mariae.
Verwachsundverrufungskraut: Herb. Conyzae.
Verweckensalbe: Ungt. basilic. fuscum.
Verzehrungspflaster: Empl. saponat. rubr.
Verziehungsspiritus: Spiritus Angelicae comp.

Verzuckerte Wurmsaat: Confectio Cinae.
Vesicatoressenz: Tct. Cantharid.
Vesicatorpflaster: Empl. Canth.
Vesicatorsalbe: Ugt. Cantharid.
Vesperkraut: Herb. Sideritidis.
Vichypastillen: Troch. Natri bicarbon.
Vichypulver: 1. Natrum bicarb. 2. Pulv. Liquiritiae comp.
Viefasalbe: Ungt. Hydrarg. alb.
Viehdistel: Herb. Cardui bened.
Viehkalk: Calc. phosphor. crud.
Viehkraut: Herb. Veronicae.
Viehkrautwurzel: Rad. Valerianae.
Viehmirakel: Elect. theriacale.
Viehpulver: Pulv. pro Vaccis.
Vielenmargarethenpulver: Semen Foenugraec. pulv.
Vielfrass: 1. Pulv. pro Vaccis gris. 2. Stib. sulfurat. nigr.
Vielgut: Herb. Oreoselini.
Vielwuchs: Herb. Oreoselini.
Vierackerpulver: Plv. Liq. cps.
Viereckiger Zug: Cerat. Resin. Pini.
Viererlei Geister: Spir. camph. Spir. saponat. Spir. Rosmarin., Liq. Ammon. caust. ãã.
— **Ruhpulver:** Pulv. pro Infant.
— **Salbe:** Ungt. nervinum.
— **Thee:** Spec. pect. c. fructib.
Vierräuberessig: Acet. aromatic.
Vierspitzbubenessig: Acetum aromaticum.
Vier Wasser für Pferde: Aqua Melissae c. Aqua Foenic.
Vigacke: Electuar. theriacale.
Villumfallum: Flor. Convallar.

Violen: Flor. Violae odorat.
Violenöl: Oleum Hyperici.
Violenpulver: Rhiz. Iridis pulv.
Violenramor: Elect. theriacale.
Violensaft: Sirup. Violarum.
Violentinctur: Tinct. Lignorum.
Violenwasser, gelbes: Aqua Chamomillae c. Tinct. Croci.
Violenwurzel: Rhiz. Irid. Flor.
Vipernöl: Ol. Jecoris Aselli.
Vipernspiritus: Liq. Ammon. carbon. pyro-oleos.
Virginie: Vaselinum flavum.
Virginienhohlwurz: Radix Serpentariae.
Virginisch. Klapperschlangenwurzel: 1. Rad. Senegae. 2. Rad. Serpentariae.
— **Tabak:** 1. Fol. Nicotianae.
— **Viperwurz:** 1. Rad. Senegae. 2. Rad. Serpentariae.
Visceralelixir: Elix. Aurant. cps.
Visetholz: Lignum citrinum.
Visitatorwachs: 1. Cerat. Aeruginis. 2. Cerat. Resinae Pini.
Vitriol, blauer od. cyprisch.: Cuprum sulfuricum.
—, **gemeiner od. grüner:** Ferr. sulfuricum.
—, **weisser od. goslarer:** Zinc. sulfuricum.
Vitriolelixir: Tinct. aromat. acid.
Vitriolgeist: Acid. sulfuric. Angl.
Vitriolnaphtha: Aether.
Vitriolöl: Acid. sulfuric. fumans.
Vitriolsäure: Acid. sulfur. Angl.
Vitriolsalz, flüchtiges narkotisches: Acidum boricum.
Vitriolspiritus: Acid. sulfur. dil.

Vitriolvateressenztropfen: Tinct. aromat. acid.
Vitriolwasseressenz: Tinctura aromat. acid.
Vitriolweinstein: Kali sulfuric.
Vitschenblumen: Flor. Spartii.
Vivat, gelber: Ugt. ctr. scabiem.
—, **grauer:** Ungt. Hydrg. pedic.
—, **weisser:** Ungt. Hydrarg. alb.
Vizedreiägele: Elect. theriacale.
Vlies, weisses: Zinc. sulfuricum.
Vögelikraut: Herb. Bursae Past.
Vögerlsalbe: Ungt. flavum.
Vögleinimnest: Fruct. Dauci.
Völkersalbe: Ungt. Zinci.
Völkertropfen: Tct. Valer. aeth.
Vogelasch: Fruct. Sorbi.
Vogelbeeren: Fruct. Sorbi.
Vogelbeersaft: Succ. Sorbi insp.
Vogelbräune: Herb. Plantagin.
Vogelbrot: Ossa Sepiae.
Vogelgras: Herb. Polygoni.
Vogelherzlein: Anacardia.
Vogelholz: Viscum album.
Vogelknöterich: Herb. Polygon. avicularis.
Vogelkraut: Herb. Anagallidis.
Vogelleim: Viscum avium.
Vogelleimholz: Viscum album.
Vogelnestsamen: Fruct. Dauci.
Vogelsbrot: Ossa Sepiae.
Vogelsporn: Secale cornutum.
Vogelzucker: Sacchar. alb. pulv.
Vogelzungen: Sem. Fraxini.
Vollkommene Salzsäure: Aq. chlorata.
Von A bis Z: Species amarae.
Vorgang, Vorlauf: Spirit. Frumenti.
Vorhofgeist: Spir. Vini Gallici.
Vorsprung: 1. Liq. Amm. caust. 2. Spirit. dilut.
Vorwitzchen: Herb. Hepaticae.
Vossische Wundsalbe: Balsam. universale.
Vosskraut: Herb. Linariae.
Vosslungensaft: Sir. Liquiritiae.
Vosssaft: 1. Mel rosat. boraxat. 2. Sir. Liquiritiae.
Vosssalv, witte: Ungt. Plumbi.
Vozpomade: Ceratum Cetacei.
Vrämte: Herba Absinthii.

W.

(Witt = weiss. Wörm = Würmer. Wörtel = Wurzel.)

Wachandelberen: Fructus Juniperi.
Wachenbeeren: Fruct. Rhamni.
Wachkraut: Herba Cannabis.
Wacholderalse, -gebälz, -honig, -latwerge, -mus, -saft, -salze: Succ. Junip. insp.
Wacholderbeeren: Fructus Juniperi.
Wacholderharz: Sandaraca.
Wacholderholz: Lign. Juniperi.
Wacholderkerne: Fruct. Junip. pulv. gr.
Wacholderkernöl: Ol.Jun.bacc.
Wacholdersalbe: Ungt. Rosmarini comp.
Wacholderthee: 1. Frct. Junip. 2. Lign. Jun. 3. Summit. Junip.

14*

Wachs, gelbes: Cera flava.
—, **grünes**: Cerat. Aeruginis.
—, **Japanisches**: Cera Japonica.
—, **mineralisches**: Ceresin.
—, **rothes**: Cerat. rubrum.
—, **weisses**: Cera alba.
Wachskerzensalbe: 1. Empl. Litharg. cps. 2. Ungt. cereum.
Wachskrautwurzel: Rad. Saponariae.
Wachsöl: 1. Oleum Cerae. 2. Ol. Rapae.
Wachspflaster, gelbes: Cerat. Resinae Pini.
Wachssalbe: Ungt. cereum.
Wachsschwamm: Spong. cerat.
Wachsundöl: Ungt. cereum.
Wachsundschweinefett: Ugt. cereum.
Wachteln: Fruct. Juniperi.
Wadsche Tropfen: Tinctura Benzoës comp.
Wähle: Fruct. Myrtilli.
Wälschstein: Alumen plumos.
Wändelepulver: Plv. ctr. Insect.
Wärmde: Herb. Absinthii.
Wärmkensalt: Kal. carbonicum.
Wärmkraut: Herb. Absinthii.
Wäschelauge: Mucilago Gummi arab. c. Natr. carb.
Waffensalbe: Ungt. cereum.
Wagenblumen: Flor. Calendul.
Wagenholzrinde: Cort. Ulmi.
Wagentheer: Pix liquida.
Wahlers Pflaster: Empl. fusc.
Wahlwurz: Rad. Consolidae.
Waid: Herb. Isatis.
Waidasche: Kal. carbon. dep.
Waisenhauspflaster: Emplastr. fuscum.

Walbaum: Herb. Belladonnae.
Waldandorn: Herb. Stachydis.
Waldbart: Flor. Ulmariae.
Waldbeeren: Fructus Myrtilli.
Waldbingel: Herb. Mercurialis.
Walddosten: Herba Origani.
Waldesche: Fructus Sorbi.
Waldfarnwurzel: Rhiz. Filicis.
Waldflachs: Herb. Linariae.
Waldglocken: Fol. Digitalis.
Waldhopfen: Herb. Hyperici.
Waldklee: Herb. Acetosellae.
Waldklette: Herb. Circaeae.
Waldmännlein: Hrb. Asperulae.
Waldmalven: Fol. Malvae.
Waldmangold: Herb. Pirolae.
Waldmeister: Herb. Asperulae.
Waldnachtschatten: Fol. Belladonnae.
Waldochsenzunge: Herb. Pulmonariae.
Waldrebe: Herb. Clematidis.
Waldspeikwurzel: Rad. Valerianae.
Waldstaub: Lycopodium.
Waldstein: Lac Lunae pulv.
Waldstroh: Herb. Galii.
Waldwollextrakt: Extr. Pini.
Waldwollöl: Ol. Pini silvest.
Waldwollspiritus: Ol. Pini silv.
Waldwurz: Rad. Consolidae.
Walfischdreck: Ambra.
Walfischöl: Ol. Jecor. Aselli.
Walfischschuppen: Ossa Sep.
Walkererde: Talcum pulv.
Walkers Erde: Bolus alba.
Wallblumen: Fol. Verbasci.
Wallhengste: Formices.
Wallnussblätter: Fol. Jugland.
Wallnussöl: Ol. Papaver.

Wallnussschalen: Cort. Jugland. Nucum.
Wallwurzel: 1. Rad. Consolidae. 2. Rad. Paeoniae.
Walpurgiskraut: Hrb. Hyperic.
Walpurgisöl: Ol. Petrae.
Walpurgiswurzel: Rad. Aristoloch. cav.
Walrat: Cetaceum.
—, präparirter: Cetac. sacchar.
Walratpflaster: Cerat. Cetacei.
Walratpulver: Cetac. sacchar.
Walratsalbe: 1. Ungt. cereum. 2. Ungt. leniens.
Walratzucker: Cetac. sacchar.
Waltersalbe: Empl. Lith. molle.
Wamperlschmier: Ugt. carminativum.
Wandelpulver: Pulv. ctr. insect.
Wandkraut: Herb. Parietariae.
Wandlauspulver: Pulv. contra insect.
Wandraute: Herb. Rutae murar.
Wanzenbeerblätter: Fol. Ribis nigr.
Wanzendillsamen: Fructus Coriandri.
Wanzenkraut: 1. Fol. Melissae. 2. Folia Patschuli. 3. Herba Ledi palustris.
Wanzenöl: Ol. Terebinthinae.
Wanzenpulver: Flor. Pyrethri pulv.
Wanzensalbe: Ungt. Hydrg. ped.
Wanzentinctur: Tct. Colocynth.
Wanzenwurz: Rhiz. Filicis.
Warmüde: Herb. Absinthii.
Warz: Herb. Acetosellae.
Warzenbalsam: 1. Bals. Peruv. 2. Emuls. ad Papill. Mammar.
Warzenblumen: Flor. Calendul.
Warzenkraut: Herb. Geranii.
Warzenpulver: Gummi arab. pulv.
Warzensalbe: Ungt. leniens.
Waschblau, flüssiges: Solutio Indici.
Waschblaupulver: Ultramar.
Waschessig: Acetum cosmetic.
Waschholz: Cort. Quillayae.
Waschkalk: Calcar. chlorat.
Waschkraut: Herb. Conyzae.
Waschpulver: 1. Borax pulv. 2. Pulv. cosmeticus.
Waschrinde: Cort. Quillayae.
Waschspähne: Cort. Quillayae.
Waschtinctur: Ol. Tereb. c. Liq. Ammon. caust. 1+2.
Waschwurzel: Rad. Saponariae.
Wasmachtmich: Ungt. contra scabiem.
Wasser gegen Reissen: Aqua carminativa.
Wasseraster: Herb. Bidentis.
Wasserandorn: Herb. Lycopi.
Wasserbaldrian: Rad. Valerian. major.
Wasserbathengel: Hrb. Scordii.
Wasserblei: Plumbago.
Wasserblumen: Flor. Lamii alb.
Wasserbohne: Herb. Beccabung.
Wasserbungen: Hrb. Beccabung.
Wasserdorn: Herb. Marrubii.
Wasserdost: Herb. Eupatorii.
Wasserdreiblatt: Fol. Trifol. fib.
Wasserfenchel: Frct. Phellandr.
Wasserfieberkraut: Fol. Trifol. fibrin.
Wassergauchhirse: Hb. Beccab.
Wasserglas: Liq. Natrii silicici.

Wasserhanf: Herba Eupatorii.
Wasserheil: Herb. Beccabungae.
Wasserklee: Fol. Trifol. fibrin.
Wasserkletten: Fol. Petassitid.
Wasserknoblauch: Hrb. Scord.
Wasserkörbel: Frct. Phellandr.
Wasserkrautwurzel: Rhizoma Hydrastis.
Wasserkresse: Herb. Nasturtii.
Wasserkunigunde: Hrb. Eupat.
Wasserlatwari: Succ. Juniperi. insp.
Wasserlauch: Herb. Nasturtii.
Wässermandachora: Aqua aromatica.
Wassermarksamen: Frct. Apii.
Wasserminze: Fol. Menth. crisp.
Wasserpech: Resina Pini.
Wasserpflaster: Empl. Litharg.
Wasserpoley: Herb. Pulegii.
Wasserpursaat: Frct. Phellandr.
Wasserranken: Stip. Dulcamar.
Wasserraute: Herb. Nasturtii.
Wassersalze: Succ. Juniperi.
Wasserschwertel: Rhiz. Iridis.
Wasserseide: Herb. Herniariae.
Wassersenf: Herb. Nasturtii.
Wassersuchtlatwerge: Succus Juniperi insp.
Wassersuchtsalbe: Ugt. Junip.
Wassersuchtthee: Spec. diuret.
Wassersulz: Succ. Juniperi insp.
Wassertritt: Herb. Polygoni.
Wasserwendel: Frct. Phellandr.
Wasserwurz: Hrb. Menth. crisp.
Watvonschwarten: Asa foetid.
Webers Brustpflaster: Empl. saponatum.
Wecheln: Rhiz. Calami.
Wechockel: Empl. Litharg. molle.

Weckbröseln: Flor. Calendulae.
Weckelderbeeren; Frct. Junip.
Wedels Brustpulver: 1. Pulv. pectoral. Wedel. 2. Pulv. Liquiritiae comp.
— **Pulver:** Pulv. carmin. Wedel.
— **Windtropfen:** Tinct. carmin.
Wederrimpe: Rhizoma Ari.
Weechogel: Empl. Litharg. molle.
Weedasche: Kal. carbon. crud.
Wegbaumbeeren: Fruct. Junip.
Wegblätter: Herb. Plantaginis.
Wegbreit: Herb. Plantaginis.
Wegbreitborstchen: Semen Psyllii.
Wegbreitöl: Oleum Papaveris.
Wegbreitsaft: Sir. Althaeae.
Wegbreitsalbe: Ungt. Linariae.
Wegbreitsamen: Sem. Psyllii.
Wegbreitwasser: Aqua Tiliae.
Wegbreitwurzel: Rad. Consol.
Wegdornbeeren: Frct. Rhamni.
Wegebaumöl: Ol. Juniperi.
Wegerich: Herb. Plantaginis.
Weggras: Herb. Polygoni.
Wegholder: Lign. Juniperi.
Wegkümmeich: Fruct. Carvi.
Weglauf: Herb. Polygoni.
Wegleuchte: Herb. Euphrasiae.
Weglunge: Rad. Cichorei.
Wegrich: Herb. Plantaginis.
Wegtritt: Herb. Polygoni avic.
Wegwart: Flores Cichorei.
Wegweiss: Herb. Cichorei.
Wegwurzwasser: Aq. destillat.
Wehdornpflaster: Cerat. Aeruginis.
Wehdornrinde: Cort. Frangulae.
Wehdriakel: Elect. theriacale.
Wehedistel: Hrb. Cardui Mariae.

Weheldornbeeren: Frct. Junip.
Wehenpulver: Secal. corn. pulv.
Wehetropfen: Tct. Cinnamomi.
Wehlen: Fruct. Myrtilli.
Wehmuthspulver: Plv. temper.
Wehrtropfen: Tinct. Cinnamom.
Wehthatpflaster: Empl.oxycroc.
Wehtropfenpflaster: Emplastr. adhaesiv.
Wehwinnen: Flor. Convolvuli.
Weiberaquavit: Aq. arom.spirit.
Weibergelle: Castoreum.
Weiberklatsch: Rad. Ononidis.
Weiberkraut: Herb. Artemisiae.
Weiberkrieg: Rad. Ononidis.
Weiberstrauss: Hrb. Hepaticae.
Weiberzorn: Rad. Ononidis.
Weichselsaft: Sir. Cerasorum.
Weichselstein: Zinc. sulfuric.
Weichselstengel: Stip. Cerasor.
Weideallerweide: Tartar. crud. pulv.
Weidenblätter: Fol. Ligustri.
Weidenrinde: Cortex Salicis.
Weidenschwamm: 1. Boletus suaveolens. 2. Fung. Chirurgor.
Weiderich: Herb. Salicariae.
Weidkraut: Herb. Isatis.
Weidmannssalbe: Ungt. Zinci.
Weidsamenpulver: Cort. Salicis pulv.
Weiherfenchel: Frct. Phellandr.
Weihnachtsrose: Rad. Hellebor.
Weihrauch: Olibanum.
Weihrauchkraut: 1. Fol. Rosmarini. 2. Rad. Asari c. Herb.
Weihrauchwurzel: Rhiz. Asari.
Weinäther: Aether.
Weinäuglein: Fruct. Berberidis.

Weinbeersalbe: 1. Cerat. Cetacei rubr. 2. Ungt. potabile rubr.
Weinblätter, englische: Herb. Rutae.
Weinblättertinctur: Tinctura Violae odorat.
Weinblumenwurz: Rad. Filipendulae.
Weinespe: Herb. Hyssopi.
Weinessig: Acetum Vini.
Weinessigsalbe: Ungt. Plumbi.
Weinfarnblumen: Flor. Tanac.
Weingeist: Spiritus.
Weingeistsäure: Acid. acet. glac.
Weingrün: Herba Vincae.
Weingrünsamen: Lycopodium.
Weinige Rhabarbertinctur: Tinct. Rhei vin.
Weinigtspulver: Rad. Helenii pulv.
Weinkläre: Ichthyocolla.
Weinköpfelkraut: Herba Adianti aur.
Weinkraut: 1. Fol. Rutae. 2. Fol. Vitis vinifera.
Weinlaubthee: Herb. Hederae.
Weinlingbeeren: Frct. Berberid.
Weinöl: 1. Liq. Kali carbonici. 2. Ol. Lini. 3. Aether. oleum d. amer. Pharm.
Weinpeılsalbe: Cerat.Cetac.rbr.
Weinraute: Herb. Rutae.
Weinrosen: Flor. Malvae arbor.
Weinsalz: Tartarus depuratus.
—, **neutrales:** Kal. tartaricum.
—, **saures:** Acid. tartaricum.
Weinsäure: Acid. tartaricum.
—, **flüchtige:** Acid. acetic. dilut.
Weinschadl: Fruct. Berberidis.
Weinschärl: Fruct. Berberidis.

Weinschöne: Ichthycolla.
Weinsprit: 1. Spir. Vini Cognac. 2. Spir. Vini Gallici.
Weinstein: Tartarus depuratus.
—, **abführender:** Tart. natronat.
—, **alkalischer:** Kali tartaric.
—, **martialischer:** Ferro - Kali tartar.
—, **präparirter:** Kali bitartar.
Weinsteinerde: Kali carbonic.
—, **blättrige:** Kali aceticum.
Weinsteingeist: Liq. Kali pyrotartar.
Weinsteinöl: Liq. Kali carbonic.
—, **dickes:** Ol. Rusci.
Weinsteinrahm: Tartarus dep.
Weinsteinsäure: Acid. tartaric.
Weinsteinsalz: Kali carbonic.
Weinsteintinctur: Tct. kalina.
Weintraubenpomade: Cerat. i Cetace.
Weintraubensalbe: Unguent. potabile.
Weinwermut: Herb. Tanaceti.
Weinwurzel: 1. Rhiz. Caryoph. 2. Rad. Paeoniae.
Weipenwurzel: Rad. Ononidis.
Weiselklee: Herb. Meliloti.
Weisenmangolt: Fol. Trifol. fibr.
Weiss, Spanisches: Bismutum subnitricum.
— **Wiener:** Calc. carbonicum.
Weiss. abgezogene Blutreinigungstropfen: Tinct. lignorum.
— **Aetzstein:** Kali causticum.
— **Ahrand:** Olibanum.
— **Andorn:** Herb. Marrubii.
— **Anhaltspulver:** Plv. temper.
— **Anton:** Herb. Marrubii.

Weiss. Apfelblüthe: Flor. Acac.
— **Apfelbutter** oder **-salbe:** Ungt. rosatum.
— **Augenbalsam:** Ungt. Zinci.
— **Augenlicht:** Ungt. Zinci.
— **Augensalbe:** Ungt. Zinci.
— **Augenstein:** Zinc. sulfuricum.
— **Aurin:** Herb. Gratiolae.
— **Balsam:** Spir. aethereus.
— **Bergöl:** Ol. Terebinth.
— **Baumöl:** Ol. Olivar. album.
— **Bienensaug:** Flor. Lamii alb.
— **Brustleder:** Pasta gummosa.
— **Chambon:** Ungt. Hydrarg. alb.
— **Diptam:** Rad. Dictamni.
— **Dorant:** 1. Herb. Marrubii. 2. Herb. Ptarmicae.
— **Drache:** Kali nitricum.
— **Edelherzpulver:** Pulvis epilept. alb.
— **Edelsteinpulver:** Pulvis epilept. alb.
— **Elektrische Salbe:** Ungt. Hydr. alb.
— **Enzian:** Conchae praeparatae.
— **Erdbeersalbe:** Ungt. Plumbi.
— **Ernst:** Conchae praeparatae.
— **Fischbein:** Ossa Sepiae.
— **flüchtig. Oel:** Linim. ammon.
— **Flusstropfen:** Mixt. sulfur. acid.
— **Galizienstein:** Zinc. sulfuric.
— **Ganzert:** Flor. Lamii alb.
— **Gliedergrindsalbe:** Ungt. Hydrarg. alb.
— **Hamburger Tropfen:** Spir. Aether. nitrosi.
— **Haukstein:** Zinc. sulfuricum.
— **Himmelstein:** Zinc. sulfuric.
— **Immer:** Rhiz. Zingiberis.

- **Weiss. Judenpech:** Alumen. plumos.
- **Kanehl:** Cort. Canellae alb.
- **Kapuzinersalbe:** Unguent. Hydrarg. alb.
- **Katharinenpflaster:** Empl. Lithargyri.
- **Kinderbalsam:** Aq. aromatic.
- **Klewer:** Flor. Trifolii albi.
- **Kohlsaft:** Sir. Aurant. florum.
- **Krätzsalbe:** Ugt. Hydrg. alb.
- **Krampftropfen:** Spir. aether.
- **Krimmsalbe:** Ugt. Hydrg. alb.
- **Kuckuck:** Flor. Lamii alb.
- **Kümmel:** Fruct. Cumini.
- **Lebensbalsam für's Vieh:** Ol. Terebinth.
- **Leuchte:** Herb. Marrubii.
- **Liebespulver:** Sacchar lact.
- **Lilienöl:** Ol. Olivarum album.
- **Luchs:** Sir. Althaeae.
- **Lungenfuhl:** Sir. Althaeae.
- **Magentropfen:** Spir. aether.
- **Magnesia:** Magnesia carbon.
- **Matratze:** Argilla.
- **Mutterkrampftropfen:** Spir. aethereus.
- **Mutterpflaster:** Emplastrum Lithargyri molle.
- **Muttertropfen:** Mixt. sulf. acid.
- **Nachtschattenschwede:** Emplastr. Cerussae.
- **Naphta:** 1. Acid. sulfuricum. 2. Aether. 3. Spir. aethereus.
- **Nesselblüthe:** Flores Lamii albi.
- **Nichts:** Zincum oxydatum.
- **Nichtssalbe:** Ungt. Zinci.
- **Niesspulver:** Plv. sternut alb.
- **Weiss. Orant:** 1. Herb. Marrubii. 2. Herb. Matricar.
- **Palmsalbe:** Ungt. Plumbi.
- **Pappel:** Rad. Althaeae.
- **Pech:** Resina Pini.
- **Pechöl:** Ol. Terebinth.
- **Pfeffer:** Fruct. Piperis alb.
- **Präcipitat:** Ugt. Hydrarg. alb.
- **Präcipitatsalbe:** Unguent. Hydrarg. alb.
- **Puder:** Amylum.
- **Rainfarn:** Herb. Ptarmicae.
- **Rauschpulver:** Zinc. oxydat.
- **Reglise:** Pasta gummosa.
- **Rittersalbe:** Ungt. Hydrarg. alb. pedicul.
- **Rosinentropfen:** Sol. Chinin. sulfurici.
- **Salbe:** 1. Ungt. Ceruss. 2. Ungt. rosatum. 3. Ungt. Zinci.
- **Sauertropfen:** 1. Acid. sulf. dil. 2. Mixt. sulf. acid.
- **Schabbijak:** Ugt. Hydrg. alb.
- **Schappang:** Ungt. Hydrarg. praec. alb.
- **Schappox:** Ungt. Hydrarg. praec. alb.
- **Schlagtropfen:** Spir. aether.
- **Schminke:** Bismut. subnitric.
- **Schwede:** Empl. Cerussae.
- **Schwitztropfen:** Spir. aether.
- **Senf:** Sem. Erucae.
- **Sirup:** Sir. simplex.
- **Sprungöl:** Ol. Terebinth.
- **Stein:** Zinc. sulfuricum.
- **Steinöl:** Oleum Petrae.
- **Sügete:** Flor. Lamii alb.
- **Terpentin:** Tereb. commun.
- **Todtenkopf:** Ossa Sepiae.
- **Tuck-Tuck:** Rad. Dictamni.

Weiss. Uran: Olibanum.
— **Vitriol:** Zincum sulfuricum.
— **Vlies:** Zincum sulfuricum.
— **Weidmannssalbe:** Ugt.Zinci.
— **Widerthon:** Herb. Ptarmicae.
— **Wiesenwurzel:** Rhiz.Gramin.
— **Winde:** Spir. Menthae pip.
— **Wirk:** Olibanum.
— **Wolkensalbe:** Ungt. Zinci.
— **Wundbalsam:** Aq. vuln. spir.
— **Zahntropfen:** Spir. aethereus.
— **Zimmt:** Cort. Canellae alb.
Weissbenzenöl: Ol. Rosmarin.
Weissdistel: Herb. Cardui mar.
Weissdornblüthe: Flor.Acaciae.
Weissdornöl: Ol. Terebinthinae.
Weissfelberrinde: Cort. Salicis.
Weissfrestpulver: Ossa Sep.plv.
Weissfünf: Herb. Potentillae.
Weissgrüner Gliederbalsam: Linim. amm. et Ol. Hyosc. ãã.
Weissharz: Resina Pini alba.
Weisskupferroth: Zinc. sulfuric.
Weisslabeschen: Fol. Farfarae.
Weissleuchterkraut: Herba Marrubii.
Weisslich geistlich Hirschhorntropfen: 1. Mixt. pyrotartarica. 2. Liq. Ammon. carb. pyrooleos.
Weisslilienöl: Ol. Olivar. album.
Weissmutteramarandiöl: Spir. aethereus.
Weissnichts: 1. Zinc. oxydatum. 2. Zinc. sulfuricum.
Weissöl: Oleum Rapae.
— (innerlich): Oleum Ricini.
Weisspech: Resina Pini alb.
Weisspulver: Kali carbonicum.
Weissrauch: Herb. Absinthii.

Weissvitriol: Zinc. sulfuricum.
Weisswasser: Aq. Plumbi Goul.
Weisswollöl: Oleum Olivarum.
Weisswurz: Rhiz. Graminis.
Weisswurzel: 1. Rad. Althaeae. 2. Rad. Dictamni. 3. Rhiz. Polygonat.
Weixenwurz: Rad. Ononidis.
Weizenstärke: Amylum Tritici.
Weizenvitriol: Cupr. sulfuric.
Welge: Cort. Salicis.
Welkblumen: Flor. Verbasci.
Wellblommen: Flor. Verbasci.
Wellerwurz: Rad. Consolidae.
Wellstein (äusserlich): Cupr. aluminat.
— (innerlich): Glacies Mariae.
Welsch. Bibernelle: Radix Sanguisorbae.
— **Eichenlaub:** Herb. Botryos.
Welschkorn: Sem. Card. Mariae.
Welters Bitter: Acid. picrinic.
Wendel: Rad. Cichorii.
Wendelpulver: Flor. Pyreth. plv.
Wendewurz: Rhiz. Veratri.
Wendwurzel: 1. Rad. Hellebori. 2. Rad. Valerianae.
Werchsamen: Fruct. Cannabis.
Wergenkrut: Herb. Conyzae.
Werlachwurzel: Rad. Gentian.
Werlhofs Salbe: Ugt.Hydrg.alb.
Wermde: Herb. Absinthii.
Wermut: Herba Absinthii.
Wermutbranntwein: Tinctura Absinthii et Spir. dilut. ãã.
Wermutelixir: Tct. Absinth. cps.
Wermutöl: 1. Oleum Absinthii. 2. Oleum viride.
Wermutsalz: Kali carbonicum.

Wermuttropfen: 1. Tct. Absinth.
2. Tinct. amara.
Werners Lebenselixir: Tinct.
Aloës comp.
Werschlabeschen, Fol. Farfar.
Wersenbeeren: Fruct. Rhamni.
Wesentliches Benzoësalz:
Acid. benzoicum.
Westendorfs Essig: Acid acetic.
glaciale.
Westfälische Augensalbe:
Ungt. Hydrarg. alb.
Westindischer Pfeffer: Fruct.
Amomi.
Wetterdistel: Rad. Carlinae.
Wetterhahn: Herb. Acetosell.
Wetterkerze: Flor. Verbasci.
Wetterklee: Herba Eupatorii.
Wetterkraut: Herba Eupatorii.
Wetterrosen: Flor. Malvae arbor.
Wewinne: 1. Flor. Convolvuli.
2. Flor. Malvae vulg.
Wickenkerne: Semen Paeoniae.
Widdertod: Herb. Rorellae.
Widergift: Rad. Contrajervae.
Widerruf: 1. Herba Filaginis.
2. Herba Hepaticae. 3. Herba Sideritidis.
Widerstand: Pulv. pro vaccis.
Widerstockwurzel: Rad.Sapon.
Widerthon, goldn. od. rother:
Herba Adiant. aur.
— **weisser:** Herba Marrubii.
Wiederkehr: Pulvis pro vaccis.
Wiederkehrwurzel: Bulb. Victorial. long.
Wiederkomm: 1. Plv. pro vaccis.
2. Herba Capill. Vener.
Wiedertod: Herb. Capill. Vener.
Wiedertodwurzel: Bulb.Victor.

Wiedukommstsogehstdu: Liq.
Ammon. caust.
Wiegenkraut: Herb. Absinthii.
Wiekerinde: Cortex Ulmi.
Wiëlisthee: Hrb. Violae tricolor.
Wiëliswurz: Rhiz. Iridis flor.
Wiener Balsam: 1. Tinct. Benz. comp. 2. Mixt. oleos. balsam.
— **Blätter:** Folliculi Sennae.
— **Brustthee:** Spec. pect. c. fruct.
— **Flachwerk:** Elect. e Senna.
— **Oel:** Acid. oleïnicum.
— **Pflaster:** Emplastr. fuscum.
— **Salbe:** Ungt. diachylon.
— **Tränkchen:** Infus. Senn. cps.
— **Weiss:** Calc. carbonicum.
— **Zeltchen:** Pasta Liquiritiae.
Wienrute: Folia Rutae.
Wiensche Tropfen: Mixt. oleos.
balsam. rubr.
Wienschwanz: Folia Taraxaci.
Wierauch: Olibanum.
Wieselblut: Herba Verbenae.
Wiesenbertram: Herb. Ptarmic.
Wiesenestragon: Hrb. Ptarmic.
Wiesengeisbart: Hrb. Ulmariae.
Wiesenhohlwurz: Rhiz. Bistort.
Wiesenklee: Flor. Trifolii albi.
Wiesenknöterig: Rhiz. Bistort.
Wiesenknopf: Rad. Sanguisorb.
Wiesenkönigin: Flor. Spiraeae.
Wiesenkresse: Herba Nasturtii.
Wiesenkümmel: Fruct. Carvi.
Wiesenlattich: Herb. Taraxaci.
Wiesenmangold: Fol.Trifol.fibr.
Wiesennelken: Flor. Dianthi.
Wiesensafran: Semen Colchici.
Wiesensinau: Herb. Alchemill.
Wieserirde: Hrb. Adianti aurei.
Wiesenwedel: Herba Ulmariae.

Wiesenwolle: Flor. Gnaphalii.
Wiestein: Tartarus depuratus.
Wiegantsamen: Lycopodium.
Wild. Aurin: Herba Gratiolae.
— **Hanf:** Herba Mercurialis.
— **Kümmel:** Sem. Nigellae.
— **Löwenmaul:** Herb. Antirrhin.
— **Repen:** Fruct. Cynosbati.
— **Rübenkraut:** Fol. Farfarae.
— **Safran:** Flor. Carthami.
— **Wurmkraut:** Herb. Ptarmic.
Wildemannwurzel: Bulb. Victorial. long.
Wildfarnwurzel: Rhiz. Filicis.
Wildfleischtupp: Alum. ustum.
Wildfräulein: Hrb. Ivae mösch.
Wildgartheil: Herba Hyperici.
Wildgramwurzel: Radix Filipendulae.
Wildniskraut: Hrb. Ivae mosch.
Wildschweinzahnpulver: Conchae praep.
Wilhelmsdorfer Wasser: Spir. Coloniens.
Wilhelmstropfen: Tinct. Rhei amara.
— **gegen Zahnweh:** Ol. Cajeputi c. Aether.
Wilkeblumen: Flor Verbasci.
Wille, letzter: Kreosotum dil.
Windäpfel: 1. Agaricus alb. 2. Fruct. Colocynthidis.
Windblumen: Flor. Hepaticae.
Windbruchöl: Ol. Papaveris.
Winde, blaue: Flor. Malv. vulg.
—, **weisse:** Spirit. Menthae pip.
Windensaft: Scammonium.
Windenthee: 1. Flor. Convolvul. 2. Flor. Malvae vulg.

Windenwurzel: Rad. Ononidis.
Windfarn: Rhizoma Polypodii.
Windfett: Ungt. Rosmarini comp.
Windgeist: Aqua carminativa.
Windharnkraut: Hrb. Herniar.
Windkörner: Fruct. Cubebae.
Windkoliktropfen: Tinctura carminativa.
Windküchel: Rotul. Menth. pip.
Windkümmel: Semen Cumini.
Windla: Herba Convolvuli.
Windmamsellen: Rotul. Menth. pip.
Windmohn: Flor. Rhoeados.
Windpulver: 1. Elaeos. Menth. pip. 2. Pulv. carminat. Wedel. 3. Pulv. digestivus. 4. Pulv. Liquiritiae comp.
— **für Kinder:** 1. Elaeos. Foenic. 2. Pulv. antiepileptic. 3. Pulv. laxans. 4. Pulv. Magn. c. Rheo.
— **für's Vieh:** 1. Plv. pro equis. 2. Rad. Valerian. pulv.
Windrosen: Herb. Hepaticae.
Windrubensalv: Cerat. Cetacei rubr.
Windsaft: 1. Sir. Foeniculi. 2. Sir. Menthae pip. 3. Sirup. Rhei. 4. Sir. Sennae.
Windsalbe: 1. Ungt. carminat. 2. Ungt. nervin. 3. Ungt. Rosmarini comp. 4. Ungt. Zinci.
Windthee: Rad. Valerianae.
Windtropfen: 1. Spir. Menth. pip. 2. Tinct. carminativa.
Windundruhpulver: Pulvis Magnesiae c. Rheo.
Windundruhwasser: Aqua Foeniculi.

Windwasser: 1. Aq. aromatica spirituos. 2. Aq. carminativa. 3. Aq. Chamomill. comp. 4. Aq. Foeniculi. 5. Aq. Menth. pip.
Windworg: Sanguis Hirci.
Windwundwurz: Rad.Valerian.
Windwurzel: Rad. Dentariae.
Windzelteln: Rotul. Menth. pip.
Winklerbaumblüthen: Flores Acaciae.
Winklers Pflaster: Empl. fuscum camph.
Winruh: Herba Rutae.
Winterbeeren: Frct. Oxycoccos.
Winterblumen: 1. Flor. Stoechados. 2. Flor. Verbasci.
Winsergrün: 1. Herb. Pyrolae. 2. Herba Vincae.
Wintergrünholz: Viscum alb.
Wintergrünwasser: Aq. Petros.
Winterisches Lungenpulver: Pulv. Liquirit. comp.
Winterkirschen: Frct.Alkekeng.
Winterkrinchen: Flor. Bellidis.
Winterkümmel: Flor. Stoechad.
Wintermistel: Viscum album.
Winterpflanze: Herba Pirolae.
Winterrosen: Flor. Malv. arbor.
Winzerfett: Adeps.
Wirbelöl: 1. Ol. Hyperici. 2. Ol. Spicae. 3. Ol. viride.
Wirk, weisser: Olibanum.
Wirkundmasch: Mastix.
Wirthschaftssalbe: Cerat. fusc.
Wismutweiss: Bismut. subnitric.
Wispelsaat: Semen Hyoscyami.
Wisselnkraut: Hrb. Virgaureae.
Wissesügete: Flor. Lamii.
Wisskornblümelsaft: Sirup. Papaveris.

Wissmanns Tropfen: 1. Spirit. aether. 2. Tinct. anticholeric.
Wissnix: Zincum sulfuricum.
Wittehonigsugen: Flor. Lamii.
Wittenbergersalbe: Ungt. ctr. perniones Wahl.
Wittenklever: Flor. Trifol. alb.
Witterdenblätter: Hrb.Scabios.
Witterkümen: Hrb. Adiant. aur.
Witterluchs: Sirup. Althaeae.
Witterschwede: Empl. Ceruss.
Witterung: 1. Moschus. 2. Ol. Anisi. 3. Ol. Succini. 4. Tinct. Moschi. 5. Zibeth. artificiale.
Witterviktril: Zinc. sulfuricum.
Witterwirk: Olibanum.
Wittes Tropfen: Tct. Chin. cps.
Wittevorssalv: Ungt. Plumbi.
Wittkopperrot: Zinc. sulfuric.
Wittlebenpflaster: Emplastr. Cantharid. perp.
Wittlewerpulver: Rhiz.Veratri.
Wittseeschum: Ossa Sepiae.
Wittwenblumen: Flor. Scabios.
Wochenmus: Electuar. e Senna.
Wöchnerinpillen: Pil.Tittmann.
Wöchnerinthee: 1. Hrb. Violae tricoloris. 2. Spec. laxant.
Wörken: Herba Absinthii.
Wörmannsheiligerübe: Radix Helenii.
Wörmd: Herba Absinthii.
Wörmke: Herba Absinthii.
Wörmkensolt: Kali carbonicum.
Wörmöl: Ol. Absinthii mixtum.
Wörteln und Körn: Radix et Semen Paeoniae.
Wolber: Fructus Myrtilli.
Wolfahrtspflaster: Cerat.Cetac.
Wolfbeerblätter: Fol.UvaeUrs.

Wolfbeeren: Fruct.Belladonnae.
Wolfbeerenöl: Oleum viride.
Wolfblüthen: Flor. Verbasci.
Wolfblumen: Flores Arnicae.
Wolfblut: Sanguis Hirci.
Wolfdistelöl: Ol. Hyoscyami.
Wolffuss: Herba Lycopi.
Wolfgerste: Herb. Adiant. aur.
Wolfkirsche: Fol. Belladonnae.
Wolfklauen: Herba Lycopodii.
Wolfkraut: 1. Herb. Aristoloch. 2. Herba Hyperici. 3. Herba Verbasci.
Wolfkrautsamen: Semen Staphisagriae.
Wolfleber: Ebur ustum.
Wolflunge: Sanguis Hirci.
Wolföl: Oleum Rusci.
Wolframblumen: Flor. Arnicae.
Wolfratspflaster: Cerat. Cetacei.
Wolfratspulver: Cetac. sacchar.
Wolfsbeersamen: Sem. Bellad.
Wolfschote: Herba Meliloti.
Wolftrapp: Herba Ballotae.
Wolfwurzel: 1. Radix Carlinae. 2. Tub. Aconiti.
Wolfzähne: Semen Paeoniae.
Wolfzahnkorn: Secale cornut.
Wolfzottenblumen: Flor.Verb.
Wolgemut: 1. Fol. Menth. crisp. 2. Herb. Beccabungae. 3. Herb. Boraginis. 4. Herb. Origani.
Wolgemutessenz: Tinct. Cardui benedict.
Wolgemutwasser: Aq. Menthae crisp.
Wolkensalbe, blaue: Unguent. Hydrarg. cin. dilut.
Wollblumen: Flor. Verbasci.
Wollblumenöl: Ol. Papaveris.

Wolldistelsamen: Sem. Cardui Mariae.
Wollenbergsöl: Ol. nervinum.
Wollenkraut: Herb. Burs. Past.
Wollenöl: Oleum Olivarum.
Wollfett: Adeps Lanae.
Wollkraut: Herba Verbasci.
Wollkrautwurzel: 1. Rad. Althaeae. 2. Rad. Gentianae.
Wollstangen: Flores Verbasci.
Wollwurzwasser: Aq. Melissae.
Wolram: Cetaceum.
Wolrat: Cetaceum.
Wolriechend.Essig: Acet.fumal.
— **Samen:** Fructus Amomi.
Wolsblöm: Flores Arnicae.
Wolstandwurz: Rhiz.Imperator.
Wolters Pflaster: Empl. fuscum.
Wolverlei: Flores Arnicae.
Wolwurz: 1. Radix Consolidae. 2. Rhizoma Tormentillae.
Worbelen: Fruct. Myrtilli.
Wrämte: Herba Absinthii.
Wrangenwörtel: 1.Rad.Angelic. 2. Rhizoma Polypodii.
Wrangkraut: Rad. Helleb. c.Hrb.
Wreeten: Rhizoma Graminis.
Wricksalv: Ungt. flavum.
Wrinelken: Herba Centaurii.
Wrömbk: Herba Absinthii.
Wucherblumen: Flor. Crysanth.
Wüllichblumen: Flor. Verbasci.
Würfelkörner: Cubebae.
Würfelsalpeter: Natr. nitricum.
Würmken: Herba Absinthii.
Würmkraut: Herb. Scrofulariae.
Würze, deutsche: Sem. Nigellae.
—, **neue:** Fructus Amomi.
Würznägelein: Caryophylli.
Wüste: Radix Ononidis.

Wütherich: Herba Conii.
Wütscherlingbeeren: Fructus Berberidis.
Wulfskoppen: Flor. Verbasci.
Wullenblumen: Flor. Verbasci.
Wullenöl: Oleum viride.
Wulverling: Herba Arnicae.
Wundbalsam: 1. Aq. vulnerar. spir. 2. Bals. Peruvian. 3. Tct. Benzoës comp.
—, **fester**: 1. Ugt. Elemi. 2. Ugt. Zinci.
Wundelixir: Tinct. Benzoës cps.
Wundenkörner: Fruct. Cardui Mariae.
Wunderbalsam: 1. Aq. vulnerar. spirit. 2. Balsam. Peruvian. 3. Mixt. oleos. balsam. 4. Tinct. Benzoës comp. 5. Ungt. Elemi.
Wunderbaumkörn.: Sem. Ricin.
Wunderbaumöl: Oleum Ricini.
Wunderbaumrinde: Cortex Fraxini.
Wunderblumen: Flor. Verbasci.
Wunderessenz: Mixt. oleos. bals.
Wunderkraut: 1. Hrb. Hyperici. 2. Herba Virgaureae.
Wundermennig: Hrb. Agrimon.
Wunderöl: 1. Ol. Ricini. 2. Ol. Terebinth. sulfurat.
Wunderpfeffer: Fruct. Amomi.
Wunderpflaster: Empl. fuscum.
Wundersalz: Ammon. chlorat.
— **Glaubers**: Natr. sulfuricum.
Wundertropfen: 1. Tinct. Aloës comp. 2. Tinct. Chinoïdini.
—, **saure**: Tinct. aromatica acida.
—, **schwarze**: 1. Elixir. uterin. Krollii. 2. Tinct. Ferri pom. 3. Elix. Aurant. comp.

Wunderwurz: Rad. Consolidae.
Wundessig: 1. Acet. carbolisat. 2. Mixt. vulnerar. acid.
Wundfarn: Penghawar Djambi.
Wundheil: Herba Veronicae.
Wundholzrinde: Cort. Fraxini.
Wundklee: Herba Anthyllidis.
Wundkraut: Herb. Virgaureae.
Wundmoos: Helminthochorton.
Wundodermennig: Herba Agrimoniae.
Wundöl: 1. Oleum carbolisatum. 2. Oleum Hyperici.
Wundram: Herba Hederae.
Wundsalbe: 1. Ungt. carbolisat. 2. Ungt. Cerussae. 3. Ungt. Plumbi tannic. 4. Ungt. Zinci.
—, **braune**: Lanolinum crudum.
—, **gelbe**: 1. Ungt. basilic. flav. 2. Unguent. cereum. 3 Unguent. Lapid. Calaminar.
Wundsanikel: Herb. Saniculae.
Wundschwamm: Fung. Chirurg.
Wundstein: Cupr. aluminatum.
Wundthee: 1. Herb. Absinthii. 2. Herb. Veronicae.
Wundtropfen, schwarze: Bals. Peruvian.
Wundwasser: Aqua vulneraria.
—, **saures, scharfes, Thedensches, tödtliches**: Mixtura vulnerar. acid.
—, **weiniges**: Aq. vulnerar. spirit.
Wundwurz, 1. Radix Consolid. 2. Radix Valerianae.
Wurmblüthe: Flores Koso.
Wurmdettle: Troch. Santonini.
Wurmdoggn: Confect. Cinae.
Wurmei: Herba Absinthii.
Wurmet: Herba Absinthii.

Wurmfarn: Rhizoma Filicis.
Wurmfarnblumen: Flor. Tanaceti.
Wurmgeist: 1. Tinct. Benzoës comp. 2. Tinct. Cinae.
Wurmgras: Rhizoma Graminis.
Wurmhäusel, -konfekt, -kreisel, -kuchen, -luft, -makronen: Troch. Santonini.
Wurmkraut: Herba Tanaceti.
—, **wildes:** 1. Herba Ptarmicae. 2. Herba Artemisiae.
Wurmkrautpulver: Flores Cinae pulv.
Wurmmehl: 1. Flor. Cinae pulv. 2. Lycopodium.
Wurmmoos: Helminthochorton.
Wurmnessel: Flores Lamii.
Wurmnüsse: Troch. Santonini.
Wurmöl: 1. Ol. Absinthii mixt. 2. Oleum Lini.
Wurmpasserln: Troch. Santon.
Wurmpfaffekäpple: Trochisci. Santonini.
Wurmpulver: Flor. Cinae pulv.
Wurmrinde: Cort. Geoffroyae.
Wurmrübchen: Troch. Santon.
Wurmsamen: Flores Cinae.
Wurmsamen, falscher: Flores Tanaceti.
—, **überzuckerter:** Confectio Cinae.
Wurmschnecken: Troch. Santonini.
Wurmstaub: Lycopodium.
Wurmstupp: Flor. Cinae pulv.
Wurmtang: Helminthochorton.
Wurmtanzknöpfe: Troch. Santonini.
Wurmtod: 1. Flores Tanaceti. 2. Herba Absinthii.
Wurmtropfen: Tinct. Absinthii.
Wurmwermut: Herb. Tanaceti.
Wurmwurzel: Rhiz. Bistortae.
Wurmzelteln: Troch. Santonini.
Wurmzucker: Confectio Cinae.
Wurstkraut: 1. Herba Basilici. 2. Herba Majoranae et Herba Thymi āā. 3. Herba Saturejae.
Wurstpulver: Hrb. Saturej. plv.
Wurströhrlein: Fruct. Cass. fist.
Wurzelsaft: Succ. Dauci insp.
Wurzpflaster: 1. Empl. fuscum. 2. Empl. Meliloti.
Wutkirsche: Fol. Belladonnae.
Wutkraut: Herba Anagallidis.

X.

Xirkast: Manna.
Xortkom: Semen Nigellae.
Xylaloë: Lignum Aloës.
Xylokassie: Cort. Cinnam. Cass.

Y.

Ybenblätter: Folia Taxi.
Ybisch: Radix Althaeae.
Ysenbaumrinde: Cortex Ulmi.
Ysop: Herba Hyssopi.
Ysopsaft: Sir. Chamomillae.
Ysopwasser: Aquae Tiliae.
Yspenrinde: Cortex Ulmi.
Yvesbalsam: Ugt. ophthalm. cps.

Z.

(Zeltchen = Trochisci.)

Zachariasblumen: Flor. Cyani.
Zachariaspflaster: Cerat. Cetacei rubr.
Zachariastropfen: 1. Tinctura Cinnamomi. 2. Tinct. Chinae comp. 3. Tinct. Chinoïdin.
Zacherlin: Pulv. contra insect.
Zacherls Pulver: Plv. ctr. insect.
Zackensalbe: 1. Ungt. flavum. 2. Ugt. Linariae. 3. Ugt. Plumbi.
Zähnpläckerlesthee: Herba Violae tricolor.
Zährwasser: Aq. Menthae crisp.
Zärtikern: Semen Melonis.
Zäubchen: Flor. Convallariae.
Zäuwih: Flor. Chamomillae.
Zäwersaat: Flor. Cinae.
Zaffe: Fol. Salviae.
Zahlkraut: Herb. Nummulariae.
Zahnbalsam: Tinct. odontalgic.
—, **Knapps:** Tinct. Caryophyll., Tinct. Catechu $\overline{aa}$.
Zahnbein: Cornu Cervi ust
Zahnbohnen: Semen Paeoniae.
Zahnerbsen: Semen Paeoniae.
Zahnerde: Catechu.
Zahnessig: Acetum Pyrethri.
Zahnfeigen (für Kinder): Rhiz. Iridis flor.
— **(gegen Zahngeschwür):** Caricae.
Zahnfrucht: Semen Paeoniae.
Zahnkitt: Guttapercha.
—, **flüssiger:** Sol. Mastichis.
Zahnkörner: Semen Paeoniae.
Zahnkorallen: Semen Paeoniae.

Zahnkrallerlen: Sem. Paeoniae.
Zahnkraut: 1. Herba Betonicae. 2. Herba Dentaria.
Zahnkügerl: Pilul. odontalgicae.
Zahnlosenkraut: Hrb. Ballotae.
Zahnöl: Oleum Caryophyllorum.
Zahnpatterlen: Sem. Paeoniae.
Zahnperlen: Semen Paeoniae.
Zahnpetterlein: Sem. Paeoniae.
Zahnpflästerchen: Empl. Cantharid. Drouoti.
Zahnpillen: Pilul. odontalgicae.
Zahnpulver: Pulv. dentifricius.
—, **englisch.:** Plv. dentifr. camph.
Zahnräuchergummi: 1. Mastix. 2. Olibanum.
Zahnschmerzessig: Acetum Pyrethri.
Zahnschmerzöl: Ol. Cajeputi.
Zahnschmerzpapier: Charta antirheumat.
Zahnschmerzpflaster: Empl. Drouoti.
Zahnschmerzwurzel: Radix Pyrethri.
Zahnschwamm: Fung. Chirurg.
Zahntropfen, grüne: Tinctura Spilanthis comp.
—, **saure:** Mixt. sulfuric. acida.
—, **weisse:** Spiritus aethereus.
Zahntrost: Herba Euphrasiae.
Zahnwasser: 1. Spirit. Cochlear. 2. Tinct. Myrrhae. 3. Tinct. odontalgica.
Zahnwehholz: Cort. Xanthoxyli.

Zahnwurzel: 1. Radix Pyrethri. 2. Rhizoma Calami. 3. Rhizoma Irid. flor. 4. Rhizoma Galangae.
Zamarintensalbe: Ungt. flavum.
Zamdill: Pulv. contra pediculos.
Zankkraut: Folia Hyoscyami.
Zankteufel: Folia Hyoscyami.
Zapfenholz: Cortex Frangulae.
Zapfenkorn: Secale cornutum.
Zapfenrinde: Cortex Frangulae.
Zaube balsam: 1. Bals. Peruvian. 2. Oleum Petrae nigr. 3. Oleum Terebinth. sulfurat. 4. Tinct. Benzoës comp.
Zauberöl: Ol. Terebinth. sulfur.
Zauberpulver: Pulv. pro equis.
Zaubertropfen: Ol. Tereb. sulfur.
Zauberwurzel: Rad. Mandragor.
Zauken: Flores Convallariae.
Zaukenessig: Acet. Convallariae.
Zaukenöl: Ol. crinale odoratum.
Zaunglocken: Herb. Convolvuli.
Zaunhopfen: Strobuli Lupuli.
Zaunkönigspulver: Carbo pulv.
Zaunraute: Herb. Hederae.
Zaunreben: Stipit. Dulcamarae.
Zaunriegel: Folia Ligustri.
Zaunrosen: Flores Rosae.
Zaunrübe: Radix Bryoniae.
Zaunweide: Folia Ligustri.
Zaunwinde: Flores Caprifolii.
Zechkraut: Folia Scolopendrii.
Zeckenkörner: Semen Ricini.
Zeckenkörneröl: Oleum Ricini.
Zeckensalbe: Ungt. Populi.
Zeckensamen: Semen Ricini.
Zederbaum: Summit. Sabinae.
Zederwurzel: Rhiz. Zedoariae.
Zedroöl: Oleum Citri.
Zehrgras: Herba Polygoni.
Zehrkraut: Herba Betonicae.
Zehrpflaster: 1. Empl. fuscum. 2. Empl. Litharg. cps. 3. Empl. oxycroceum. 4. Empl. saponat.
Zehrsalbe: Cerat. Cetacei.
Zehrtropfen: 1. Tinctura amara. 2. Tinctura Cinnamomi.
—, **rothe:** 1. Tinctura apoplect. 2. Tinctura aromatica.
—, **weisse:** Spiritus aethereus.
Zehrwasser: Aq. Menthae crisp.
Zehrwurz: 1. Rhiz. Ari. 2. Rhiz. Calami. 3. Rhiz. Dentariae.
Zeibchen: Flores Convallariae.
Zeibchenessig: 1. Acet. Convall. 2. Acet. aromaticum.
Zeigkrautwurz: Rhizoma Ari.
Zeilandrinde: Cortex Mezerei.
Zeisigkraut: Herba Anagallid.
Zeiskraut: Herba Millefolii.
Zeispen: Herba Sideritidis.
Zeisschenkraut: Herb. Sideritid.
Zeitbeerblätter: Fol. Ribis nigr.
Zeitheide: Herba Teucrii.
Zeitheil: Herba Ledi.
Zeitkrautsamen: Sem. Foenugr.
Zeitlöslen: Folia Farfarae.
Zeitungsblätter: Folia Sennae.
Zellers, Zellerich- od. Zellerie-Pomade: Ungt. Hydrarg. alb.
Zeltbeerblätter: Fol. Ribis nigr.
Zeltchen, Wiener: Past. Liquirit.
Zenger: Empl. Cantharid. perp.
Zenghi: Fruct. Anisi stellati.
Zeptersamen: Flores Cinae.
Zepterspiritus: Spiritus nervin.
Zepterwurzel: Rhiz. Zedoariae.
Zerflossenes Kali: Liquor Kali carbon.

Zertheilende Kräuter: Species resolvent.
Zertheilungspflaster: 1. Empl. Meliloti. 2. Empl. saponatum.
Zertheilungssalbe: 1. Unguent. flavum. 2. Unguent. nervinum. 3. Unguent. Populi.
Zeschwitzsche Zahntinctur: Tinct. odontalg. nigr.
Zetschkenblumen: Flor. Sambuci.
Zeugniskraut: Herba Pulegii.
Zeuling: Herba Asperulae.
Zeussalbe: Ungt. Hydrarg. rubr.
Zewersaat: Flores Cinae.
Zeylonzimmt: Cort. Cinnamomi Ceylanic.
Zibbensaat: Flores Cinae.
Zibeben: Passulae majores.
Zibellentropfen: Tct. Chinoidin.
Zibethbalsam: Bals. Nucistae.
Zibkenblumen: Flores Sambuci.
Zichorie: Rad. Cichorei.
Zidrichsalbe: 1. Ungt. Hydrarg. alb. 2. Ungt. Plumbi.
Zieferwasser: Aqua Foenicul., Aq. Menth. pip. āā.
Ziegelmehl: Bolus rbr.
Ziegelnsalbe: Ceratum fuscum.
Ziegelöl oder -steinöl: 1. Ol. Hyperici. 2. Ol. Petrae rubr. 3. Ol. Philosophorum. 4. Ol. Terebinthinae rubrefact. 5. Ol. Succini.
Ziegenbart: 1. Flores Ulmariae. 2. Herba Abrotani.
Ziegenbartpulver: Lycopodium.
Ziegenbein: Flores Cyani.
Ziegenblumen: 1. Flores Cyani. 2. Herba Adonid. vernal.
Ziegenbock: Flores Cyani.
Ziegenbutter: Ungt. flavum.
Ziegenhörnli: Sem. Foenugraec.
Ziegenklappen: Fol. Trifol. fibr.
Ziegenklee: Semen. Foenugraec.
Ziegenkraut: 1. Herba Conii. 2. Herba Euphrasiae.
Ziegenöl: Oleum Philosophorum.
Ziegenraute: Herba Galegae.
Ziegensamen: Sem. Foenugraec.
Ziegentropfen: Tinctura amara.
Zieglers Magentropfen: Tinct. Chinae comp.
Ziehgemsenspiritus: Spiritus Formicarum.
Ziehhonig: Mel crudum.
Ziehsalbe: Ungt. Cantharidum.
Zielkenkraut: Herb. Sideritidis.
Zieratsalbe: 1. Ceratum Cetacei. 2. Ungt. cereum. 3. Ungt. Plumbi.
Ziergras: Herba Polygalae.
Zieselbart: Cortex Mezerei.
Zieserlein: Fructus Jujubae.
Zieskenkraut: Herb. Sideritidis.
Ziest: Herba Stachydis.
Zifferwasser: Aq. Menthae pip.
Zigerli: Folia Malvae.
Zigeunerkraut: Fol. Hyoscyami.
Zigeunerkrautsamen: Lycopod.
Zigeunerpulver: 1. Plv. aromat. 2. Flores Pyrethri pulv.
Zilksaft: Mel rosat. boraxat.
Zilkstein: Cupr. sulfuric. ammon.
Zimeslein: Herba Thymi.
Zimmermannsäpfel: Gallae.
Zimmermannskraut: Herba Millefolii.
Zimmermannsöl: Tinct. Aloës, Tinct. Myrrhae āā.

Zimmermannstropfen: Tinct. Chinoïdin.
Zimpelkraut: Herba Ficariae.
Zimt: Cort. Cinnamomi Cassiae.
—, feiner: Cort. Cinnamom. Ceyl.
—, weisser: Cort. Canellae alb.
Zimtblüthen: Flores Cassiae.
Zimtessenz: Tinct. Cinnamomi.
Zimtkassie: Cort. Cinnam. Cass.
Zimtkelche: Flores Cassiae.
Zimtnägelchen: Flores Cassiae.
Zimtpflaster: Empl. sapon. rubr.
Zimtpomade: Ungt. pomad. chin.
Zimtsalbe, rothe: Bals. Locatelli.
Zimtsamen: Flores Cassiae.
Zimtsorte: Cort. Cinnam. Cassiae.
Zimtthee: Cortex Cinnamomi.
Zimttinctur: Tinct. Cinnamomi.
Zimttropfen: Tinct. Cinnamomi.
Zinasent: Asa foetida.
Zingalwurzel: Rad. Gentianae.
Zingerkraut: Hrb. Chaerophylli.
Zinkasche: Zinc. oxydat.
Zinkblumen: Zincum oxydatum.
Zinkelpflaster: Empl. sapon. rbr.
Zinkheilpflaster: Empl. Litharg.
Zinkkalk: Zincum oxydatum.
Zinksalbe: Ungt. Zinci.
Zinkvitriol: Zincum sulfuricum.
Zinkweiss: Zincum oxydatum.
Zinnasche: Stannum oxydatum.
Zinnessenz: Tinct. Cinnamom.
Zinnfolie: Stannum foliatum.
Zinngras: Herba Equiseti.
Zinnheu: Herba Equiseti.
Zinnkraut: Herba Equiseti.
Zinnober: Cinnabaris.
Zinnsand: Stannum oxydatum.
Zinnweiss: Stannum oxydatum.
Zinnsalz: Stannum chloratum.

Zinsalwurz: Radix Gentianae.
Zinsenminzthee: Species laxant. St. Germ.
Zinserlein: Fructus Jujubae.
Zinsundzins: Tinct. aromatica.
Zinzikum: Zincum oxydatum.
Zipollen: Bulbus Cepae.
Zippenbeeren: Fructus Sorbi.
Zipperlessamen: Flores Cinae.
Ziptersamen: Flores Cinae.
Zirkelpfeffer: Piper longum.
Zirkelskraut: Herba Hederae.
Zisserlein: Fructus Corni.
Zitli: Herba Veronicae.
Zitrachsalbe, weisse: 1. Ungt. Hydrarg. alb. 2. Ungt. Zinci.
Zitronenkraut: Herb. Melissae.
Zitronenmelisse: Hrb. Melissae.
Zitronensalbe: Ugt. Hydrg. citr.
Zitterrösle: Flores Bellidis.
Zittersalbe: Ugt. Hydrarg. citrin.
Zitterwasser: Aq. Menthae pip.
Zitterwurz: Radix Lapathi.
Zittwer: Rhizoma Zedoariae.
—, deutscher: Rhiz. Calami.
—, langer: 1. Rhizoma Galangae. 2. Rhizoma Zedoariae.
Zittweringwer: Rhiz. Zedoariae.
Zittwerkraut: Herb. Dracunculi.
Zittwersamen: Flores Cinae.
—, überzogener: Confect. Cinae.
Zittwerwurzel: Rhiz. Zedoariae.
Zitzeritz: Succus Liquiritiae.
Zitzerln: Fructus Berberidis.
Zoch: Empl. Lithargyri.
Zöllichblumen: Flor. Verbasci.
Zöpfli: Flores Lavandulae.
Zofninnthee: Folia Salviae.
Zoniklöl: Oleum viride.
Zoppenblumen: Flor. Verbasci.

Zottenblätter: Fol. Trifol. fibrin.
Zottenblumen: Flor. Trifol. alb.
Zschochers Parade: Liniment. ammon. et Ol. Terebinth. ãã.
Zucker, gebrannt.: Sacchar. tost.
—, **schwarzer:** Succ. Liquiritiae.
Zuckercouleur: Sacchar. tost. solutum.
Zuckerei: Radix Cichorii.
Zuckerfarbe: Sacchar. tost. sol.
Zuckerholz: 1. Rad. Liquiritiae. 2. Succ. Liquiritiae in bacul.
Zuckerkand: Sacchar. cristall.
Zuckerluchtsam: Sir. Althaeae.
Zuckermess: Zinc. sulfuricum.
Zuckerpenith: Sir. Rubi Idaei.
Zuckerplätzchenkraut: Folia Malvae.
Zuckerrosen: Flores Rosae.
Zuckerrosör: Conserva Rosar.
Zuckerroth Seef: Confect. Cinae.
Zuckersäure: Acidum oxalicum.
Zuckersaft: Sirup. simplex.
Zuckersalz: Acidum oxalicum.
Zuckerweiss (z. Augenwasser): Zinc. sulfur.
Zucköl: Oleum Petrae alb.
Züllichauer Pflaster: Emplastr. fuscum.
Züwersaat: Flores Cinae.
Zug, brauner: 1. Empl. fuscum. 2. Empl. Lithargyri comp.
—, **gelber:** 1. Cerat. Resin. Pini. 2. Empl. Lithargyri comp.
—, **venetianischer:** 1 Cerat. Res. Pini. 2. Emplastr. oxycroceum. 3. Terebinth. laricina.
—, **viereckiger:** 1. Cerat. Resina Pini. 2. Empl. oxycroceum.
—, **weisser:** Empl. Litharg. simpl.

Zugdiakel: Empl. Litharg. comp.
Zugebrochnes Gliederöl: Ol. Papaveris.
Zugerichtet. Bleiweiss: Ungt. Cerussae.
— **Kupfer:** 1. Ungt. Hydrarg. alb. 2. Ungt. Zinci.
— **Quecksilber:** Unguent. Hydrarg. cin. dilut.
Zugpflaster auf Wunden: 1 Cerat. Resin. Pini. 2. Empl. Lithargyri comp.
— **gegen Zahnweh:** Emplastr. Drouoti.
Zugsalbe auf Wunden: 1. Empl. Litharg. cps. 2. Ungt. basilic.
—, **braune:** Ceratum fuscum.
— **mit Span. Fliegen:** Ungt. Cantharidum.
Zug- und Heilpflaster: Empl. Litharg. comp.
Zu hause ist er nicht: Herba Veronicae.
Zunder: Fungus igniarius.
Zunehmkraut: Herb. Taraxaci.
Zunenwirvel: Flor. Calendulae.
Zungenkraut: Herba Ledi.
Zungenwurzel: Rad. Alcannae.
Zungwurz: Rhizoma Ari.
Zurampfer: Herba Acetosae.
Zure: Herba Acetosellae.
Zurkensalbe: Ungt. Linariae.
Zurnak: Herba Saniculae.
Zuthat: Kali carbonicum.
Zwackholzrinde: Cort. Berberid.
Zwangkraut: Herba Sideritidis.
Zwebste: Flores Sambuci.
Zweckenbaumrinde: Cortex Frangulae.

Zweckenwurzel: Rhiz. Gramin.
Zweiblatt: Flor. Convallariae.
Zweierlei Kräuter: Species resolventes.
Zweiharz: Cera arborea.
Zweimalgrün: Ungt. mixtum.
Zwergeberwurzel: Rad. Carlin.
Zwergheide: Herba Ericae.
Zwerghollunderwurzel: Rad. Consolidae.
Zwergwurzel: Radix Carlinae.
Zwetschengesälz: Electuar. e Senna.
Zwetschenmus: Elect. e Senna.
Zwetschensteinöl: Ol. Amygdal.

Zwickholzblüthen: Flores Caprifolii.
Zwiebelerdrauch: Rad. Aristol.
Zwiebelessig: Acet. Scillae.
Zwiebelhonig: Oxymel Scillae.
Zwiebelöl: Spiritus Sinapis.
Zwiebelpflaster: Empl. saponat. album.
Zwiebelsaft: Sirup. Scillae.
Zwiebeltropfen: Tct. Asae foetid.
Zwieseldorn: Folia Ilicis.
Zwischenkraut: Herba Malvae.
Zwitschen: Flores Sambuci.
Zymis: Herba Serpylli.
Zyperwurzel: Rhiz. Graminis.

Anhang.
Pfarrer Kneipps Heilmittel,

Abführpillen: Rad. Rhei pulv., Extr. Aloës āā 4,0 Extr. Rhei, Sapo med. āā 1,0 Fruct. Juniperi pulv., Sem. Foenugraeci pulv., Rad. Ebuli pulv., Fruct. Foeniculi pulv. āā 0,3. f. pilul. No. 60.
Agave: Aloë Agave conc.
Alantwurzel: Radix Helenii.
Alaun: Alumen pulverat.
Aloë: Aloë Capensis.
Altheewurzel: Radix Althaeae.
Angelika: Radix Angelicae.
Angelikablätter: Herb. Angelic.
Angelikasamen: Fruct. Angelic.
Angelikatinctur: Tinctura Angelicae e rad. rec.
Anis: Fruct. Anisi vulg.
Anisöl: Oleum Anisi aethereum.
Anserine: Herba Potentillae anserinae.
Arnica: Flor. Arnicae c. calycib.
Arnicatinctur: Tinct. Arnicae e flor. rec.
Attichblätter: Folia Sambuci Ebuli.
Attichwurzel: Radix Ebuli.
Augentrost (Thee): Hrb. Euphr.
Augentrost (Wasser): Extr. Aloës 0,2 Fruct. Foenic., Hrb. Euphrasiae āā 10,0 Spiritus 20,0 Aqua dest. 80,0. Digere et filtra.
Augentrosttinctur: Tinctura Euphrasiae e herb. recent.
Bärentraube: Fol. Uv. Ursi conc.
Baldriantinctur: Tinctura Valerianae e rad. recent.
Baldrianwurzel: Rad. Valerian.
Bandwurmmittel: Extr. Filicis et Ol. Ricini in Caps.
Bergwohlverleih: Flor. Arnicae cum calycibus.
Bitterer Geist: Tinct. Trifolii fibr. e herb. recent.
Bitterklee: Folia Trifolii fibrin.
Bitterkleetinctur: Tinct. Trifol. fibr. e herb. recent.
Blutreinigungsthee: Flores Sambuci, Folia Sambuci, Rad. Ebuli, Lignum Santali, Cortex Frangul., Viscum album āā 10,0 Flor. Acaciae, Fol. Fragariae, Fol. Urticae āā 5,0 Summitat. Juniperi 2,5. Misce.
Bockshornklee: Sem. Foenugr.
Brennesselblätter: Fol. Urticae.

Brennesselhaarwasser: Aqua Urticae dest.
Brennesselkraut: Hrb. Urticae.
Brennesselöl: Oleum Urticae coct.
Brennesselwurzel: Rad. Urticae.
Brombeerblätter: Folia Rubi fruticos.
Brunnenkresse: Herb. Nasturtii.
Calendulasalbe: Ungt. cereum c. flor. et herb. Calendul. digest.
Chamillentropfen: Tinct. Chamomill. e flor. recent.
Dornschleehblüthen: Flores Acaciae.
Eberwurzel: Radix Carlinae.
Ehrenpreis: Herba Veronicae.
Eibischblätter: Fol. Althaeae.
Eibischwurzel: Radix Althaeae.
Eicheln: Gland. Querc. excortic. tost.
Eichenrinde: Cort. Quercus.
Eisenkraut: Herba Verbenae.
Engelwurzel: Radix Angelicae.
Enziantinctur: Tinct. Gentianae e rad. recent.
Enzianwurzel: Rad. Gentianae.
Erdbeerblätter: Fol. Fragariae vescae.
Faulbaumrinde: Cort. Frangul.
Fenchel: Fructus Foeniculi.
Fenchelöl: Ol. Foeniculi aether.
Fichtenreiser: Turiones Pini.
Foenumgraecum: Sem. Foenugraeci.
Gänseblümchen: Flor. Bellidis.
Gänseblümchenkraut: Herba Bellidis.
Gänsefingerkraut: Herba Potentillae anserinae.
Gartenraute: Hrb. Rutae hortens.
Gartensalbei: Folia Salviae.
Ginsterextrakt: Extr. Spartii scopar. spirit.
Ginsterkraut: Herba Genistae tinct. cum florib.
Gundelrebe: Herba Hederae terrestr.
Hafer: Avena excorticata.
Hagenbutten: Fruct. Cynosbati sine seminib.
Hagenbuttenkerne: Semen Cynosbati.
Hagenbuttentinctur: Tinctura Cynosbati e fruct. recent.
Harzkörner: Olibanum elect.
Haselwurz: Rhiz. Asari c. herb.
Heidelbeerblätter: Fol. Myrtill.
Heidelbeeren: Fructus Myrtilli.
Heildolde: Herba Saniculae.
Heublumen vom Gebirge: Flores Graminis.
Hexenschusspflaster: Empl. Picis.
Hirtentäschel: Herba Capsell. Burs. Pastor.
Hollunderbeeren: Fruct. Sambuci nigr. sicc.
Hollunderblätter: Folia Sambuci nigr. conc.
Hollunderblüthen: Flor. Sambuci nigr.
Hollunderwurzel: Radix Sambuci nigr.
Honig: Mel depurat. inspissat.
Hühnerdarm: Herba Stellariae mediae.
Huflattigblätter: Fol. Farfarae.
Huflattigblüthen: Flor. Farfar.

Hustenthee: Fol. Farfarae 20,0
Folia Urticae, Herba Equiseti,
$\widehat{aa}$ 10,0 Fruct. Foeniculi, Fruct.
Juniperi, Fol. Plantaginis, Flor.
Malvae arbor., Flores Tiliae
$\widehat{aa}$ 5,0 Sem. Foenugraeci. Flor.
Verbasci $\widehat{aa}$ 2,5. Misce.

Johannisbeerblätter,
schwarze: Folia Ribis nigr.

Johanniskraut: Herba Hyperici cum floribus.

Johanniskrautöl: Oleum Hyperici coct.

Johanniskrauttinctur: Tinct. Hyperici e herb. recent.

Josephskräutlein: Herba Hyssopi c. floribus.

Kalmuswurzel: Rhiz. Calami.

Kamillen: Flor. Chamomill. vulg.

Kampheröl: Ol. camph. Pharm.

Kampherspiritus: Spirit. camphorat. Pharm.

Kardobenediktenkraut: Herb. Cardui bened. c. floribus.

Kastanienpulver: Sem. Hippocastani tost. subt. pulv.

Klettenkraut: Herba Bardanae.

Klettenöl: Ol. Bardanae coct.

Klettenwurzel: Rad. Bardanae.

Knochenmehl, blutbildend.,
Ferrum lactic. 1,0 Mangan. phosphoric, Mangan. lactic. $\widehat{aa}$ 0,5
Calcar. phosphoric. 100,0. Misce.

— **graues:** Ossa usta alba et nigra $\widehat{aa}$ pts.

—, **schwarzes:** Ossa usta nigra (Ebur ustum).

—, **weisses:** Ossa usta alba (Calcar. phosphor.).

Kohlenstaub: Carbo Ligni pulv.

Kreidemehl: Calcar. carbon.

Kreuzdornbeeren: Fructus Rhamni cathart. maturi.

Kümmel: Fruct Carvi.

Kümmelöl: Ol. Carvi aether.

Kürbiskerne: Semen Cucurbit.

Lavendelöl: Oleum Lavandulae aether.

Lehmsalbe: Bolus alba c. Aqua.

Leinsamen: Semen Lini.

Lindenblüthen: Flores Tiliae cum bracteïs.

Lungenkraut: Herba Pulmonar. maculat.

Magentrost: Herb. Hyperici 3,0
Fol. Millefolii, Fruct. Juniperi,
Fructus Cynosbati, Radix Gentianae $\widehat{aa}$ 1,0 Herb. Absinthii,
Fol. Trifol. fibr., Herb. Equiseti,
Herb. Euphras., Herb. Centaur.
$\widehat{aa}$ 0,5 Oleum Menthae pip. 0,1
Spir. dilut. 100,0. Digere et filtra.

Malefizöl: Ol. Amygdalar. 6 Th.
Ol. Crotonis 1 Th.

Malvenblüthen: Flores Malvae arbor. cum calycibus.

Mausöhrchen: Herba Pilosellae.

Melissenblätter: Fol. Melissae.

Mistel: Viscum quercinum.

Nelkenöl: Ol. Caryophyll. aeth

Nelkenwurz: Rhizoma Caryophyllatae.

Nussblätter: Folia Juglandis.

Pechpflaster: Empl. Picis.

Pestwurzblätter: Folia Petassitidis.

Pfefferminze: Folia Menthae.

Pfefferminzgeist: Spiritus Menthae pip.

Pimpinellwurzel: Radix Pimpinellae pip.
Quendelkraut: Herba Serpylli.
Raute: Folia Rutae.
Rautenöl: Oleum Rutae coct.
Rautentinctur: Tinctura Rutae e herb. recent.
Reisetropfen: Tinct. Chamomill., Tinct. Absinth., Tinct. Centaur., Tinct. Arnicae (e herb. recent. par.) ãã pts.
Rhabarberpillen: Extr. Rhei et Radix Rhei pulv. ãã pts. ad Pilul. pond. 0,1.
Rhabarberwurzel: Radix Rhei.
Ringelblumen: Flor. Calendulae sine calycibus.
Ringelblumenblätter: Herba Calendulae.
Rosmarin: Folia Rosmarini.
Rosmarintinctur: Tinct. Rosmarini e herb. recent.
Rosmarinwein: Vin. Rosmarini e herb. recent.
Salatöl: Oleum Olivarum optim.
Salbeiöl: Oleum Salviae coct.
Sandel: Lign. Santali rubrum.
Sanikel: Herba Saniculae.
Sarsaparillwurzel: Rad. Sarsap.
Sassafras: Lign. Sassafras conc.
Schachtelhalm, grosser: Herb. Equiseti major.
—, kleiner: Herb. Equis. arvens.
Schafgarbe: Herba Millefolii.
Schafgarbenblüthen: Flores Millefolii.
Schlüsselblumen: Flor. Primul. sine calycibus.
Schlüsselblumenkraut: Herba Primulae.

Schlüsselblumenwurzel: Rad. Primulae.
Senfkörner, gelbe: Sem. Erucae.
—, schwarze: Semen Sinapis.
Spitzwegerich: Fol. Plantaginis lanceolat.
Stiefmütterchen: Herba Violae. tricol.
Stockrosen: Flor. Malvae arbor. cum calycibus.
Sumpfklee: Fol. Trifolii fibrin.
Tannenspitzen: Turiones Pini.
Taubnesselblüthen: Flores Lamii alb.
Tausendgüldenkraut: Herba Centaurii.
Tausendgüldenkrauttinctur: Tinct. Centaurii e herb. recent.
Tormentillwurzel: Rhiz. Torm.
Veilchenblätter: Herba Violae odorat.
Veilchenwurzel: Radix Violae odorat.
Vogelknöterich: Herb. Polygon. Persicar.
Wachholderbeeren: Fructus Juniperi.
Wachholderbeertinctur: Tct. Juniperi e fruct. recent.
Wachholderöl: Oleum Juniperi e fructib.
Wachholderspitzen: Summitat. Juniperi.
Waldmeister: Herba Asperulae.
Wallwurz: Radix Consolidae.
Warzenbalsam: Bals. pro Capill. Mamm.
Wasserminze: Folia Menthae aquatic.

Wassersuchtthee: Herb. Equiseti 40,0 Fruct. Cynosbati 20,0 Fol. Rosmarini, Rad. Sambuci, Lignum Sassafras ◠aa 10,0 Folia Rutae, Folia Trifol. fibr., Folia Uvae Ursi, Viscum alb., Lign. Santali, Fruct. Juniperi ◠aa 5,0. Misce.

Wegerich: Hrb. Plantagin. major.

Wegtritt: Herba Polygon. avicular. conc.

Wegwartkraut: Herba Cichor. Intyb.

Wegwarttinctur: Tct. Cichorii e herb. recent.

Wegwartwurzel: Rad. Cichorii Intyb.

Weichselblätter: Fol. Cerasor.

Weinraute: Hrb. Rutae hortens.

Wermuth: Herba Absinthii cum floribus.

Wermuthpillen: Herb. Absinthii pulv. c. Mucil. Gummi arab. q. s. ut fiant. pil. pond. 0,1.

Wermuthtinctur: Tinctura Absinthii e herb. recent.

Wermuthwein: Vinum Absinthii e herb. recent.

Wiesensauerampfer: Herba Rumicis Acetosae.

Wollkraut: Folia Verbasci.

Wollkrautblüthen: Flores Verbasci sine calycibus.

Wühlhuberpillen: Spec. Wühlhuber (siehe da) pulv. et Mucil. Gi. arab. q. s. ut fiant pilul. pond. 0,1.

Wühlhuberthee I: Aloë, Sem. Foenugraeci ◠aa 8,0 Fruct. Foeniculi, Fruct. Juniperi ◠aa 25,0. Misce.

Wühlhuberthee II: Aloë, Sem. Foenugraeci ◠aa 6,0 Fructus Foeniculi 12,0 Fructus Juniperi, Radix Ebuli ◠aa 18,0. Misce.

Wurmchocolade: Troch. Santonini cacaot.

Zinnkraut: Hrb. Equiseti arvens. oder major.

Zinnkrauttinctur: Tct. Equiseti e herb. recent.

Zwerghollunderwurzel: Radix Ebuli.

Verlag von Julius Springer in Berlin N.

Hagers Handbuch der pharmaceutischen Praxis
für Apotheker, Aerzte, Drogisten und Medicinalbeamte.
Unter Mitwirkung hervorragender Fachmänner
vollständig neu bearbeitet und herausgegeben von
B. Fischer, Breslau, und C. Hartwich, Zürich.
Zwei Bände. Mit zahlreichen in den Text gedruckten Holzschnitten.
Preis je M. 20,—; elegant in Halbleder gebunden je M. 22,50.
Auch in 20 Lieferungen zum Preise von je M. 2,— zu beziehen.

Neues pharmaceutisches Manual.
Herausgegeben
von Eugen Dieterich.
Mit in den Text gedruckten Holzschnitten.
Achte, vermehrte Auflage.
In Moleskin Preis geb. M. 16,—; mit Schreibpapier durchschossen und in Moleskin geb. M. 18,—.
Auch in 14 Lieferungen zum Preise von je M. 1,— zu beziehen.

Handbuch der Drogisten-Praxis.
Ein Lehr- und Nachschlagebuch für Drogisten und Farbwaarenhändler etc.
Im Entwurf vom Drogisten-Verband preisgekrönte Arbeit.
Von G. A. Buchheister.
Mit einem Abriss der allgemeinen Chemie von Dr. Robert Bahrmann.
Sechste Auflage.
Mit 225 in den Text gedruckten Abbildungen. — Preis M. 10,—; in Leinwand geb. M. 11,20.

Vorschriftenbuch für Drogisten.
Die Herstellung der gebräuchlichsten Handverkaufsartikel.
(Handbuch der Drogistenpraxis II. Theil.)
Von G. A. Buchheister.
Vierte, vermehrte Auflage.
Preis M. 8,—; in Leinwand gebunden M. 9,20.

Erster Unterricht des jungen Drogisten.
Von Franz Hoffschildt.
Mit in den Text gedruckten Abbildungen. — Preis M. 4,—; in Leinwand geb. M. 5,—.

Kommentar zum Arzneibuch für das Deutsche Reich.
Vierte Ausgabe.
(Pharmacopoea Germanica editio IV.)
Ergänzungsband zum Kommentar für die III. Ausgabe des Arzneibuches,
enthaltend
Nachträge und Veränderungen der IV. Ausgabe des Arzneibuches,
herausgegeben von
B. Fischer, Breslau, und C. Hartwich, Zürich.
360 Seiten Lex.-8⁰. — In Leinwand geb. M. 7,—.

Der obige Kommentar, in erster Linie für die Besitzer des Hager-Fischer-Hartwich'schen Kommentars zur III. Ausgabe berechnet, hat sich vermöge seiner praktischen Anlage auch für die Besitzer anderer Kommentare als ein werthvoller Führer für die IV. Ausgabe des Arzneibuches erwiesen.

Zu beziehen durch jede Buchhandlung.

MIX
Papier aus verantwortungsvollen Quellen
Paper from responsible sources
FSC® C105338

If you have any concerns about our products,
you can contact us on
ProductSafety@springernature.com

In case Publisher is established outside the EU,
the EU authorized representative is:
**Springer Nature Customer Service Center GmbH
Europaplatz 3, 69115 Heidelberg, Germany**

Printed by Libri Plureos GmbH
in Hamburg, Germany